Organoid Technology for
Disease Modelling and Personalized Treatment

类器官技术：
疾病模型构建与个性化治疗

（马来） 巴德鲁尔·希沙姆·亚雅　主编
（Badrul Hisham Yahaya）

肖　雪　龙勤强　李莎莎　主译
王义明　主审

化学工业出版社
·北京·

内容简介

本书首先介绍了类器官技术的概念、发展历程和应用范围，以及该技术在疾病模型构建和个性化治疗方面的潜在应用。其次，书中对类器官技术的研究进展和应用进行了系统的介绍，包括类器官技术的构建方法、细胞来源、生长和维护条件等方面的内容。最后，书中探讨了类器官技术在疾病模型构建和个性化治疗方面的应用前景和挑战，使用类器官技术模拟疾病的发病机制、病理生理过程等方面的最新成果，以及利用类器官模型进行个性化药物筛选、治疗方案优化等方面的应用。

本书适合从事类器官技术研究和应用的科研人员、临床医生和生物医学工程师等相关从业人员阅读，为他们提供最新的知识和技术指导，解决他们在类器官技术研究和应用过程中遇到的问题，同时推动该领域的进一步发展和应用。

Organoid Technology for Disease Modelling and Personalized Treatment，1st edition/by Badrul Hisham Yahaya

ISBN 978-3-030-93055-4

Copyright © 2022 by Springer Nature. All rights reserved.

Authorized translation from the English language edition published by Springer Nature.

本书中文简体字版由 Springer Nature 授权化学工业出版社独家出版发行。

北京市版权局著作权合同登记号：01-2025-0331

图书在版编目（CIP）数据

类器官技术：疾病模型构建与个性化治疗 /（马来）巴德鲁尔·希沙姆·亚雅主编；肖雪，龙勤强，李莎莎主译. -- 北京：化学工业出版社，2025. 4. -- ISBN 978-7-122-47419-3

Ⅰ. R322

中国国家版本馆 CIP 数据核字第 2025V6V041 号

责任编辑：王 琰　傅聪智　　　　文字编辑：赵阿丽　师明远
责任校对：刘 一　　　　　　　　装帧设计：韩 飞

出版发行：化学工业出版社
　　　　　（北京市东城区青年湖南街 13 号　邮政编码 100011）
印　　装：中煤（北京）印务有限公司
710mm×1000mm　1/16　印张 13¾　彩插 4　字数 233 千字
2025 年 5 月北京第 1 版第 1 次印刷

购书咨询：010-64518888　　　　　售后服务：010-64518899
网　　址：http://www.cip.com.cn
凡购买本书，如有缺损质量问题，本社销售中心负责调换。

定　　价：128.00 元　　　　　　　　版权所有　违者必究

本书翻译人员名单

翻译成员名单（按姓氏汉语拼音为序）：

黄旭聪　上海交通大学

焦新月　广东药科大学

李莎莎　广东省中医院

李欣怡　广东药科大学

刘建颖　广东药科大学

龙勤强　广东药科大学

罗　侠　广东药科大学

马思远　广州凯瑟琳健康咨询有限公司

彭桂原　广东省中医院

覃思意　广东药科大学

王　帆　广州凯瑟琳健康咨询有限公司

王乐琪　广东药科大学

向超群　广东药科大学

肖　雪　广东药科大学

严诗楷　上海交通大学

张彬智　广东药科大学

张铭月　广东药科大学

张妍昕　中山大学

张颖慧　广东药科大学

翻译支持单位：

广州微优细胞科技有限公司

广州凯瑟琳健康咨询有限公司

EWG1990仪器学习网

译者的话

近十年来，类器官技术在生物医学领域的应用取得了显著进展，标志着该领域进入了一个新的发展阶段。类器官是由成体干细胞或器官祖细胞衍生的三维细胞聚集体，能够在体外自组织形成具有人体相应器官的部分特定功能和结构。由于其人源性和近生理性，类器官技术已成为研究器官发育、疾病模型建立、药物研发和再生医学等领域的重要工具。第一，在疾病模型建立方面，类器官技术为研究复杂的多基因疾病提供了新的平台。例如，利用孤独症患者来源的类器官，研究人员能够揭示特定基因表达异常对神经发育的影响。第二，类器官还被用于模拟传染性疾病，如 COVID-19，通过研究病毒与宿主细胞的相互作用，揭示了病毒感染对器官功能的影响。第三，在药物研发领域，类器官模型因其能够更准确地反映人体组织的生理特性，成为药物筛选和毒性测试的重要工具。与传统的二维细胞培养和动物模型相比，类器官能够提供更可靠的药物反应预测，从而提高药物研发的成功率。第四，再生医学是类器官应用的另一个重要领域。类器官技术为组织和器官再生提供了新的可能性。例如，肾类器官的移植实验已经在动物模型中显示出良好的血管化和功能恢复效果。第五，类器官的自体移植策略有望解决传统器官移植中存在的供体短缺和免疫排斥问题。第六，类器官技术与其他前沿技术的结合，如基因编辑、器官芯片和单细胞 RNA 测序等，进一步扩展了其应用范围。这些技术的协同作用不仅提高了类器官模型的精度和功能性，而且为疾病机制研究和个性化医疗提供了新的视角。

类器官技术能够模拟正常或病理状态下的器官发育和功能，为疾病模型、药物筛选、再生医学和个性化治疗提供了新的可能性。目前，已经成功培养出多种类器官，包括肠道、肝脏、胰腺、肾脏、脑、视网膜、乳腺、前列腺等，涵盖了人体的主要器官系统。

　　本书是一本关于类器官技术的专业著作，由国际知名的类器官研究领域的专家撰写。书中详细介绍了类器官的定义、分类、发展历史、优势和挑战、类器官与其他体外模型的比较；类器官的制备方法，包括干细胞来源、培养条件、分化诱导、成熟评估、质量控制等，以及如何利用基因编辑、微流控、生物打印等技术改进和优化类器官的生成和表征。此外，书中还介绍了不同类型的类器官，如肺、脑、生殖系统、骨和软骨等，以及它们在相关领域的研究进展和应用；类器官在疾病模型、药物筛选、再生医学和个性化治疗等方面的应用和展望；类器官在伦理、法律和社会等方面的问题和挑战。

　　本书的英文原版于 2022 年由 Springer 出版，受到了国际学术界的高度评价和推荐。适合从事器官、类器官技术研究和应用的科研人员、临床医生和生物医学工程师等相关从业人员阅读，也适合对器官、类器官技术感兴趣的广大读者阅读。

　　本书由肖雪、龙勤强、李莎莎主持翻译；第 1 章由张颖慧翻译，第 2 章由张铭月翻译，第 3 章由张彬智翻译，第 4 章由焦新月翻译，第 5 章由罗侠翻译，第 6 章由刘建颖翻译，第 7 章由向超群、王帆翻译，第 8 章由覃思意、张妍昕翻译，第 9 章由李欣怡、马思远翻译，第 10 章由黄旭聪、王乐琪翻译。李莎莎负责第 1、10 章的第一次核对，彭桂原负责第 2、3 章的第一次核对，严诗楷负责第 4、5 章的第一次核对，肖雪负责第 6、7 章的第一次核对，龙勤强负责第 8、9 章的第一次核对；肖雪、龙勤强、李莎莎负责第二次核对；王义明负责主审。

　　该书内容宽泛，涉及多个系统疾病，因译者学科背景所限，译文欠妥甚至错误之处，恳请同行专家和读者批评指正。

译　者

2025 年 1 月 10 日

目　录

第 10 章　类器官的伦理影响问题 —— **185**

第 1 章

类器官：来源与应用

Ahmad Faried，Yulius Hermanto，Putri R. Amalia，Hendrikus M. B. Bolly

摘要：[简介] 鉴于样本可用性和伦理要求，人体组织和器官的生物学研究具有极大的挑战性。然而，干细胞培养技术的发展使得体外三维（3D）培养成为可能，3D 培养物在多细胞、解剖学和生物学功能等特性上与真实器官类似。类器官在基础研究、药物发现和再生医学方面具有广泛的应用，可以模拟器官的发育和疾病。尽管类器官在目前应用中存在一些缺陷，但在未来的临床应用中具有巨大潜力。

[**方法**] 在 Pubmed 数据库 MEDLINE 中以类器官、干细胞、疾病建模、3D 培养等为关键词进行文献检索。

[**结果**] 体外产生的多能干细胞[胚胎干细胞（embryonic stem cells，ESCs）或诱导多能干细胞（induced pluripotent stem cells，iPSCs）]，新生儿或成人干/祖细胞可用于制造类器官。类器官可用于发育、机体稳态、再生、疾病建模、药物筛选和测试、个性化医疗以及再生医学等领域。

[**结论**] 类器官是一种 3D 培养的体外组织，具有类似真实器官的多细胞、解剖学和生物学功能特性，基于这些特性，类器官应用于各个领域。尽管类器官存在一些局限性，但在未来临床应用中仍有巨大的潜力。

A. Faried (✉)，Y. Hermanto
Department of Neurosurgery，Universitas Padjadjaran，Bandung，West Java，Indonesia
e-mail：ahmad. faried@unpad. ac. id

A. Faried，P. R. Amalia
Stem Cell Working Group，Universitas Padjadjaran，Bandung，West Java，Indonesia

H. M. B. Bolly
Department of Neurosurgery and Biochemistry，Universitas Cenderawasih，Papua，Indonesia

关键词：类器官；干细胞；疾病建模；3D 培养

1.0 引言

最初，受限于大多数人体组织无法直接进行研究，所以关于人体器官发育和功能的理论大多只是推测。直到 20 世纪，因为果蝇、秀丽隐杆线虫、小鼠、斑马鱼等模式生物[2]的使用，人们对人体器官发育和功能的认识才有了明显的提高[1]。这些模型的使用为研究带来显著的改善，但动物和人类之间的差异会导致治疗方法研究开发的失败。在过去的几十年里，由于组织样本的可获得性和相关伦理问题，使用离体人体样本一直非常困难[2,3]。干细胞培养技术的突破使得体外 3D 组织的培养成为可能，这些组织被称为类器官，它们具有真实器官的多细胞、解剖学与生物学功能特征[3]。顾名思义，类器官就是培养具有类似于真实器官的结构。类器官由几种特定类型的细胞组成，可以重现特定器官的生物学功能（例如排泄、过滤、神经活动、收缩等），并且在空间具有类似于真实器官的细胞分布和排列[4]。"类器官"一词的定义很广泛，包括众多形式（从组织外植体到器官芯片系统）的体外培养物[3]。在这里，类器官被定义为来源于体外培养的多能干细胞（ESCs 或 iPSCs）、新生儿或成人干/祖细胞的 3D 培养物，这类培养物能自发和有组织地分化为特定类型的功能细胞，部分重现真实器官的功能[2,5,6]。

1.1 类器官的来源

类器官形成的关键环节是自我组装和分化[2]，它通常需要同质细胞群的自组织[3]。在同质信号环境下，缺乏有序结构的细胞系统能通过系统自主机制进行空间重组，自组织就是实现这一目标的过程。从概念上讲，自组织过程可以分为两个部分：自发模式和形态重排[7]。自发模式是同质系统中的细胞分化模式，是细胞内系统的自发过程和细胞内通信的结果[7,8]。有人提出了各种不同机制之间的相互作用，其中包括反应扩散机制[9]、调控网络的双稳态机制[10]和细胞不对称分裂机制[7]。形态重排是指组织内各种细胞类型的分选和系统架构层面上更高层次的重组。细胞黏附性、皮质张力和/或收缩性以及促进细胞分选的运动性差异等，都在不同类型细胞之间的物理接触中发挥作用[7,11]。细胞形态变化、收缩、运动和组织扩张不同所引起的系统内在力学差异使结构重排保持在适当水平[7]，这一过程的重现促进了类器官的起源和发生。此外，形态重排还受培养环境物理特性、系统自主（即内源性）和/或外源性信号以及初始细胞类型和系统条件等的影响，这些将在下文详细阐述。

1.1.1 培养环境的物理特性

为了提高类器官的 3D 特性，可以使用支持细胞生长和细胞黏附的固体细胞外基质（extracellular matrix，ECM）。3D 类器官最广泛使用的培养基质是基质胶（matrigel），这是一种 Engelbreth-Holm-Swarm（EHS）小鼠肉瘤的可溶性基底膜提取物[3]。使用基质胶或类似的动物源性水凝胶（animal-derived hydrogels）模拟基底膜能成功制备出的类器官有肠、脑[12]、胃[13]和乳腺类器官[3]。虽然不常用，但乳腺和肠类器官可以使用Ⅰ型胶原基质[14,15]。这种天然基质的 ECM 成分和生长因子的独特组合促进了细胞的有效发育和分化。然而，这些成分的多样性和复杂性使得控制培养环境具有挑战性，并降低了可重复性。为了解决这一问题，最近发明了一种水凝胶来维持肠道和大脑类器官的培养，有效调节培养物的代谢和环境[16,17]。它们本身的生物活性较低，需要结合不同类器官的具体要求加以使用。

用于产生视杯[18]、大脑、小脑[19]和海马类器官的一种策略是悬浮 3D 培养细胞聚集体[20]。悬浮培养不采用固体支架进行细胞包埋，因而可促进极化上皮结构的发育。在某些情况下也可以使用少量的基质胶[3,18]。

气液界面技术可以产生肾脏类器官，该技术涉及细胞以微球形式在多孔培养板上生长，细胞培养液置于膜的基底面上[21,22]。然后，细胞颗粒自组织成类似于原始肾脏微结构的多层结构。

目前，特定类器官培养技术的使用具有较高的经验性，缺乏对获得某些类器官不同过程的系统比较，因此我们无法了解每种技术的相对优势、局限性和用途[3]。

1.1.2 内源性与外源性信号

类器官是适当的发育信号途径被激活而产生的，并且大多来自于某些特定形态源的初始细胞群。如果所需成分均存在于系统之中，这些信号会导致自组织，缺失成分由外源性提供[3]。

一些类器官几乎完全依赖内源性信号来发育。例如，小鼠 PSCs 生成的小鼠视杯类器官，可以在低生长因子的无血清培养基中生长。某些环境促进了同质神经上皮（neuroepithelium，NE）的发育，自发模式决定了神经视网膜（neural retina，NR）和视网膜色素上皮（retinal pigmented epithelium，RPE）在空间上的不同结构。初始细胞群已经具有将自身排列成视杯所需的所有成分，故在没有外部信号刺激下，细胞形态也可以发生改变。

尽管小鼠视杯类器官几乎完全依赖于内源性信号，但由于初始细胞系统缺乏预期的自组织过程的所有必要成分，故大多数类器官生成过程中需要添加特定的外源性信号。在其他情况下，外源信号只是诱导初始细胞发生所必需的，其余的自组织过程是利用系统的自主信号来实现。例如，人体多能干细胞（human pluripotent stem cells，hPSCs）必须有特定活化的外源性生长因子，才能产生输尿管上皮细胞和肾间质的混合群体。然后，细胞群将自我排列成肾脏类器官，无需在培养基中添加任何额外的物质[3,21,23]。

许多类器官细胞系统，如由 hPSCs 生成的胃类器官，在生成过程中需要适当且特定的外源信号刺激，外源性因子是驱动 hPSCs 产生内胚层细胞向后前肠组织发展的必要条件[13]。外源性刺激也控制着细胞的发育、形态发生和分化，使其转变为功能性的胃细胞类型，并引导它们形成胃窦或胃底上皮[13,24]。

1.1.3 细胞来源、初始细胞类型和培养条件

形成类器官的细胞（图 1.1）可以源自原代组织，也可以从多能干细胞分化而来，如 ESCs 或 iPSCs[3,25]。iPSCs 易于获得，且具有个体特异性，ESCs 和 iPSCs 几乎可以分化成任何类型的机体组织[25]。当试图模拟人体组织的复杂性时，多能干细胞来源的类器官培养物中细胞类型的异质性可能具有优势[24,26,27]。然而，多能干细胞培养的非预期异质性和对特定分化信号的不完全了解使得所产生的类器官会有意外的结果[25]。单细胞转录组学研究表明，iPSCs 来源和 ESCs 来源的肾脏类器官含有 $10\% \sim 20\%$ 的非肾脏细胞（如脑和肌肉细胞）[28]。此外，多能干细胞来源的类器官的基因表达谱可能表现得更像胎儿组织，与成人的组织基因表达谱非常不同[13,29,30]。

就细胞群的起始条件而言，产生不同类器官的方法各异。根据细胞群的起始条件，一些细胞经历了所有的自组织过程，而另一些细胞只是经历了其中的一个改变。细胞群的自组织需要打破对称性和随后的自发模式化，以使单一细胞类型来源的类器官（如视杯或小肠类器官）中的多种不同类型细胞形成空间结构。然后，该模式化的结构在形态上重新排列，以产生最终的器官。一般

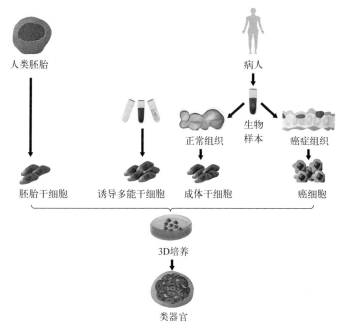

人类胚胎

病人

正常组织

生物样本

癌症组织

胚胎干细胞

诱导多能干细胞

成体干细胞

癌细胞

3D培养

类器官

图 1.1　类器官的细胞来源

来说，从单细胞开始，类器官的产生需要细胞在生长的初始阶段发生自组织[3]。一些方法要求对已经独立预分化的细胞类型进行共同培养（例如，多能干细胞来源的肝脏类器官)[31]，并且该方法已经成功培养出几种细胞。因此，自组织主要包括细胞分选和细胞结构重排。

此外，细胞群的起始环境将对类器官作为生物模型系统的使用产生影响。例如，与多种细胞类型同时培养的模型相比，通过单独指定的细胞类型共同培养产生的类器官对于理解器官发生的意义有限。因此，在研究类器官形成过程中，研究不同的初始细胞之间可能发生的短暂相互作用更有益处[3]。起始细胞类型也影响最终产生类器官的特征。类器官可以从成体干细胞（adult stem cells，ASCs）（作为分离的细胞或解剖的组织碎片）、多能干细胞[12,13]或胎儿祖细胞[32,33]中培养。神经外胚层类器官，如视杯和脑类器官，以及中胚层的肾脏类器官仅从多能干细胞中获得[3]。相比之下，来自外胚层表面（尤其是腺体组织）的类器官主要来自 ASCs 或分离的成人组织[14,34,35]。大多数内胚层类器官组织多来源于 iPSCs 和 ASCs[3]。

不同的细胞类型出现在不同的发育阶段，并采取不同的生长途径。因此，在研究类器官发育时，选择初始细胞群是关键。ASCs 或成人组织碎片的培养被认为能产生和复制其原始组织的稳态或再生环境的类器官。因此，高更新率器官来源的干细胞（如小肠、结肠[36]或胃[37]的上皮细胞）产生的类器官能模拟这些细胞在体内的稳态作用。另外，由缓慢更新的组织（如胰腺或肝脏）产生的类器官，其内源性干细胞和/或祖细胞可能只在损伤后发挥作用，是真正的再生模型[38,39]。

如前所述，ASCs 产生的类器官可以帮助研究人员解决有关成人组织的生物学问题。PSCs 来源的类器官主要用于研究器官发生和组织发育[3]，它们通常类似于胎儿组织，在体外很少能达到成熟组织阶段[13]。PSCs 来源的类器官发育很可能会限制其向更多成熟细胞类型发展，这需要持续培养一段时间，而这段加长的时间通常就会超过当前培养方法的有效作用范围[40]。可能由 PSCs 产生的几种类器官及其发育信号[41]如图 1.2 所示。

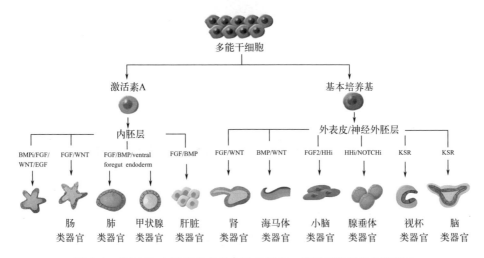

图 1.2　从 PSCs 中培养出来的各种类器官，以及所使用的发育信号

（转载自文献 [41]）

BMPi—骨形态发生蛋白抑制剂；HHi—hedgehog 信号通路抑制剂；NOTCHi—
NOTCH 信号通路抑制剂；ventral foregut endoderm—腹前肠内胚层；
KSR—成分明确且不含胎牛血清的细胞培养添加物

胚胎类器官系统，也称为"胚胎"或"类原肠胚"。这些类器官以非常简单的方式模拟着床前[42]和着床后早期的胚胎发育[43-45]、体轴形成[46,47]、原肠胚形成[46-52]和神经管发育[53,54]。与通常由来自一个胚层的有限细胞类型组成的经典类器官不同，胚胎类器官包含来自几个胚层的细胞，就像在真实的胚胎中一样。这些类器官可用于在体外构建一个完整的发育模型，并研究在发育过程中不同细胞类型之间复杂的相互作用[3]。

最后，直接从胚胎组织开始（在 ASCs 和 PSCs 之间）的类器官，即胚胎初始细胞产生的类器官[32,33]。与 PSCs 产生类器官相比，胚胎来源类器官可用于深入研究器官发生，如研究胚胎肠道初始细胞的肠道成熟[32]。

1.2　类器官的应用

1.2.1　类器官作为发育、机体稳态和再生的模型

在基础研究中，类器官可以用来更好地了解发育、机体稳态和再生的原理。作为简化和方便获取的"最小系统"，类器官可以在体外重现一些器官生物学原理，并区分不同组织成分对复杂形态发生过程的相关贡献[3]。类器官易于获得这一特点，有助于更好地理解器官形成、人类发育和成体器官生物学。类器官培养可用于研究人类和其他动物在发育过程中的相似性和差异性，这对了解人类大脑发育和先天性疾病至关重要[2]。

1.2.2　类器官在疾病模型中的应用

类器官模型的巨大潜在应用之一是分析人类特异性疾病机制[2]。与单细胞类型的传统细胞培养相比，类器官培养作为一种疾病模型，可以在器官水平上模拟病理现象[3]。类器官用于模拟各种疾病，如遗传性疾病[12,55,56]，涉及宿主-病原体相互作用的疾病，甚至癌症。这证明了类器官能够再现某些众所周知的病理特征，例如，将幽门螺杆菌微注射到人的胃中，可以模拟这种细菌感染的典型症状[13,37]。这种模型具有特别相关性，因为物种特异性的胃特征使得动物模型不适合人类胃部的病理学研究，幽门螺杆菌在小鼠中感染不会像在人类中那样发展成溃疡和癌症[37]。从本质上讲，类器官已被用于研究先天性和获得性疾病，以下是一些已经使用类器官进行研究的疾病。

1.2.3　先天性疾病

第一个用类器官模拟的人类疾病是囊性纤维化（cystic fibrosis，CF）。CF通常是许多器官上皮细胞上的囊性纤维化跨膜传导调节因子（cystic fibrosis transmembrane conductance regulator，CFTR）的突变导致[57]。在 CF 患者的 iPS 来源的肺类器官表面缺乏 CFTR 表达，无法复制体内 CF 状况[58]。Dekkers 和他的同事从 CF 患者身上开发出肠道类器官，可以在体外模拟该疾病。他们进行了肿胀实验，野生型器官通过向管腔输入液体来响应环状腺苷单

磷酸酯（cyclic adenosine monophosphate，cAMP）刺激并肿胀，但 CF 器官没有[55]。这种技术对检测 CFTR 调节器的反应是有效的，并且有很高的预测价值。Verma 实验室从 CF 患者身上生成 iPSCs 细胞，并利用 CRISPR/Cas9 技术来修复突变，修复后的 iPSCs 细胞随后转化为成熟的气道上皮细胞，表现出正常的 CFTR 功能[59]。

原发性小头畸形是一种由 *CDK5RAP2* 突变诱发的遗传性疾病，是用类器官研究的另一种先天性疾病[12]。由患者来源的 iPSCs 产生的脑类器官体积较小，且各个皮层区域主要发育不全。在初始细胞分裂过程中，有丝分裂纺锤体方向性等系列观察和特异性检查表明，患者的神经干细胞开始不对称地分裂，并过早产生神经元，导致初始细胞池枯竭，最终导致整体神经元成熟比例降低。由于小鼠无法正常地再现人类的大脑萎缩程度，所以类器官表现出只有在人类特异性模型系统中才能检测到的形态异常[57]。类器官也可用于模拟特发性孤独症（autism spectrum disease，ASD）。Mariani 等从 4 名孤独症患者和 4 名未受影响的对照组中生成了 iPSCs 细胞系，这些细胞系首先以 3D 聚集体的形式产生，然后变成玫瑰花结，这些玫瑰花结被分离并重新生长为 3D 聚集体，随后产生前脑类器官[60,61]。尽管先证者和对照组通常具有相当的可比性，但因为前脑形成的必要分子 FoxG1 升高，ASD 的类器官有更多的抑制性中间神经元[57]。

1.2.4　后天性疾病

除了模拟携带基因突变的患者干细胞的遗传状况外，类器官也可用于模拟后天性疾病，如后天性突变，又如癌症和传染性病原体引起的疾病。类器官可用于模拟肺[62]、胃[37,63,64]、肝[65,66]、胰腺[66-68]、结肠[36,63]、直肠[69]、前列腺[70]、子宫内膜[71]、乳腺[72]、膀胱[73,74]、食管癌[36,75]和脑癌[76]，这些类器官来自于组织切除、活检甚至循环肿瘤细胞。癌症来源的类器官更有可能保留原始肿瘤的遗传和表型特征，在这方面，它们类似于患者产生的异种移植物，但具有成功率较高的优点，可以在体外轻松扩增，并可用于药物筛选[77,78]。

类器官已被证明是一个有用的模型，可用于研究感染性疾病和人类特异性感染因子的潜在过程[57]。已利用胃类器官建立了幽门螺杆菌感染模型[13,37]，利用肺类器官在体外模拟流感病毒感染[79]。人类肠道器官可用于体外传播冠状病毒，并确定小肠为中东呼吸综合征（Middle East respiratory syndrome，MERS）冠状病毒的另一种感染途径，可导致严重的人类呼吸道感染[80]。随着 COVID-19 大流行的暴发，人们已经作出了大量的努力来模拟和了解严重急性呼吸综合征冠状病毒 2 型（SARS-CoV-2）感染的生物学和病理生理学[81]。从 ASCs 生成的类器官模型进行的几项研究发现，SARS-CoV-2 可能感染肠细胞[82]，同时揭示了病毒在肠细胞中的复制导致病毒反应基因上调，并产生具有传染性的病毒颗粒。在人小肠类肠中，两种黏膜特异性的丝氨酸蛋白酶 TMPRSS2 和 TMPRSS4，可以促进病毒进入和感染肠细胞[83]。

1.2.5　类器官在药物发现和个性化医疗中的应用

疾病特异性类器官在识别新的生物标志物、个性化药物测试、药物筛选[3]或毒理学研究方面非常有用。因此，利用类器官有望将个性化医疗变为现实[2]。类器官用于药物测试的用途之一是使用来自 hPSCs 的皮质神经祖细胞进行寨卡病毒感染治疗的药物筛选，并在类器官和小鼠模型中进行平行验证[84]。类器官也用于测试 CF 的药物，这是一种由 CFTR 基因缺陷引起的遗传性疾病。来源于携带 CFTR 基因突变的 CF 患者的肠道类器官是个性化医疗中的一个例子[3,85]。为了明确现有 CF 药物是否能产生良好的反应，使用来自 CFTR 突变患者的器官进行筛选，以使该患者获得合适的治疗[86]。

类器官的个性化医疗也可以应用于癌症的药物测试。迄今为止，来自各种人类肿瘤的类器官已经显示出对常规药物和研究性药物的反应谱[87]。基于一项回顾性的队列研究，患者来源的类器官（patient-derived organoid，PDO）对测试治疗的反应在很大程度上模仿了这些患者对同一药物的初始反应[73,77,88,89,90]。PDO 也为先天或获得性耐药药物开发提供了模型，在卵巢癌 PDO 中，它在评估 DNA 修复途径和复制分叉的稳定性方面尤为重要[88]。此外，与许多靶向药物相比，PDO 还可以通过对细胞毒性药物的相对敏感性反应，来检测患者对体内治疗指数较窄的细胞毒性药物的临床反应[77,89,90]。

此外，针对各种病症的类器官生物库的创建也是非常有前景的。类器官生物库将有助于建立一个强大的筛选平台，涵盖全球范围内各种各样的群体遗传学。有了这个类器官生物库，可以覆盖 CF 和其他疾病中 CFTR 突变的大部分谱系[3]。特别是对于癌症，这种几乎具有无限突变的疾病，建立这种类器官生物库是非常有用的[69,91]。癌症类器官的创建可以直接使用肿瘤组织，也可以通过使用正常组织，然后对其进行基因改造[87]。早期尝试创建肿瘤类器官生物库的研究对象是结肠癌，这是一种人类非常常见的癌症[69,91]。最后，使用类器官可以减少实验动物的使用，更加遵循 3R 原则。

1.2.6 类器官在再生医学中的应用

再生医学中，类器官是一个很有前景的替代方案[3]。类器官有可能产生类似于特定器官的人类 3D 培养物，这为使用类器官作为细胞治疗的来源和作为整个器官移植的替代方案提供了可能性[2]。这一概念已经通过动物模型实验得到了证实。有一个例子是使用改良的视杯类器官方案。

将来自小鼠的 ESCs 或小鼠 iPSCs 的视网膜片移植到患有视网膜变性的小鼠身上。移植的组织可以产生成熟的光感受器，在某些情况下，能够与宿主细胞建立起突触关系[92]并恢复光反应[93]。在人类 ESCs 培养的类器官中产生的视网膜组织中也观察到了同样的情况。当移植到有视网膜变性的小鼠和猴子模型中时，所产生的组织可以存活、发育，并在一定程度上与宿主组织融合[94]。例如，分离的小鼠结肠上皮细胞或植入小鼠体内的单个干细胞来源的肠道类器官，可以不同程度地修复结肠黏膜损伤[95]。动物模型也被用于肝脏[39,56]和肾脏[96]类器官的移植研究。

此外，类器官可以与如 CRISPR/Cas9 等新型基因组编辑工具相结合，在自体移植前纠正受影响的基因并选择合适的克隆[2,3]。CRISPR/Cas9 介导的基因编辑被用于纠正在 CF 中最常见的 *CFTR* 突变，去除来自患者的 ISC 上 508 位的苯丙氨酸，然后用来产生功能性类器官[97]。虽然自体细胞治疗移植在器官领域非常有前景，但其有效性、安全性和免疫原性仍在评估之中[2]。

1.3 类器官在应用中的挑战与限制以及生物工程学应对方法

先前描述的类器官应用是基于创建可重复的类器官，这些类器官在结构和功能上与真实器官相当，可以作为体内研究的适当替代品。未来几十年的主要问题是弥合其与真实器官之间的差距。一个常见的缺陷是所有类器官的形成过程中都可能出现相当大的表型异质性，许多应用都受限于类器官之间的可重复性。其中，转译研究尤其如此，例如药物筛选，显著的固有可变性可能会掩盖治疗的效果。此外，每个器官的细胞和结构的复杂性都以不同程度的精度重现，这被称为类器官的能力，可以在特定组织中以及多个器官组织中产生各种细胞[3]。例如，由 ASCs 来源的肠道类器官完全由肠道上皮组成，而肠道间质通常需要从 PSCs 来源的类器官或共培养体系中产生[30]。另一个重要的局限性是其成熟度低，尤其是 iPSCs 来源的类器官，阻碍了它们作为成人组织生物学模型的应用[3]。其他学科可以帮助克服这些限制，我们将在以下段落中进行讨论。

1.3.1 提高类器官成熟度的方法

细胞成熟水平低是 iPSCs 来源类器官的主要缺点。通常情况下，这种类型的类器官更像胎儿组织而不是成人组织[13]。类器官的有限寿命可能是限制其进入下一阶段发育能力的原因之一[3]，可能是因为其易解离性，使其不能为所有的细胞提供足够的营养来支持它们在达到一定大小后继续发育[98]。使用生物反应器，通过不断地旋转培养来增加营养物质的供应，是解决这个问题的一种可能方法。在组织工程中，生物反应器广泛用于引入可控的培养条件变化、标准化和提高再生医学中的组织生产[99]。这种生物反应器已经成功地将脑类器官培养的时间从几个月延长到 1 年，并且产生更类似于人脑的结构[6]。

此外，为了延长器官的寿命，还可以使用人工血管组织。类器官的血管化可以通过毛细血管分配营养物质，就像在体内发生的那样[3]。生物工程方法已经被开发出来，用于产生血管组织样结构，即牺牲模具❶[100-102]和激光消融[103]。这些方法可以在培养支架上创造出可以容纳内皮细胞的通道，形成可以灌注的血管单元。生物打印方法也可以用来控制内皮细胞在 3D 结构中的位置[104,105]。此外，还有一种用于改善发育中组织血管性技术是在类器官发育过程中加入内皮细胞或其祖细胞，这种方法已被有效地用于肝脏类器官。在该技术中，人内皮细胞与人间充质干细胞和由人 iPSCs 产生的肝脏内胚层细胞一起生长，在将它们移植到小鼠体内后不久，就形成了具有微血管网络的组织肝芽，并与宿主的血液循环相连[31]。

其他限制类器官成熟的原因可能是在体外环境中缺乏特定的因素，因此不能达到预期的成熟水平[3]。例如，需要对大脑类器官进行感官刺激，才能发生进一步成熟。这种感觉刺激有助于体内神经回路的形成。对于人类器官，需要更长的培养时间，因为在同一阶段，它比小鼠类器官需要更长的时间达到成熟[18,106]。

1.3.2 改善类器官结构的方法

观察自组织产生的器官 3D 微观解剖结构，确实类似于活体器官，但整体结构与实际器官不同。具有组织适宜拓扑结构的干细胞培养支架可以用来克服这个问题，以便类器官的结构可以得到改善，尺寸可以增加[3]。例如，复

---

❶ 牺牲模具指类器官芯片。

制结肠上皮细胞独特隐窝结构的微型胶原蛋白凝胶已被用来培养单层的自我更新的人结肠细胞[107]。通过精确控制干细胞的相互作用和周围的 ECM[3]，类器官的拓扑结构可以在微观上得到改善。基质胶是一种天然生成的水凝胶基质，用于大多数的基质。由于它们的定义不明确，尽管在刺激细胞增殖和自我组织方面非常成功，但不同批次之间存在差异，并且不能控制改变，因此，这些基质对于指导类器官的形态发生是无效的。这种基质还包括动物来源的产品，由于存在传播免疫原和感染的危险，这些产品不适合临床使用[3]。一些用于 3D 细胞生长的合成和化学水凝胶已经被创造出来，以解决这些限制，其化学和物理特性可以被控制和调整，以满足特定的用途[108,109]。例如，脑类器官已被有效植入透明质酸水凝胶中[17]，神经管囊肿已经在基于聚乙二醇（polyethylene glycol，PEG）的水凝胶中产生[53,54]。最近，具有空间和时间上可调节的生物化学和生物物理特性的新型水凝胶制剂被创造出来[16,110]，通过控制细胞的结合方式有可能被用来扩大对类器官自组织的控制。例如，将不同的细胞类型定位在偏离细胞类型特定空间相互作用的构象中。此外，通过控制信号分子扩散的区域和时间分布，类器官的发育可能会加速[3]。

1.3.3　改进疾病建模的方法

类器官在疾病模型应用中无法模拟多器官疾病，而共同培养的方法则可以弥补这一缺点[3]。该方法的早期尝试中使用了肠道类器官和 hPSCs 来源的肠道神经元[111]。此外，通过结合类器官培养与器官芯片技术，构建一个模拟多个器官之间相互作用的 3D 系统，用于改进目前的药物测试平台。通过这种技术将两个系统的优势（传统的基本器官芯片技术和类器官的高体内保真度和功能性）融合在一起[3]。

1.4　结语

类器官是一种 3D 培养的体外组织，具有和真实器官类似的多细胞、解剖学和生物学功能特性。基于这些特性，类器官已广泛用于各个领域。尽管类器官还存在一些局限性，但在未来临床应用中一片光明。

致谢

Ahmad Faried 由印度尼西亚研究与技术部/国家研究与创新机构基础研究基金资助（No. 8/E1/KPT/2021）。向技术助理 Nararian Padma Dewi 表示感谢。

参考文献

［1］ Horder T（2010）History of developmental biology. In：Encyclopedia of life sciences

［2］ Huch M，Knoblich JA，Lutolf MP，Martinez-Arias A（2017）The hope and the hype of organoid research. Dev 144：938-941. https：//doi. org/10. 1242/dev. 150201

［3］ Rossi G，Manfrin A，Lutolf MP（2018）Progress and potential in organoid research. Nat Rev Genet 19：671-687. https：//doi. org/10. 1038/s41576-018-0051-9

［4］ Lancaster MA，Knoblich JA（2014a）Organogenesisin a dish：Modeling development and disease using organoid technologies. Science（80- ）：345：. https：//doi. org/10. 1126/science. 124 7125

［5］ Huch M，Koo BK（2015）Modeling mouse and human development using organoid cultures. Development

［6］ Lancaster MA，Knoblich JA（2014）Generation of cerebral organoids from human pluripotent stem cells. Nat Protoc. https：//doi. org/10. 1038/nprot. 2014. 158

［7］ Sasai Y（2013）Cytosystems dynamics in self-organisation of tissue architecture. Nature

［8］ Turner DA，Baillie-Johnson P，Martinez Arias A（2016）Organoids and the genetically encoded self-assembly of embryonic stem cells. BioEssays. https：//doi. org/10. 1002/bies. 201500111

［9］ Green JBA，Sharpe J（2015）Positional information and reaction-diffusion：two big ideas in developmental biology combine. Dev. https：//doi. org/10. 1242/dev. 114991

［10］ Ferrell JE（2012）Bistability，bifurcations，and Waddington's epigenetic landscape. Curr Biol

［11］ Mori H，Gjorevski N，Inman JL et al（2009）Self-organisation of engineered epithelial tubules by differential cellular motility. Proc Natl Acad Sci U S A. https：//doi. org/10. 1073/pnas. 090 1269106

［12］ Lancaster MA，Renner M，Martin CA et al（2013）Cerebral organoids model human brain development and microcephaly. Nature. https：//doi. org/10. 1038/nature12517

［13］ McCracken KW，Catá EM，Crawford CM et al（2014）Modelling human development and disease in pluripotent stem-cell-derived gastric organoids. Nature. https：//doi. org/10. 1038/nat ure13863

［14］ Linnemann JR，Miura H，Meixner LK et al（2015）Quantification of regenerative potential in primary human mammary epithelial cells. Dev. https：//doi. org/10. 1242/dev. 123554

［15］ Sachs N，Tsukamoto Y，Kujala P et al（2017）Intestinal epithelial organoids fuse to form self-organising tubes in floating collagen gels. Dev. https：//doi. org/10. 1242/dev. 143933

［16］ Gjorevski N，Sachs N，Manfrin A et al（2016）Designer matrices for intestinal stem cell and organoid culture. Nature. https：//doi. org/10. 1038/nature20168

［17］ Lindborg BA，Brekke JH，Vegoe AL et al（2016）Rapid induction of cerebral organoids from human induced pluripotent stem cells using a chemically defined hydrogel and defined cell culture medium. Stem Cells Transl Med. https：//doi. org/10. 5966/sctm. 2015-0305

［18］ Eiraku M，Takata N，Ishibashi H et al（2011）Self-organizing optic-cup morphogenesis in three-dimensional culture. Nature. https：//doi. org/10. 1038/nature09941

［19］ Muguruma K，Nishiyama A，Kawakami H et al（2015）Self-organisation of polarised cerebellar tissue in 3D culture of human pluripotent stem cells. Cell Rep. https：//doi. org/10. 1016/j. celrep.

2014. 12. 051

[20] Sakaguchi H，Kadoshima T，Soen M et al（2015）Generation of functional hippocampal neurons from self-organising human embryonic stem cell-derived dorsomedial telencephalic tissue. Nat Commun. https：//doi. org/10. 1038/ncomms9896

[21] Takasato M，Er PX，Becroft M et al（2014）Directing human embryonic stem cell differentiation towards a renal lineage generates a self-organising kidney. Nat Cell Biol. https：//doi. org/10. 1038/ncb2894

[22] Takasato M，Er PX，Chiu HS et al（2015）Kidney organoids from human iPS cells contain multiple lineages and model human nephrogenesis. Nature. https：//doi. org/10. 1038/nature 15695

[23] Takasato M，Little MH（2016）A strategy for generating kidney organoids：Recapitulating the development in human pluripotent stem cells. Dev Biol

[24] McCracken KW，Aihara E，Martin B et al（2017）Wnt/β-catenin promotes gastric fundus specification in mice and humans. Nature. https：//doi. org/10. 1038/nature21021

[25] Kratochvil MJ，Seymour AJ，Li TL et al（2019）Engineered materials for organoid systems. Nat Rev Mater 4：606-622. https：//doi. org/10. 1038/s41578-019-0129-9

[26] Múnera JO，Sundaram N，Rankin SA et al（2017）Differentiation of human pluripotent stem cells into colonic organoids via transient activation of BMP signaling. Cell Stem Cell. https：//doi. org/10. 1016/j. stem. 2017. 05. 020

[27] Rankin SA，McCracken KW，Luedeke DM，et al（2018）Timing is everything：reiterative Wnt，BMP and RA signaling regulate developmental competence during endoderm organogenesis. Dev Biol. https：//doi. org/10. 1016/j. ydbio. 2017. 11. 018

[28] Carcamo-Orive I，Hoffman GE，Cundiff P et al（2017）Analysis of transcriptional variability in a large human iPSC library reveals genetic and non-genetic determinants of heterogeneity. Cell Stem Cell. https：//doi. org/10. 1016/j. stem. 2016. 11. 005

[29] Forbes TA，Howden SE，Lawlor K et al（2018）Patient-iPSC-derived kidney organoids show functional validation of a ciliopathic renal phenotype and reveal underlying pathogenetic mechanisms. Am J Hum Genet. https：//doi. org/10. 1016/j. ajhg. 2018. 03. 014

[30] Spence JR，Mayhew CN，Rankin SA et al（2011）Directed differentiation of human pluripotent stem cells into intestinal tissue in vitro. Nature. https：//doi. org/10. 1038/nature09691

[31] Takebe T，Sekine K，Enomura M et al（2013）Vascularized and functional human liver from an iPSC-derived organ bud transplant. Nature. https：//doi. org/10. 1038/nature12271

[32] Fordham RP，Yui S，Hannan NRF et al（2013）Transplantation of expanded fetal intestinal progenitors contributes to colon regeneration after injury. Cell Stem Cell. https：//doi. org/10. 1016/j. stem. 2013. 09. 015

[33] Greggio C，De Franceschi F，Figueiredo-Larsen M et al（2013）Artificial three-dimensional niches deconstruct pancreas development in vitro. Dev. https：//doi. org/10. 1242/dev. 096628

[34] Jamieson PR，Dekkers JF，Rios AC et al（2017）Derivation of a robust mouse mammary organoid system for studying tissue dynamics. Dev. https：//doi. org/10. 1242/dev. 145045

[35] Maimets M，Rocchi C，Bron R et al（2016）Long-term in vitro expansion of salivary gland stem

cells driven by Wnt signals. Stem Cell Rep. https://doi.org/10.1016/j.stemcr.2015.11.009

［36］ Sato T，Stange DE，Ferrante M et al（2011）Long-term expansion of epithelial organoids from human colon，adenoma，adenocarcinoma，and Barrett's epithelium. Gastroenterology. https://doi.org/10.1053/j.gastro.2011.07.050

［37］ Bartfeld S，Bayram T，Van De Wetering M et al（2015）In vitro expansion of human gastric epithelial stem cells and their responses to bacterial infection. Gastroenterology. https://doi.org/10.1053/j.gastro.2014.09.042

［38］ Huch M，Bonfanti P，Boj SF et al（2013）Unlimited in vitro expansion of adult bi-potent pancreas progenitors through the Lgr5/R-spondin axis. EMBO J. https://doi.org/10.1038/emboj.2013.204

［39］ Huch M，Dorrell C，Boj SF et al（2013）In vitro expansion of single Lgr5＋liver stem cells induced by Wnt-driven regeneration. Nature. https://doi.org/10.1038/nature11826

［40］ Xinaris C，Brizi V，Remuzzi R（2015）Organoid models and applications in biomedical research. Nephron

［41］ Clevers H（2016）Modeling development and disease with organoids. Cell 165：1586-1597. https://doi.org/10.1016/j.cell.2016.05.082

［42］ Rivron NC，Frias-Aldeguer J，Vrij EJ et al（2018）Blastocyst-like structures generated solely from stem cells. Nature. https://doi.org/10.1038/s41586-018-0051-0

［43］ Harrison SE，Sozen B，Christodoulou N，et al（2017）Assembly of embryonic and extraembryonic stem cells to mimic embryogenesis in vitro. Science（80-）. https://doi.org/10.1126/science.aal1810

［44］ Shao Y，Taniguchi K，Gurdziel K，et al（2017）Self-organised amniogenesis by human pluripotent stem cells in a biomimetic implantation-like niche. Nat Mater

［45］ Shao Y，Taniguchi K，Townshend RF et al（2017）A pluripotent stem cell-based model for post-implantation human amniotic sac development. Nat Commun. https://doi.org/10.1038/s41467-017-00236-w

［46］ Baillie-Johnson P，van den Brink SC，Balayo T et al（2015）Generation of aggregates of mouse embryonic stem cells that show symmetry breaking，polarisation and emergent collective behaviour in vitro. J Vis Exp. https://doi.org/10.3791/53252

［47］ Van Den Brink SC，Baillie-Johnson P，Balayo T et al（2014）Symmetry breaking，germ layer specification and axial organisation in aggregates of mouse embryonic stem cells. Dev. https://doi.org/10.1242/dev.113001

［48］ Etoc F，Metzger J，Ruzo A et al（2016）A balance between secreted inhibitors and edge sensing controls gastruloid self-organization. Dev Cell. https://doi.org/10.1016/j.devcel.2016.09.016

［49］ Martyn I，Kanno TY，Ruzo A et al（2018）Self-organisation of a human organiser by combined Wnt and Nodal signaling. Nature. https://doi.org/10.1038/s41586-018-0150-y

［50］ Morgani SM，Metzger JJ，Nichols J et al（2018）Micropattern differentiation of mouse pluripotent stem cells recapitulates embryo regionalised cell fate patterning. Elife. https://doi.org/10.7554/eLife.32839

［51］ Tewary M，Ostblom J，Prochazka L et al（2017）A stepwise model of reaction-diffusion and positional information governs self-organised human peri-gastrulation-like patterning. Dev. https://doi. org/10. 1242/dev. 149658

［52］ Warmflash A，Sorre B，Etoc F et al（2014）A method to recapitulate early embryonic spatial patterning in human embryonic stem cells. Nat Meth. https://doi. org/10. 1038/nMeth. 3016

［53］ Meinhardt A，Eberle D，Tazaki A et al（2014）3D reconstitution of the patterned neural tube from embryonic stem cells. Stem Cell Rep. https://doi. org/10. 1016/j. stemcr. 2014. 09. 020

［54］ Ranga A，Girgin M，Meinhardt A et al（2016）Neural tube morphogenesis in synthetic 3D microenvironments. Proc Natl Acad Sci USA. https://doi. org/10. 1073/pnas. 1603529113

［55］ Dekkers JF，Wiegerinck CL，De Jonge HR et al（2013）A functional CFTR assay using primary cystic fibrosis intestinal organoids. Nat Med. https://doi. org/10. 1038/nm. 3201

［56］ Huch M，Gehart H，Van Boxtel R et al（2015）Long-term culture of genome-stable bipotent stem cells from adult human liver. Cell. https://doi. org/10. 1016/j. cell. 2014. 11. 050

［57］ Lancaster MA，Huch M（2019）Disease modelling in human organoids. DMM Dis Model Mech 12. https://doi. org/10. 1242/dmm. 039347

［58］ Wong AP，Bear CE，Chin S et al（2012）Directed differentiation of human pluripotent stem cells into mature airway epithelia expressing functional CFTR protein. Nat Biotechnol 30. https://doi. org/10. 1038/nbt. 2328

［59］ Firth AL，Menon T，Parker GS et al（2015）Functional gene correction for cystic fibrosis in lung epithelial cells generated from patient iPSCs. Cell Rep 12. https://doi. org/10. 1016/j. cel rep. 2015. 07. 062

［60］ Mariani J，Coppola G，Zhang P et al（2015）FOXG1-dependent dysregulation of GABA/glutamate neuron differentiation in autism spectrum disorders. Cell 162. https://doi. org/10. 1016/j. cell. 2015. 06. 034

［61］ Mariani J，Simonini MV，Palejev D et al（2012）Modeling human cortical development in vitro using induced pluripotent stem cells. Proc Natl Acad Sci U S A 109. https://doi. org/10. 1073/pnas. 1202944109

［62］ Sachs N，Papaspyropoulos A，Zomer-van Ommen DD，et al（2019）Long-term expanding human airway organoids for disease modeling. EMBO J 38. https://doi. org/10. 15252/embj. 2018100300

［63］ Li X，Nadauld L，Ootani A et al（2014）Oncogenic transformation of diverse gastrointestinal tissues in primary organoid culture. Nat Med 20. https://doi. org/10. 1038/nm. 3585

［64］ Seidlitz T，Merker SR，Rothe A et al（2019）Human gastric cancer modelling using organoids. Gut 68. https://doi. org/10. 1136/gutjnl-2017-314549

［65］ Broutier L，Mastrogiovanni G，Verstegen MMA et al（2017）Human primary liver cancer-derived organoid cultures for disease modeling and drug screening. Nat Med 23. https://doi. org/10. 1038/nm. 4438

［66］ Nuciforo S，Fofana I，Matter MS et al（2018）Organoid models of human liver cancers derived from tumor needle biopsies. Cell Rep 24. https://doi. org/10. 1016/j. celrep. 2018. 07. 001

［67］ Seino T，Kawasaki S，Shimokawa M et al（2018）Human pancreatic tumor organoids reveal loss of stem cell niche factor dependence during disease progression. Cell Stem Cell 22. https://doi.org/10.1016/j.stem.2017.12.009

[68] Tiriac H，Bucobo JC，Tzimas D et al (2018) Successful creation of pancreatic cancer organoids by means of EUS-guided fine-needle biopsy sampling for personalised cancer treatment. Gastrointest Endosc 87. https://doi.org/10.1016/j.gie.2017.12.032

[69] Van De Wetering M，Francies HE，Francis JM et al (2015) Prospective derivation of a living organoid biobank of colorectal cancer patients. Cell. https://doi.org/10.1016/j.cell.2015.03.053

[70] Gao D，Vela I，Sboner A et al (2014) Organoid cultures derived from patients with advanced prostate cancer. Cell 159. https://doi.org/10.1016/j.cell.2014.08.016

[71] Turco MY，Gardner L，Hughes J et al (2017) Long-term，hormone-responsive organoid cultures of human endometrium in a chemically defined medium. Nat Cell Biol 19. https://doi.org/10.1038/ncb3516

[72] Sachs N，de Ligt J，Kopper O et al (2018) A living biobank of breast cancer organoids captures disease heterogeneity. Cell 172. https://doi.org/10.1016/j.cell.2017.11.010

[73] Lee SH，Hu W，Matulay JT et al (2018) Tumor evolution and drug response in patient-derived organoid models of bladder cancer. Cell. https://doi.org/10.1016/j.cell.2018.03.017

[74] Mullenders J，de Jongh E，Brousali A et al (2019) Mouse and human urothelial cancer organoids：a tool for bladder cancer research. Proc Natl Acad Sci USA 116. https://doi.org/10.1073/pnas.1803595116

[75] Li X，Francies HE，Secrier M et al (2018) Organoid cultures recapitulate esophageal adenocarcinoma heterogeneity providing a model for clonality studies and precision therapeutics. Nat Commun 9. https://doi.org/10.1038/s41467-018-05190-9

[76] Hubert CG，Rivera M，Spangler LC et al (2016) A three-dimensional organoid culture system derived from human glioblastomas recapitulates the hypoxic gradients and cancer stem cell heterogeneity of tumors found in vivo. Cancer Res 76. https://doi.org/10.1158/0008-5472.CAN-15-2402

[77] Pauli C，Hopkins BD，Prandi D et al (2017) Personalised in vitro and in vivo cancer models to guide precision medicine. Cancer Discov. https://doi.org/10.1158/2159-8290.CD-16-1154

[78] Weeber F，Ooft SN，Dijkstra KK，Voest EE (2017) Tumor organoids as a pre-clinical cancer model for drug discovery. Cell Chem Biol 24

[79] Zhou J，Li C，Sachs N et al (2018) Differentiated human airway organoids to assess infectivity of emerging influenza virus. Proc Natl Acad Sci USA 115. https://doi.org/10.1073/pnas.1806308115

[80] Zhou J，Li C，Zhao G et al (2017) Human intestinal tract serves as an alternative infection route for Middle East respiratory syndrome coronavirus. Sci Adv 3. https://doi.org/10.1126/sciadv.aao4966

[81] Azar J，Bahmad HF，Daher D et al (2021) The use of stem cell-derived organoids in disease modeling：an update. Int J Mol Sci 22. https://doi.org/10.3390/ijms22147667

[82] Lamers MM，Beumer J，Vaart J Van Der et al (2020) SARS-CoV-2 productively infects human gut enterocytes. Science (80-) 369. https://doi.org/10.1126/science.abc1669

[83] Zang R, Castro MFG, McCune BT et al (2020) TMPRSS2 and TMPRSS4 promote SARS-CoV-2 infection of human small intestinal enterocytes. Sci Immunol 5. https://doi.org/10.1126/sciimmunol.abc3582

[84] Zhou T, Tan L, Cederquist GY et al (2017) High-content screening in hPSC-neural progenitors identifies drug candidates that inhibit Zika Virus infection in fetal-like organoids and adult brain. Cell Stem Cell. https://doi.org/10.1016/j.stem.2017.06.017

[85] Dekkers JF, Berkers G, Kruisselbrink E et al (2016) Characterising responses to CFTR-modulating drugs using rectal organoids derived from subjects with cystic fibrosis. Sci Transl Med. https://doi.org/10.1126/scitranslmed.aad8278

[86] Saini A (2016) Cystic fibrosis patients benefit from mini guts. Cell Stem Cell. https://doi.org/10.1016/j.stem.2016.09.001

[87] Tuveson D, Clevers H (2019) Cancer modeling meets human organoid technology. Science (80-) 364:952-955. https://doi.org/10.1126/science.aaw6985

[88] Hill SJ, Decker B, Roberts EA et al (2018) Prediction of DNA repair inhibitor response in short-term patient-derived ovarian cancer organoids. Cancer Discov. https://doi.org/10.1158/2159-8290.CD-18-0474

[89] Tiriac H, Belleau P, Engle DD et al (2018) Organoid profiling identifies common responders to chemotherapy in pancreatic cancer. Cancer Discov. https://doi.org/10.1158/2159-8290.CD-18-0349

[90] Vlachogiannis G, Hedayat S, Vatsiou A, et al (2018) Patient-derived organoids model treatment response of metastatic gastrointestinal cancers. Science (80-). https://doi.org/10.1126/science.aao2774

[91] Fujii M, Shimokawa M, Date S et al (2016) A colorectal tumor organoid library demonstrates progressive loss of niche factor requirements during tumorigenesis. Cell Stem Cell. https://doi.org/10.1016/j.stem.2016.04.003

[92] Assawachananont J, Mandai M, Okamoto S et al (2014) Transplantation of embryonic and induced pluripotent stem cell-derived 3D retinal sheets into retinal degenerative mice. Stem Cell Rep. https://doi.org/10.1016/j.stemcr.2014.03.011

[93] Mandai M, Fujii M, Hashiguchi T et al (2017) iPSC-derived retina transplants improve vision in rd1 end-stage retinal-degeneration mice. Stem Cell Rep. https://doi.org/10.1016/j.stemcr.2016.12.008

[94] Shirai H, Mandai M, Matsushita K et al (2016) Transplantation of human embryonic stem cell-derived retinal tissue in two primate models of retinal degeneration. Proc Natl Acad Sci USA. https://doi.org/10.1073/pnas.1512590113

[95] Yui S, Nakamura T, Sato T et al (2012) Functional engraftment of colon epithelium expanded in vitro from a single adult Lgr5+stem cell. Nat Med. https://doi.org/10.1038/nm.2695

[96] Taguchi A, Kaku Y, Ohmori T et al (2014) Redefining the in vivo origin of metanephric nephron progenitors enables generation of complex kidney structures from pluripotent stem cells. Cell Stem Cell. https://doi.org/10.1016/j.stem.2013.11.010

[97]　Schwank G，Koo BK，Sasselli V et al（2013）Functional repair of CFTR by CRISPR/Cas9 in intestinal stem cell organoids of cystic fibrosis patients. Cell Stem Cell. https://doi.org/10.1016/j.stem.2013.11.002

[98]　Qian X，Nguyen HN，Song MM et al（2016）Brain-region-specific organoids using minibioreactors for modeling ZIKV exposure. Cell. https://doi.org/10.1016/j.cell.2016.04.032

[99]　Zhao J，Griffin M，Cai J，et al（2016）Bioreactors for tissue engineering：an update. Biochem. Eng J

[100]　Miller JS，Stevens KR，Yang MT et al（2012）Rapid casting of patterned vascular networks for perfusable engineered three-dimensional tissues. Nat Mater. https://doi.org/10.1038/nmat3357

[101]　Tocchio A，Tamplenizza M，Martello F et al（2015）Versatile fabrication of vascularizable scaffolds for large tissue engineering in bioreactor. Biomaterials. https://doi.org/10.1016/j.biomaterials.2014.12.031

[102]　Wang XY，Jin ZH，Gan BW et al（2014）Engineering interconnected 3D vascular networks in hydrogels using molded sodium alginate lattice as the sacrificial template. Lab Chip. https://doi.org/10.1039/c4lc00069b

[103]　Brandenberg N，Lutolf MP（2016）In situ patterning of microfluidic networks in 3D cell-laden hydrogels. Adv Mater. https://doi.org/10.1002/adma.201601099

[104]　Zhang YS，Arneri A，Bersini S et al（2016）Bioprinting 3D microfibrous scaffolds for engineering endothelialized myocardium and heart-on-a-chip. Biomaterials. https://doi.org/10.1016/j.biomaterials.2016.09.003

[105]　Zhu W，Qu X，Zhu J et al（2017）Direct 3D bioprinting of prevascularized tissue constructs with complex microarchitecture. Biomaterials. https://doi.org/10.1016/j.biomaterials.2017.01.042

[106]　Nakano T，Ando S，Takata N et al（2012）Self-formation of optic cups and storable stratified neural retina from human ESCs. Cell Stem Cell. https://doi.org/10.1016/j.stem.2012.05.009

[107]　Wang Y，Kim R，Gunasekara DB et al（2018）Formation of human colonic crypt array by application of chemical gradients across a shaped epithelial monolayer. CMGH. https://doi.org/10.1016/j.jcmgh.2017.10.007

[108]　Phelps EA，Enemchukwu NO，Fiore VF et al（2012）Maleimide cross-linked bioactive PEG hydrogel exhibits improved reaction kinetics and cross-linking for cell encapsulation and in situ delivery. Adv Mater. https://doi.org/10.1002/adma.201103574

[109]　Tsurkan MV，Chwalek K，Prokoph S et al（2013）Defined polymer-peptide conjugates to form cell-instructive starpeg-heparin matrices in situ. Adv Mater. https://doi.org/10.1002/adma.201300691

[110]　Mosiewicz KA，Kolb L，Van Der Vlies AJ et al（2013）In situ cell manipulation through enzymatic hydrogel photopatterning. Nat Mater. https://doi.org/10.1038/nmat3766

[111]　Workman MJ，Mahe MM，Trisno S et al（2017）Engineered human pluripotent-stem-cell- derived intestinal tissues with a functional enteric nervous system. Nat Med. https://doi.org/10.1038/nm.4233

第 2 章

肺类器官：肺再生与修复研究的新方法

Lu Tian，Chennan Carrie Zhang，Martha G. Rea，Ya-Wen Chen

摘要：[**简介**] 肺是一个重要且复杂的器官，在受到疾病或疾病影响时对整个身体产生深远影响。人类肺部结构复杂，研究难度大，因此模拟肺器官的模型对于更好地理解和治疗肺部疾病至关重要。近年来发展了多种肺器官模型，其中一种重要的新模型是肺类器官。本章我们回顾了人类肺类器官模型，包括其主要特点、潜力以及目前和未来在模拟肺发育和疾病方面的应用。

[**方法**] 在选取引用文献时，我们使用了 MEDLINE/Pubmed 数据库。在 MEDLINE 搜索的关键词有人类肺发育、肺类器官、肺干细胞、肺部疾病和修复、生物工程肺。

[**结果**] 肺类器官，俗称"培养皿中的小型肺"，是一种能够重现肺的内源功能的 3D 组织培养物。肺类器官是目前最接近人类肺部系统的模型。并且已经生成了人源 3D 模型，使得人们对细胞间通信有了更深入的了解。这也使研

L. Tian，C. C. Zhang，M. G. Rea，Y.-W. Chen (✉)
Department of Medicine Keck School of Medicine，University of Southern California，Los Angeles，CA 90089，USA
e-mail：ya-wen. chen@med. usc. edu

Hastings Center for Pulmonary Research，Keck School of Medicine，University of Southern California，Los Angeles，CA 90089，USA

Division of Pulmonary，Critical Care and Sleep Medicine，Keck School of Medicine，University of Southern California，Los Angeles，CA 90089，USA

M. G. Rea
CIRM Bridges To Stem Cell Research and Therapy，Pasadena City College，Pasadena，CA，USA

Y.-W. Chen
Department of Stem Cell Biology and Regenerative Medicine，Keck School of Medicine，University of Southern California，Los Angeles，CA 90089，USA

究人员能够更好地了解疾病如何影响肺部，并确定潜在的治疗方法。

[结论]　肺类器官相关研究是目前的新兴领域，尽管从本章模型中已经学到了很多，但未来的研究将进一步深入。当前亟需开发更复杂的包含间充质组织和血管系统的类器官模型，以更好地了解肺部疾病。

关键词：肺；类器官；干细胞；修复与再生；肺部疾病

2.1　肺发育、稳态和再生

2.1.1　人类肺中的不同细胞群体及其在肺发育中的作用

2.1.1.1　引言

肺包含着各种不同类型的细胞，其中还有大量细胞类型尚不完全了解或有待发现。不同的肺脏研究者对这些细胞进行了不同的分类，但目前还没有通用的细胞分类方法，本章将重点关注当前研究确认的 58 种人类肺细胞类型。这些细胞类型主要有四种：上皮细胞、内皮细胞、基质细胞和免疫细胞[1,2]。

2.1.1.2　上皮细胞

上皮细胞构成大部分身体组织，分布在身体的内外表面[3]。肺中已知有 15 种上皮细胞，其中 12 种位于气道，3 种位于肺泡。气道上皮细胞主要包括纤毛细胞、未分化柱状细胞、基底细胞和分泌细胞[2,4,5]。气道上皮在对抗有害颗粒和病原体的第一道防线中起着关键作用，它还起着维持空气进入呼吸道以促进气体交换的作用[4,6]。

这 12 种气道上皮细胞类型形态和功能各异[6]。柱状纤毛上皮细胞的纤毛，有助于将黏液从肺部运输到喉咙[7]。黏液细胞，也称为杯状细胞，分泌黏液并形成必要的黏液层，用于捕捉气道腔中的有害物质，以便将其排出肺部[8]。浆液细胞，也称为分泌细胞，通过其产生的分泌物执行各种功能。这些分泌物使黏膜保持湿润，为吸入的空气提供湿度，并清除吸入的空气中包含的各种有害颗粒和微生物[9]。基底细胞是能够分化为黏液细胞和纤毛上皮细胞的干细胞[6]。它们通过提供细胞间连接区域，帮助柱状上皮附着在基底膜上[10]。棒状细胞（club cells）与基底细胞类似，也是干细胞，能够分化为纤毛细胞和分泌细胞[6]。棒状细胞能够产生肺表面活性物质 A、B、D，并代谢外源物质[11]。肺神经内分泌细胞（pulmonary neuroendocrine cells，PNECs）是一种罕见的上皮细胞，主要分泌生物胺和生物肽，对肺发育和气道功能起重要作用[6]。人类肺中的另一组罕见细胞被称为离子细胞；这些细胞高度表达 FoxI1 和囊性纤维化跨膜调节因子（cystic fibrosis transmembrane regulator，CFTR），可能在 CF 等呼吸道疾病中发挥作用[12]。

肺泡是气体交换的地方，主要包含维持肺稳态的上皮细胞[13]。这些细胞是肺泡上皮 1 型细胞（alveolar epithelial type 1，AT1）、肺泡上皮 2 型细胞（alveolar epithelial type 2，AT2）和 AT2 信号传导（AT2 signaling，AT2-s）细胞[2]。AT1 细胞占据肺泡表面的 96%。尽管占据了大部分表面积，但它们非常薄，以便实现气体的被动扩散[14-16]。AT2 合成肺表面活性物质以防止肺部塌陷，并分化为 AT1 以促进肺部修复和维持稳态[16,17]。

2.1.1.3 内皮细胞

内皮细胞通过抑制血液凝固和调节肺内的血流水平来调节血管稳态[18]。这些细胞还通过通气-灌注实现肺部的高效气体交换[19]。人肺中包含九种内皮细胞，分为动脉、静脉、毛细血管、支气管血管和淋巴细胞五类[2]。

肺动脉内皮细胞（pulmonary artery endothelial cells，PAECs）和肺静脉内皮细胞（pulmonary vein endothelial cells，PVECs）具有类似的功能，但它们是两种不同的细胞[20]。这两种细胞都具有钙离子通道，并对炎症刺激作出反应，但反应速度不同[20]。人肺中存在三种毛细血管细胞：空气细胞（aerocyte，aCap）、中间细胞和普通毛细血管（general capillary，gCap）细胞[2,21]。肺毛细血管的主要功能是进行白细胞转运，但每种毛细血管细胞表达不同的基因来发挥该功能[21]。毛细血管细胞通过产生促凝血/抗凝血因子和脂肪酸等物质，参与止血和脂质代谢[21]。支气管动脉内皮细胞（bronchial artery endothelial cells，BAECs）和支气管微血管内皮细胞（bronchial microvascular endothelial cells，BMVECs）在蛋白质渗透中起关键作用[22]。淋巴细胞对于提高呼吸效率的肺泡清除起作用[23]。这些细胞都通过与呼吸过程中的气道和血管密切接触来发挥功能。

2.1.1.4 基质细胞

肺内含有九种不同类型的基质细胞[2]。基质细胞是非特异性干细胞，具有分化成为软骨细胞、成骨细胞和脂肪细胞等不同细胞类型的能力，以替代老化的细胞并促进修复[24,25]。基质细胞还在炎症调控中发挥作用，并在急性呼吸窘迫综合征（acute respiratory distress syndrome，ARDS）早产儿患者等的肺部被发现[26]。它们的普遍存在表明这些细胞参与了肺部的再生、修复和发育过程。

2.1.1.5 免疫细胞

肺部有 25 个具有不同功能的免疫细胞种群[2]。所有这些细胞对于肺部的健康都非常重要，但其中一些最重要的细胞包括中性粒细胞、巨噬细胞和淋巴细胞，它们通过引发免疫反应来保护肺部，以清除和摧毁不受欢迎的病原体[27]。

中性粒细胞，也称为多形核白细胞，是产生高反应活性氧自由基的细胞，在 ARDS 和急性肺损伤（acute lung injury，ALI）等肺部疾病中发挥作用[28,29]。它们是最早被肺部感染激活的白细胞之一[29,30]。激活的中性粒细胞通过吞噬病原体、解决炎症、清除受损中性粒细胞和通过细胞因子释放调节免疫反应[28-30]。巨噬细胞与中性粒细胞合作，清除死亡或垂死的中性粒细胞和病原体[30,31]。它们还释放大量的细胞因子和趋化因子，通过引导其他细胞诱导快速免疫反应[30,31]。

淋巴细胞有不同的亚群，每个亚群都具有自己的特殊功能，但它们的共同特点是在感染期间引导至肺部，通过抑制或诱导其他细胞类型参与免疫反应，并产生抗炎信号[31,33]。

2.1.2　细胞群在肺发育中的作用

肺发育分为五个阶段：胚胎期、假腺期、小管期、囊泡期和肺泡化期[34]。肺发育的总体概述如图 2.1 所示。在每个阶段中，肺部的细胞具有特定的功

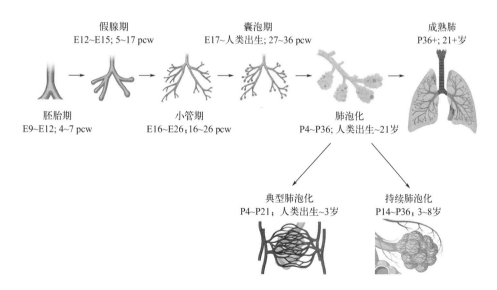

图 2.1　肺发育概述

E＝胚胎期；P＝出生后的天数；pcw＝受孕后周数，简称孕周。
发育阶段按照小鼠肺发育和人类肺发育的顺序排列。经
典肺泡化说明了原始隔膜包含一个双重毛细血管网络

能，有助于推进肺部的发育。大部分肺发育的研究是通过研究小鼠进行的，因此以下部分简要讨论小鼠肺发育以及它与人类肺发育的差异。以胚胎期（embryonic，E）或出生后一天开始的发育阶段（postnatal day，P）指代小鼠肺发育阶段，而以胚胎发育后的几周（post-conception weeks，pcw）结束的发育阶段指代人类肺发育。

2.1.2.1 胚胎期（embryonic）：E9～E12；4～7个孕周

肺发育起始于前肠前段内胚层（anterior foregut endoderm，AFE），该层生成呼吸道内胚层[35]。呼吸道内胚层是肺部内胚层的前体细胞，从胚胎第9天开始形成[34]。这些前体细胞通过分析Nkx2.1的表达量来检测，然后形成气管的基本结构和两个肺芽，肺芽随后形成肺的左右叶[36]。肺芽开始向间质发育延伸，被称为分支发生[5,34]。近端的前体细胞生成肺神经内分泌细胞（PNECs）、分泌细胞和痰液细胞，而远端的前体细胞则产生AT1和AT2细胞[34]。

2.1.2.2 假腺期（pseudoglandular）：E12～E15；5～17个孕周

在这个阶段，支气管树呈管状腺体的形状，上皮小管继续分支[5]，最大规模的分支发生[37]。到达这个阶段末尾时，气道的前20代已经形成，并出现原始肺泡导管[5,38]。近端气道中存在柱状上皮细胞，而远端气道中存在立方上皮细胞[39]。近端气道中的细胞分化为纤毛细胞、非纤毛细胞、杯状细胞和基底细胞。到达这个阶段末尾时，可在气道的气管中发现杆状细胞。远端气道中的细胞在分支发生完成之前保持未分化状态，在人类肺中可能一直持续到囊泡期[39]。在人类肺中，未分化的Sox2/Sox9双阳性细胞位于远端上皮尖端。最近的研究表明，远端肺部周围的平滑肌细胞（SMCs）在分支发生中发挥作用，因为胎儿肺外植物经毒素处理后，$Sox2^+$/$Sox9^+$细胞数量减少与分支减少同时发生[37]。而这在小鼠肺发育中并不出现，因为假腺样期已经存在近端和远端肺细胞中表达不同的Sox转录因子[37]。

2.1.2.3 小管期（canalicular）：E16～E26；16～26个孕周

小管期是肺泡囊的发育开始[5,38]。在这个阶段，由于周围SMCs抑制了近端区域的$Sox9^+$细胞群体，$Sox2^+$/$Sox9^+$细胞在人类肺中不再存在[37]。在这个阶段，人类肺发育与小鼠假腺期肺发育相似，即近端祖细胞表达$Sox2^+$细胞，远端祖细胞表达$Sox9^+$细胞[37]。立方上皮细胞分化为AT1和AT2细胞[5]。在血气屏障形成过程中，毛细血管的内皮与AT1细胞接触[5]。AT2细胞开始产生肺表面活性物质，并分化为AT1细胞[5,36]。

2.1.2.4 囊泡期（saccular）：E17～出生；27～36 个孕周

分支形态发生在这一阶段停止，标志着进入肺泡化的过渡阶段[5]。这个中间阶段是远端支气管变窄并形成小囊泡（原始隔膜），随后在肺泡化阶段形成肺泡（次级隔膜）的过程[5,34]。在这一过程中肺泡开始生长、扩大和形成[5]。原始隔膜主要由 AT1 细胞覆盖，其中一些 AT2 细胞填充空间，同时 SMCs 开始形成弹性纤维和胶原纤维的网络。这个网络为肺泡的发育提供了支架，促进肺部持续成熟[5]。小鼠出生时处于囊泡期，出生后肺继续进入肺泡化期[37]。这与人类不同：人类出生时已经处于肺泡化阶段。小鼠和人类的肺发育在出生后随着肺泡的成熟而继续，两个物种的肺泡化阶段相似[37]。下面对肺泡化进行的解释侧重于人类肺发育，但这些阶段发生的主要过程在小鼠和人类肺发育中几乎是相同的。

2.1.2.5 肺泡化（alveolarization）：P4～P36；人类出生～约 3～15 岁

肺泡化是指原始隔膜转变为次级隔膜的过程[5,40]。肺泡划分为两个阶段：经典肺泡化和持续肺泡化[5]。人类经典肺泡化从出生到大约三岁，人类持续肺泡化从约两岁到青少年早期，估计在 15 至 21 岁之间[5]。以前的研究认为人类肺发育在大约 8 岁时结束[41]，但新的研究表明，肺泡的数量在约 15 岁时仍在发育，甚至有些受试者显示肺泡发育延续到青少年早期（21 岁）[42]。

2.1.2.6 典型肺泡化（classical alveolarization）：P4～P21；人类出生～3 岁

原始隔膜包含着一个不成熟且对气体交换效率低下的双重毛细血管网络。在这个阶段，通过将双重毛细血管网络中的一个折叠起来，形成了次级隔膜，其仅具有单层毛细血管[5,34]。这种单层形成过程被称为微血管成熟，它促进了肺泡的形成[43,44]。

2.1.2.7 持续肺泡化（continued alveolarization）：P14～P36；3～21 岁

在持续肺泡化中，次级隔膜中微血管成熟和经典肺泡化持续发生，这个过程被称为血管生成[5,34,43,45]。随着时间的推移，这个过程逐渐向远端发展，随着儿童的成长，肺泡逐渐成熟。随着个体年龄增长，肺泡化的速度逐渐变慢。

2.2 肺模型的挑战

2.2.1 人类肺的复杂性

肺是一个极其复杂的器官。尽管进行了几十年的研究，但研究人员仍在开拓有关人类肺功能的新认知。

2.2.2 缺乏肺组织

肺组织的获取有限，尤其是胎儿组织，这对于更好地理解肺发育至关重要。然而大多数国家不允许使用超过 20 周孕龄的人类胎儿组织，这限制了对后期肺发育的研究[46]。为了弥补这一限制，通常使用动物模型来研究后期阶段，但是动物与人类肺之间存在各种差异，依旧限制了研究人员对人类肺的了解。

2.2.3 动物模型和人类肺之间的差异

替代人体组织的动物类型包括小鼠、大鼠、兔和恒河猴[47-50]。这些动物模型与人类肺部之间存在各种显著差异。这并不是要贬低在这些动物模型上所进行的研究，但我们应该认识到这些研究存在其局限性。科学家一直在寻求其他方法来更好地了解人类肺部。肺类器官的创建和使用已成为研究人类肺部的实际选择。肺类器官解决了肺研究领域中的两个关键问题：获取人类胎儿肺组织的困难以及使用动物模型时存在的肺部结构和细胞组成的对比差异。

2.3 肺类器官的来源

一些研究团队尝试产生能在体外重现人类肺部的关键特征的肺类器官。肺类器官的产生通常包括内胚层诱导、前后构型、肺部特化、肺芽分离、分支形成和成熟等过程[51]。目前，多数肺类器官是由人体多能干细胞（hPSCs）或从原始组织中分离的干细胞进行培养而成（图 2.2）。所得到的 3D 人类肺类器官能够重现哺乳动物肺部的各种细胞类型、结构和部分功能。

2.3.1 从原代干细胞产生的肺类器官

一些研究团队尝试利用 ASCs 或胎儿干细胞生成人类肺类器官。这些原代干细胞具有自我更新和分化为多个细胞系的能力，在形成 3D 肺类器官方面具有巨大潜力。例如，包括基底细胞[52]和 AT2 细胞[17]在内的肺前体细胞可以形成 3D 球体/器官结构。

Hild 和 Jaffe 建立了一种从原代人类气道基底细胞产生 3D 气道类器官的方法[53]。市售的人类支气管上皮细胞用作基底细胞，并在 5% 的基质胶中制成悬浮液。细胞密度设置为 30000 个/mL，每个涂有基质胶 384 孔板孔中种植

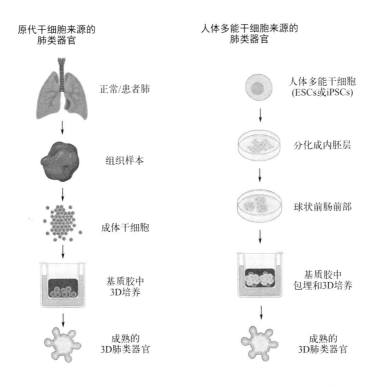

图 2.2　从原代干细胞和 hPSCs 来源肺类器官的生成概览

用于产生肺类器官的原代干细胞来自正常或患病的肺活检组织。组织被处理成单细胞悬液，然后在基质胶中培养以扩增和形成 3D 器官样培养物。hPSCs 来源的器官是从 ESCs 或 iPSCs 分化和发育而来的。在通过调节各种信号通路分化为最终内胚层并形成前肠团块后，细胞可以嵌入基质胶中进一步产生分支并形成 3D 肺类器官

20μL 悬液，每个孔有 600 个细胞。孵育 2d（48h）后，每个孔添加基质胶，并在第 8 天再次添加。一周后可以观察到腔隙，两周后开始分化。这些类器官能产生基底细胞、杯状细胞和多纤毛细胞。培养的支气管球体可以作为研究人类气道上皮细胞生长、修复和分化的良好模型。它们在短短 14d 内就具有分化能力，可以用于快速制备并进行实验。在 384 孔板中培养 3D 气道类器官还可以应用于高通量的药物筛选。

　　Sachs 等报道了一种从支气管肺切除物或肺泡冲洗液中长期培养人类气道类器官的替代方法[53]。从实体肺组织或支气管肺泡冲洗液中分离的上皮细胞被嵌入基底膜提取物（basement membrane extract，BME）中。在几天内形成了一个具有极化的、假复层的气道上皮结构，其中包含基底细胞、分泌细胞和多纤毛细胞。这种相对简单的从少量例行获得的患者样本（冲洗液、切除

物）中生成气道类器官的方法为药物筛选和肺部疾病的个性化治疗提供了一个良好的模型[53]。这些器官样品在几个月内保持稳定，大多数保留了患者原有的疾病、突变和肿瘤。这个模型表明，通过肺类器官可以实现肺部疾病的个性化治疗。

Tindle 等提出了另一种基于 ASCs 的人类肺类器官模型，该模型中生成的肺类器官包含近端和远端气道上皮结构[54]。使用患者的深部肺活检样本生成单个细胞悬液，然后在基质胶中形成 3D 肺类器官。这种人类肺类器官模型的优点在于它再现了近端和远端气道，包括所有 6 种主要肺上皮细胞：AT1 细胞、AT2 细胞、基底细胞、杯状细胞、纤毛细胞和棒状细胞。除了在 3D 培养中进行培养和维持外，肺类器官还可以解离并以 2D 单层形式进行培养，用于病毒感染研究，并且 2D 单层培养更有利于 AT2 细胞向 AT1 细胞的分化，使其成为研究这一过程或研究 AT1 细胞的理想模型。

Salahudeen 等最近取得的进展描述了一种长期培养人类远端肺气道和肺泡器官样品的方法[55]。他们开发了一种无饲养层细胞和加入特定化学物质的办法，能从单个成人 AT2 细胞或 KRT5[+] 基底细胞中克隆培养两种类型的人类肺类器官。其产生的肺泡类器官由同质的 AT2 细胞组成，能够分化为 AT1 细胞，而气道器官样品则包含两个分子上不同的远端气道基底细胞亚群。基底 1 细胞亚群表现出增殖和发育编程特征，而基底 2 细胞亚群富含结构、细胞骨架和钙结合蛋白基因。这两种类型的器官样品至少可以稳定保存六个月。远端肺类器官被用于模拟与 COVID-19 相关的肺炎，由于发现它们在重现疾病方面很有用，因此对其他肺部疾病也可能有帮助。

Youk 等还描述了一种来自原代人类肺组织的长期无饲养层人类 3D 肺泡 2 型细胞培养（h3AC）模型，该模型在研究 SARS-CoV-2 的发病机制和其他呼吸系统疾病建模方面具有巨大潜力[56]。通过分离健康供体肺组织中远端实质区域获得的人类 AT2 细胞，并利用 AT2 细胞表面标记物通过 FACS 进行分选，将分选的单个 hAT2 细胞嵌入到基质胶中，同时加入对肺发育至关重要的生长因子，使其自组织成肺泡样的 3D 结构。研究发现，2D 培养对 AT2 细胞向 AT1 细胞的分化更为有利。经过六个月的培养，这种 3D 培养物维持了正常的核型，但八个月的培养使之丢失了菌落形成以及表达重要标记物（如前表面活性蛋白 C 的表达）的能力。在几个细胞代中，h3AC 仍然能够维持功能成熟的 hAT2 细胞，并且在转移到 2D 培养中时能够分化为 AT1 细胞。与之前由 Sachs 等和其他 2D 细胞系模型生成的人类 3D 支气管培养相比，建立的 h3AC 与 SARS-CoV-2 感染表现出明显的细胞和基因转录改变[53,57]。这种 3D hAT2

细胞培养为病毒感染研究提供了一个很好的平台，有助于更好地理解肺泡干细胞中病毒与宿主相互作用及随后的免疫反应。

2.3.2　由人体多能干细胞生成的肺类器官

hPSCs，包括 ESCs 和 iPSCs，也可以用于产生人类肺类器官。从 hPSCs 生成人类肺类器官通常需要遵循一系列的分化步骤。一般来说，hPSCs 首先分化为确定性内胚层（definitive endoderm，DE），然后进行前肠前段内胚层（AFE）的形态确定，最后诱导肺细胞系的特化和成熟。这些 hPSCs 来源肺类器官在人类肺发育研究、药物筛选和个体化医学等方面具有巨大的潜力，可以作为模型用于各种肺部疾病研究。

Green 等首次成功地从 hPSCs 中生成 AFE[58]。他们使用高浓度的激活素 A 诱导 hPSCs 分化为 DE，经过 4 天的培养后，通过 CXCR4、c-KIT 和 EP-CAM 的表达确认 DE 的形成[59]。为了在 DE 诱导后获得富集的 AFE 细胞培养，Green 等使用 Noggin 和 SB-431542（SB）阻断骨形态发生蛋白（bone morphogenetic protein，BMP）和转化生长因子 β（TGF-β）信号传导。他们发现去除激活素 A 可以增加 Sox2 和 CDX2 的表达，二者分别是前后端胚的标记物。他们尝试通过使用 WNT 家族成员 3a（WNT-3a）、角质形成细胞生长因子（KGF）、成纤维细胞生长因子 10（FGF-10）、BMP4 和表皮生长因子（EGF）来进一步分化 AFE 细胞。这导致 p63、Nkx2.1、Nkx2.5、PAX1 标记物的增加，以及 Sox2 的减少。添加维甲酸（RA）进一步增加了肺标记物 GATA6、FoxJ1、Nkx2.1 和 FoxP2 的表达。这项研究对未来研究人员继续开发肺器官的过程非常重要，因为大多数促进肺类器官发展的研究团队都使用这些生长因子和标记物来促进肺类器官的成熟。Huang 等随后将 AFE 细胞分化为肺和气道祖细胞，并取得了更高的祖细胞产量。分化后的肺和气道细胞能够在体内和体外进一步分化为基底细胞、杯状细胞、棒状细胞、纤毛细胞、AT1 细胞和 AT2 细胞[60,61]。他们采用了 Green 等讨论的 DE 生成方案，但使用了 dorsomorphin（DSM）代替 Noggin，并添加了 IWP2，一种 WNT 抑制剂。Huang 等通过将细胞暴露在相同的生长因子下，并加入 CHIR99021（CHIR），一种糖原合成酶激酶（GSK）抑制剂，优化了从 AFE 诱导肺祖细胞的方案。这使得 Nkx2.1$^+$ FoxA2$^+$ 细胞的数量增加了近 20%[60]。细胞被接种在涂有纤连蛋白的培养板上，并与先前提到的生长因子一起培养，促使肺祖细胞成熟。RA 的浓度和培养时间的变化使得 FoxA2$^+$ Nkx2.1$^+$ 细胞的比例从不到 40％增加到超过 80％。Green 等研究的延续显著改善了细胞向 AFE 的成熟，并允许其分化为肺细胞和气道细胞。

Dye 等报道了一种生成 3D 肺类器官的方案，其中包含类似近端气道结构和由基底细胞、纤毛细胞、棒状细胞和肺泡细胞组成的类似远端肺泡的上皮结构[62]。细胞首先经过激活素 A 处理，然后使用 Noggin/SB，并添加 CHIR、FGF-4、SB 和 Noggin 以生成 AFE。接着，使用平滑蛋白受体激动剂（SAG）和 SU5402（SU）来刺激这些 AFE 细胞的 hedgehog（HH）信号通路，并抑制 FGF[62]。这导致形成了 $Nkx2.1^+$ $FoxA2^+$ 的微球体，然后将这些球体置于基质胶中。这些球体被添加到去细胞化的人类肺基质中，从而形成多纤毛结构。将这些结构功能与人类肺器官相似的组织称为人肺类器官（human lung organoids，HLO），其中包含少量 AT1 和 AT2 细胞以及肺泡祖细胞。基于它们的全转录组谱，人类肺类器官类似于人类胎儿肺，使其成为研究人类肺发育的理想模型系统[62]。

Chen 等描述了一些生成肺芽类器官（lung bud organoids，LBOs）的不同策略，可以形成气道和早期肺泡结构，以重现人类胎儿肺的发育过程[63]。hP-SCs 被分化成 DE 和 AFE，其方式与他们先前的工作相同[60]。当黏附的 AFE 细胞被诱导为腹侧 AFE 时，细胞团自发形成了 LBOs，并在接受 FGF-10、FGF-7、BMP4、RA 和 CHIR 处理后进一步扩张。这些 LBOs 在悬浮培养中培养至第 20～25 天，然后嵌入基质胶中，以进一步形成分支形态发生和成熟为肺和气道上皮细胞。LBOs 可以长时间培养，维护能力超过 6 个月。细胞结构和转录组数据都表明，第 40 天的 LBOs 已经达到人类妊娠的晚期第 2～3 个月[64,65]。LBOs 还被移植到免疫缺陷小鼠的肾囊下，以确定它们是否能重现体内的肺发育。结果显示，LBOs 的气道结构显著增长，经历了分支形态发生，显示出近端-远端分化，并通过 AT1 和 AT2 细胞标记物显示了早期肺泡结构[63]。

McCauley 等建立了一种生成功能性可扩展气道上皮器官样品的方案[66]。与其他肺类器官生成方法类似，首先将 hPSCs 分化为 DE、AFE，然后特异性诱导为 $Nkx2.1^+$ 肺上皮祖细胞。然后通过 FACS 使用细胞表面标记物 CD47 和 CD26 纯化肺祖细胞，以筛选出 CD47 高表达、CD26 低或不表达的细胞。这是因为 CD47 高、CD26 低的细胞具有高水平的 $Nkx2.1^+$ 细胞。随后，可以将分离的祖细胞重新培养在基质胶中，添加 FGF-2、FGF-10、类固醇和环磷酸腺苷，形成 3D 气道上皮器官样品。这些器官样品表达分泌细胞系标记物和气道基底细胞标记物。此外，Kotton 的团队还开发了一种策略，用于生成 hP-SCs 来源的分离的肺泡上皮 2 型细胞（iAT2s），这些细胞可以形成 3D 肺泡球体[67]。Jacob 等利用肺泡表面活性蛋白 C（SFTPC）作为特异性 AT2 细胞标记物，利用 Nkx2.1 作为肺祖细胞标记物，建立了 SFTPC/NKX2.1 多荧光报告基因 hPSCs 系。通过纯化从 Nkx2.1$^+$ 祖细胞分化出的 SFTPC$^+$ iAT2s，证实了 SFTPC$^+$ 细胞来源于 Nkx2.1$^+$ 细胞。iAT2s 显示出自我更新和增殖的能力，能够形成具有成熟 AT2 功能的 3D 肺泡球体，包括层状体的形成和表面活性物质的分泌。这与需要间充质供体才能形成球体的原代 AT2 细胞形成鲜明对比。这是一项重要的发现，因为原代 AT2 细胞很难保持未分化状态[68]，从而为研究 AT2 细胞提供了替代方法。

Miller 等设计了一种从无饲养层的 hPSCs（包括 hESC 细胞系 H1 和 H9 以及 hiPSC 细胞系 UM63-1 和 UM77-1）生成肺类器官的方案[51]。该方案能够在第 22 天形成芽尖器官样品，第 50 天形成人类肺类器官。简而言之，为了生成这两种器官样品，首先将 hPSCs 定向为内胚层，然后形成前肠球体。这些球体漂浮到培养基中，然后被放入基质胶中，在接下来的两个星期里培养以形成芽尖祖细胞类器官。如果不对芽尖祖细胞类器官进行传代并允许其在基质胶中继续生长，它们将形成分支结构。如果传代这些分支结构，它们将变成芽尖祖细胞类器官。芽尖祖细胞类器官对于涉及未分化细胞的研究非常有用，因为它们类似于分支芽中发现的人类胎肺祖细胞[51]。人类肺类器官类似于人类胚胎的肺，包含成熟的肺泡细胞类型，如 AT1 和 AT2 细胞以及间质细胞。在培养超过 65d 后，它们也会对基底干细胞标记物 p63$^+$ 呈阳性。芽尖祖细胞类器官对 Sox2 和 Nkx2.1 呈阳性，如果传代，将对 Sox2 和 Sox9 呈阳性[51]。这些祖细胞类器官的分支结构会发生分叉，并对棒状细胞、杯状细胞和前表面活性蛋白 C 呈阳性。

Carvalho 等最近描述了一种不同的方案，用于将 hPSCs 定向分化为成熟的肺和气道上皮细胞[69,70]。首先在 2D 培养中生成 Nkx2-1$^+$ 肺祖细胞，然后在不抑制糖原合成酶激酶 3 的情况下将细胞嵌入 I 型胶原中，从而生成更成熟的多起源肺泡和气道细胞，包括 AT1 和 AT2 细胞以及基底细胞、纤毛细胞、棒状细胞和神经内分泌细胞[69,70]。值得注意的是，KRT14$^+$ NGFR$^+$（成熟基底细胞标记物）基底细胞是按照这个方案形成，易于分离并可扩展用于后续的基底细胞培养。基于先前研究[61]，他们使用 I 型胶原代替基质胶，可以允许更广泛的肺谱系，但发现它产生的谱系与使用基质胶的方案相似。他们发现，NOTCH 信号诱导远端细胞凋亡，而 WNT 信号诱导近端细胞凋亡。当培养在 I 型胶原中的细胞没有 GSK3 时，细胞成熟为 AT1 和 AT2 细胞。了解参与肺部成熟的信号通路对于更好地理解肺部发育和不同肺区域的特定实验至关重要。

2.3.3　hPSCs 来源和原代干细胞来源的肺类器官模型比较

关于原代干细胞（包括 ASCs 和 ESCs）或 hPSCs 的使用已经开发了多种方法，用于产生能够在体外模拟人类肺的形态和功能特征的 3D 肺类器官。这两种类器官具有各自的优势和局限性。

人类原代干细胞来源的肺类器官通常是从健康或患病患者的肺部进行活检直接分离得到的。这些类器官通常受限于原代组织的短缺和难以获取。供体之间的异质性以及原代组织的培养/保存条件的不清楚是原代干细胞来源类器官的限制因素。使用来自原代人类组织的肺类器官的优点在于，它们对于罕见疾病（如 CF）非常有价值，可以进行药物模拟，并更好地了解 CFTR 突变如何影响特定患者[71]。另外，方法一旦建立，hPSCs 来源的类器官可以连续使用来产生不同的模型。由于它们的细胞来源是可以在市场上购买的，因此无需考虑样本的获取问题。这些类器官可以用于各种疾病，并已成功地模拟了多种疾病。

原代干细胞来源的类器官与 hPSCs 来源的类器官之间的另一个区别是，原代干细胞来源类器官能向特定谱系（如近端/气道或远端/肺泡谱系）分化，并且能通过改变培养环境转分化为其他谱系。相反，hPSCs 来源类器官的谱系决定在很大程度上取决于培养基中信号通路和外部成分。因此，hPSCs 来源的肺类器官通常包含近端和远端细胞的混合物，具有更大的细胞异质性，而 ASCs 来源的肺类器官限制于特定谱系，取决于所使用的原代组织。然而，hPSCs 分化的灵活性和不确定性可能导致特定谱系问题以及在培养中包含不需要的细胞类型。这两种方法是互补的，并可以根据实验的最终目标选择使用。ASCs 来源的肺类器官对于研究受特定肺部疾病影响的特定细胞类型非常有用。hPSCs 来源的类器官提供了一种更多样化的方法，可以研究各种细胞以及各种疾病对近端和远端细胞类型的影响。

使用 hPSCs 的一个重要优势是它们可以很容易地进行遗传修饰：可以利用 CRISPR/Cas9 产生具有特定突变的等基因细胞系，然后使用这些遗传修饰的 hPSCs 来源的类器官模拟多种呼吸系统疾病，如 CF[72] 和特发性肺纤维化（idiopathic pulmonary fibrosis，IPF）[65]。CF 已知是由 CFTR 基因突变引起[73]。一项使用 CRISPR/Cas9 介导的基因编辑方法成功地针对 CF iPSCs 的内源性 CFTR 基因进行了定点修复[72]。经过基因修复的 iPSCs 可以分化为具有正常 CFTR 表达和功能的成熟气道上皮细胞[72]。利用这种基因修饰 hPSCs 来源的肺类器官方法，可以进行更多的肺部疾病研究。一个潜在的研究对象可能是赫尔曼斯基-普德拉克综合征（Hermansky-Pudlak syndrome，HPS），一种罕见的常染色体隐性遗传疾病。已发现 *HPS* 基因中突变的患者会发展为 HPS，特别是那些携带 *HPS1* 基因突变的患者[74]。他们发现 *HPS1* 基因突变显示出发生肺纤维化的高发病率[74]。一些 HPS 相关基因的突变可能导致 HPS 相关间质性肺炎（HPS-associated interstitial Pneumonia，HPSIP），其类似于 IPF[74]。可以使用 CRISPR/Cas9 将 HPS 相关突变引入 hPSCs 来源的 3D 肺类器官中，以研究 *HPS* 突变引起的 IPF 的潜在发病机制[65]。从 HPS 患者获取原代组织可能更加困难，但如果可能，还可以在原代组织上进行研究，以更好地了解这种突变对肺部的影响。

目前，将 hPSCs 来源的肺类器官成熟到成人阶段仍然是一个挑战。大多数类器官显示出类似于胚胎发育阶段的转录组特征。仅通过体内异种移植才能产生人气道样结构，而大多数体外培养的 hPSCs 来源的肺类器官无法培养到超过人类妊娠的第 2～3 个月的状态。虽然 hPSCs 来源的肺类器官更接近于人类胎儿肺，但是在成熟程度方面，以原代干细胞为基础的肺类器官更好地重现了成人肺的特征。原代干细胞和 hPSCs 来源的器官组合将对人类肺发育和再生提供更全面的理解。原代组织和 hPSCs 来源的肺类器官都有其优势和劣势，但最终两者都对肺的研究进展至关重要。

2.3.4 小鼠和人类肺的差异

动物模型，尤其是小鼠模型，极大地改进了我们对肺发育和疾病的理解。小鼠的遗传功能获得与丧失的研究使我们能够更多地了解肺发育和控制形态发生的信号通路[40]。小鼠肺损伤模型能够再现一些复杂的人类肺部疾病，如 ALI 和肺纤维化的一些关键特征[75]。尽管小鼠被广泛用于研究人类肺发育、功能和各种呼吸系统疾病，但值得注意的是，小鼠和人类肺之间存在显著的物种间差异。鉴于这些显著差异，小鼠模型无法完全重现人类肺的生理特征，也无法应用于人类肺发育和疾病研究。一些从小鼠模型中得出的有希望的发现在随后的人类研究中仍未能转化为有效的治疗靶点[76]。

2.3.5 细胞组成

在小鼠和人类肺中，气管和近端导气道由伪复层柱状上皮覆盖，而周围的导气道则由立方上皮覆盖。尽管气道上皮结构相似，但沿着导气道的近端-远端轴线上，不同类型细胞的相对比例在人类和小鼠肺中有所不同。此外，这种复杂的伪复层上皮结构在人类中延伸到末梢细支气管，而在小鼠中仅限于气管和更近端的气道。在人类肺中，更近端的肺内导气道由基底细胞、纤毛细胞、鳞状细胞、黏液细胞、中间细胞和神经内分泌细胞组成的高柱状伪复层上皮覆盖，气道还有丰富的黏膜下腺体。然而，在小鼠肺中，更近端的肺内导气道主要由纤毛细胞和鳞状细胞组成的低柱状上皮覆盖，其中夹杂有一些神经内分泌细胞的聚集体。小鼠气道中没有基底细胞，只有少量黏液细胞[77]。以转录因子 TP63 为标记的基底细胞仅存在于小鼠气管中，而在人类肺中，这些细胞的分布延伸到支气管[52]。

2.3.6 组织结构

人类和小鼠肺都由多个肺叶组成，但其数量和组织结构有所不同。小鼠肺左侧有一个肺叶，右侧有四个肺叶，而人类肺左侧有两个肺叶，右侧有三个肺叶[78]。在人类肺的每个肺叶中，广泛的叶间和分段结缔组织被分隔成独立的小叶或段，而小鼠肺中则没有这样的亚单位[79]。与人类相比，小鼠肺的肺泡和气血屏障小而薄[80]。

2.3.7 分子特征

在人类和小鼠肺发育过程中观察到几个标记基因的表达差异。Sox2 和 Sox9 是肺发育中的两个重要转录因子。在小鼠肺的假腺样期，$Sox9^+$ 顶端细胞和 $Sox2^+$ 茎细胞之间存在明显的分离。这些细胞通过多种信号调节形成和发育[81]。这种顶端-茎部分界也可以在人类胚胎肺中观察到，然而，在人类胚胎肺远端顶端上也发现了一定水平的 Sox2 与 Sox9 的共表达，但这种共表达模式并未在小鼠体内发现，而 $Sox2^+Sox9^+$ 祖细胞群在人类肺发育的假腺样期一直持续到孕 16 周[82]。因此维持 $Sox2^+Sox9^+$ 祖细胞群的存在也被认为对于人类肺的分支形态发生是必要的[37]。

2.4 肺类器官在肺修复和再生中的潜在应用

肺部疾病是全球致残和死亡的主要原因之一。对许多晚期肺部疾病患者而言，肺移植仍然是唯一可用的治疗方法。然而，等待肺移植的患者人数超过了适宜器官供体的数量。因此了解促进肺再生和修复的细胞和分子机制对于开发新的治疗方法至关重要，最终目标是在原位修复受损肺部或为移植而再生受损肺部。肺是一个高度静止的器官，过去认为其修复和再生能力相对有限[83]。而现在，已经了解到肺部拥有多种细胞类型，这些细胞在损伤发生后表现出强大的修复和再生能力。用能够移植、整合和恢复肺功能的细胞替代缺陷细胞可能是治愈多种肺部疾病的潜在方法（图 2.3）。

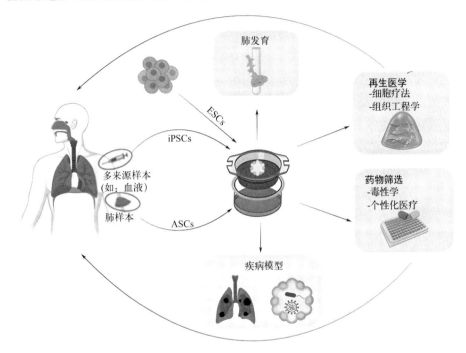

图 2.3　肺类器官的潜在应用

正如前面提到的，肺类器官可以直接从患者的新鲜活检组织、切除的肺组织、血液样本和皮肤样本中建立。肺活检和切除组织含有 ASCs，而血液和皮肤样本含有 iPSCs，可以重新编程为所需的细胞类型。无论获得的样本类型为何种，都可以将其分化为所需的细胞系。肺类器官还可以由 ESCs 分化而来。肺类器官提供了独特的应用范围，可用于：①基础研究，包括肺发育过程的研究、对外部刺激和应激信号的反应、细胞间相互作用以及干细胞稳态的机制研究；②药物筛选，利用来自患者的类器官预测患者对药物的反应；③疾病建模，以了解传染性疾病、遗传性疾病和癌症等肺部疾病的机制；④再生医学，由于其在体内具有植入和存活的能力，能够自我组织形成类似体外迷你器官的复杂结构，以及有生成生物工程组织的潜力，使其非常适用于再生医学

2.4.1　近端气道修复与再生

近端气道在呼吸系统中作为第一道防线，经常遭到环境的各种侵害。它们由气管、一对主支气管和许多通过分支发生过程形成的大小不同的支气管组

成[84]。近端气道由一种伪复层柱状上皮覆盖，主要包括三种类型的上皮细胞（基底细胞、棒状细胞和纤毛细胞），在组织修复、黏液纤毛清除（mucociliary clearance，MCC）和宿主防御中发挥关键作用。它们还包含少量神经内分泌细胞、杯状细胞、离子细胞和小叶细胞[12,85-88]。对外部环境的主要防御方法是黏液纤毛清除，这需要参与的细胞正常工作[89]。如果肺部的黏液纤毛清除功能异常或受损，肺部就容易受到其他感染的侵害，使治疗变得更具挑战性。肺部黏液纤毛清除功能发生异常的一个例子是原发性纤毛运动障碍（primary ciliary dyskinesia，PCD），这是一种导致 MCC 所需的运动纤毛功能障碍的遗传性疾病[89,90]。这些患者更容易患上呼吸道感染，并且有严重肺损伤的风险，甚至需要肺移植[91]。先前严重急性呼吸综合征（SARS）和中东呼吸综合征（MERS）的暴发就是导致肺部长期后果的案例[92-94]。在 SARS-CoV-2 大流行期间，由于缺乏关于患者长期后果的数据，公众的担忧日益高涨。这种关切促使人们支持采取一切可行的手段来研究肺部疾病及其修复机制。在这一领域，肺类器官的研究发挥着至关重要的作用，它们对于深入理解肺部相关研究中的关键问题具有不可替代的价值。

小鼠的气管与人类近端气道的结构非常相似，为研究气道再生提供了宝贵的工具。Rock 等的开创性研究表明，基底细胞在近端气道上具有干细胞的功能[52]。在生理细胞更新或受伤后，基底细胞能够自我更新，并能分化为多种气道上皮细胞类型，以维持近端气道的上皮完整性[52,95]。近端气道的基底细胞是主要的干细胞群体，能够自我更新，并在必要时分化为多种细胞类型，如分泌细胞、杯状细胞和多纤毛细胞[52,95-97]。然而，如前所述，小鼠和人类的肺存在显著差异，其中最重要的差异之一就是基底细胞的存在[98]。在小鼠中，基底细胞存在于主气管中，而在人类中，这一细胞群体延伸至多个气道。与人类肺不同，小鼠肺内的气道不是伪分层结构，也缺乏基底细胞，凸显了不同物种之间的差异[76]。从人类细胞来源的类器官可以提供一个体外模型，用于从基底细胞再生黏液纤毛上皮。使用人类肺类器官将提供更好的模型，并使研究人员更有信心将结果转化为有效的治疗。

为了模拟近端气道功能，研究人员已经从人类和小鼠的基底细胞中提取肺类器官物质。根据它们的来源，从气管细胞中获得的基底细胞类器官被称为"气管球体"，而从大气道细胞中获得的基底细胞类器官在人类中被称为"支气管球体"[52,99-101]。这些类器官已被用于测试从体内研究中提出的再生机制，还可用于筛选参与肺部细胞可塑性和谱系结果以及调节关键上皮细胞功能的药物、小分子和分子途径。例如，Gao 等使用从人类基底细胞获得的类器官，确定了转录因子类颗粒头蛋白 2（grainyhead-like 2，GRHL2）在协调屏障功能和分化中的中心作用。通过 CRISPR/Cas9 基因组编辑，他们进一步揭示了转录因子 ZNF750 是人类肺部纤毛生成途径的一个新组分[102]。如果更多肺类器官被用来研究人类疾病，它们将成为填补阻碍研究找到治疗肺部疾病知识空白的主要方法。

　　研究表明，除了基底细胞外，其他上皮细胞也参与组织修复作为可选的干细胞/前体细胞。小鼠研究表明，分布在整个气道上皮中的腺细胞是可利用的前体细胞[103]。研究表明，腺细胞可以在 IL-13 的刺激下直接分化为分泌黏液的杯状细胞，尤其是在更近端的肺部区域[104]。另一个例子是稀疏分布在支气管上皮中的肺神经内分泌细胞（PNECs）。研究表明，在肺部受损后，PNECs 可以自我更新并分化为杯状细胞和纤毛细胞[105,106]。肺类器官可以用于研究细胞功能。例如，利用 3D 共培养类器官系统，Lee 等证明了 Lgr5 和 Lgr6 是成年肺部间充质细胞的标记物。此外，Scgb1a1$^+$ 前体细胞在直接气道分化和肺泡再生中起重要作用[107]。类器官培养还提供了模型系统，用于研究修复过程中不同的气道上皮干细胞/前体细胞，测试单个细胞因子和生长因子对病理条件下分泌细胞增殖和分化的影响，并识别具有增强再生潜力的亚群细胞。

2.4.2　肺泡修复与再生

　　肺泡上皮由两种不同类型的上皮细胞组成。AT1 细胞覆盖了肺泡表面积的 95%，负责气体交换的功能[108]。AT2 细胞以产生肺表面活性物质蛋白为特征，这些蛋白对于减少肺泡表面张力、防止肺在每次呼吸时坍塌至关重要[23,108-110]。在未受损的肺中，肺泡区域大部分处于静止状态，该区域的大多数细胞具有相对缓慢的更新速度[88]。在肺部受损后，多种肺泡细胞类型能够增殖，肺泡的结构和功能均得到恢复[88]。尽管 AT2 细胞在修复方面发挥作用，但在某些肺部疾病中，这可能不足以达到治疗效果，因为在这些疾病中，AT2 细胞不再履行其正常的功能。需要更深入的研究去揭示各种细胞作为肺部前体细胞的功能，而最近的研究已确定该机制可能是由不同的细胞群体引起。

　　AT2 细胞是肺泡上皮干细胞：它们可以对损伤作出反应，包括自我更新和分化为更成熟的细胞系[109]。AT2 细胞能够形成肺泡球，并分化为包含 AT2 和 AT1 细胞的器官[17]。在 AT2 细胞的人群中，存在一些在人体肺部和类器官中发挥特定作用的亚群。Zacharias 等在人体肺部发现了一种表达 Wnt 信号下游 Axin2 基因的 AT2 亚群，它们负责在人体肺泡类器官中 AT2 细胞的生长[111]。另一研究小组鉴定出一种具有低 Wnt/β-连环蛋白活性的成年远端肺上皮祖细胞，具有较强的类器官形成能力，提示它们在肺泡上皮修复中有重要作用[112]。最近的一项肺泡类器官模型研究鉴定了损伤相关的短暂前体细胞（DATPs）。DATPs 是另一种 AT2 细胞谱系群，它们在 AT2 细胞向成熟的 AT1 细胞分化中起到关键作用[113]。肺泡类器官还被用于研究远端气道中不同细胞群体之间的营养相互作用。例如，最近利用肺泡类器官证明是多个信号通路起源的 PDGFRα+ 脂纤维细胞，通过介导 BMP、FGF 和 WNT 信号，影响 AT2 细胞的自我更新和分化为 AT1 细胞[114-116]。这些发现有助于更好地理解 AT2 细胞如何执行其内源功能。一旦完全理解这种亚群的作用，它就可以被操控并帮助肺功能修复和再生。

对 AT1 细胞在肺泡上皮修复中的作用还没有进行广泛的研究。Hopx+ AT1 细胞的一个小亚群可以进行去分化，并转化为 AT2 细胞，从而参与肺泡修复[117,118]。为了更好地理解指导 AT1 向 AT2 转分化的调控机制，需要对这些 AT1 细胞进行更深入的研究。肺泡类器官可以提供一个有用的模型，用于确定在修复过程中增加对肺泡上皮干细胞/祖细胞的识别所涉及的细胞类型。现在已知免疫细胞群在肺部损伤后会被激活或引导到肺泡微环境中，更复杂的肺泡类器官培养系统中加入免疫细胞将使我们能够更深入地研究驱动肺泡修复的微环境。

2.4.3　肺类器官重现肺损伤、修复和纤维化

虽然与动物模型或传统细胞系相比，肺类器官仍处于发展的早期阶段，但最近使用肺类器官模型的研究在很大程度上提升了我们对不同慢性肺部疾病的潜在发病机制的认识[119]。

2.4.4　特发性肺纤维化

IPF 是间质性肺疾病（interstitial lung diseases，ILDs）中最常见且最致命的形式[120]。IPF 的特点是肺泡周围的肺组织逐渐纤维化瘢痕化，最终导致呼吸困难。但是这种疾病的病因和发病机制尚不清楚[121,122]，现有药物只能减缓疾病进展[123,124]。肺移植是 IPF 患者的一种选择，并且已被发现可以延长患者的生命，但肺捐赠者有限，导致长时间的等待，这可能危及患者的生

命[125,126]。这些限制促使研究人员建立体内模型，帮助模拟 IPF，以期获得治疗该疾病的见解。以博来霉素诱导的小鼠模型和其他模型与人类 IPF 有一些明显的相似之处，但它们无法真实地再现该疾病的病理生理[127]。因此，通过使用代表性模型来了解肺纤维化的共同途径和发病机制对于开发有效的治疗方法至关重要[121]。

　　hPSCs 已被证明可以产生功能性的肺泡上皮细胞[67]。CRISPR 基因组编辑已被用于将 IPF 相关基因引入 hPSCs 来源的肺类器官培养基中，引起异常细胞和形态结构的形成，包括增强的间质细胞和胶原蛋白积累，重现了 IPF 的重要特征[63,65]。这为在体外鉴定 IPF 的致病机制提供了一个可能临床相关研究平台。使用来自 IPF 患者的 3D 肺组织，Surolia 等揭示了微丝蛋白中间丝在限制 IPF 成纤维细胞侵袭性中的作用[128]。3D 类器官模型凭借其精确模拟肺纤维化、肺远端结构及功能的能力，以及对细胞与基质间复杂相互作用的再现，为进行高通量体外药物疗效和毒性筛选开辟了新的可能性。

2.4.5　慢性阻塞性肺疾病

　　慢性阻塞性肺疾病（chronic obstructive pulmonary disease，COPD）是全球主要的致残和致死原因之一。COPD 的发病机制与吸烟有关，并且更普遍地与环境暴露，如空气污染和有毒物质有关。遗传因素、自身免疫和细胞衰老加速也会引起 COPD 的发病。COPD 是一种复杂的疾病，可表现为肺气肿、慢性支气管炎，或两者兼有。特别是与杯状细胞化生（GCM）相关的黏液堵塞会导致咳嗽、咳痰和呼吸道阻塞[129]。大多数用于研究 COPD 的动物模型发展出肺气肿，但没有支气管炎，而我们对黏液过度产生的机制的了解仍然有限。

　　尽管该领域取得了一些进展，但我们对在 COPD 中特异性参与 GCM 发生的细胞和分子介质，人类肺部中干/祖细胞在其中的作用，以及损害修复缺陷如何导致 COPD 仍有很多需要了解的地方。最近研究表明肺部存在着相当大的可塑性，但 COPD 中大量增加的杯状细胞的来源目前尚不清楚。肺类器官可能是探索这些问题的有用模型。例如，已经使用支气管球体显示 NOTCH抑制在体外限制了杯状细胞变性[101]。利用肺类器官研究发现上调的非经典WNT 信号通路，可增加 WNT-5a 和 WNT-5b，对肺气肿起负向调节作用，还参与了肺泡修复的抑制[130]。Jacob 等利用腺泡类器官研究发现，对 Wnt 活性的时间调节可以促进 iPSCs 来源的 AT2 细胞的成熟[67]。这些研究为利用腺泡类器官探索 COPD 患者肺泡上皮祖细胞中 Wnt 信号通路调控以及发现新的治疗策略提供了证据。

2.4.6 肺部感染

远端肺部的病毒感染与肺炎发展为 ARDS 有关[131]。包括 SARS-CoV-2 在内的呼吸道病毒靶向肺部上皮细胞，包括 AT2 细胞[132]。流感病毒在小鼠模型中经气管内感染后靶向 AT2 和 AT1 细胞[133]。然而，目前还没有可靠的体外模型能够复制肺部感染的表型。来源于 hPSCs 的肺类器官提供了研究不同病毒感染包括麻疹病毒、呼吸道合胞病毒（respiratory syncytial virus，RSV）和 3 型人类副流感病毒（HPIV3）感染影响的重要模型[63,64]。RSV 主要引起婴儿的呼吸道感染，目前尚无疫苗或有效药物[134]。感染 RSV 的 hPSCs 来源的肺类器官细胞会脱落至肺类器官腔中，这复制了 RSV 感染的人类婴儿肺的重要特征[63,64]。HPIV3 是儿童下呼吸道疾病的常见原因，与临床观察相同的是感染 HPIV3 的肺类器官组织完整性无明显改变，感染细胞也不脱落至腔内[64]。重要的是，对肺类器官中 HPIV3 进行的全基因组测序发现其与临床环境中分离的病毒完全相同，表明该类器官对病毒不存在选择性压力[64]。该病毒在类器官模型中的行为与其在人类婴儿肺中的行为相类似，表明类器官是研究这种特定感染的理想模型。肺类器官可能成为开发 HPIV3 疫苗或治疗方法的关键，这将是肺部研究领域的重大成就。其他病毒也已在肺类器官中进行研究，并取得了不错的结果。

流感病毒感染对全球公共卫生构成重大威胁。Zhou 等开发了人类脐带血间充质干细胞来源的气道类器官（AOs），能在形态和功能上模拟人类气道上皮。这些类器官培养提供了可靠的模型，可预测不同人类流感病毒的感染能力，并潜在地为研究人类气道的生物学和病理学提供了通用平台[135]。

最后，由 SARS-CoV-2 引起的 COVID-19 主要攻击肺上皮细胞，包括 AT2 细胞[132,136]。肺类器官以及能强烈复制肺结构和细胞环境的肺泡和气道球体已被用于揭示 COVID-19 的发病机制和筛选有效的治疗药物[55,137-139]。这些研究表明肺类器官可能作为真实的呼吸道病毒发病模型，为研究宿主-病原体相互作用、肺部感染以及病毒在肺部传播的机制提供了有价值的工具。

2.4.7 展望：生物工程肺

迄今为止，对于各种晚期肺疾病患者，唯一可行的治疗方法仍然是肺移植。全球每年进行约 5000 例肺移植手术，等待移植的患者数量更多[140]。然而，现有的供体肺数量无法满足当前或未来预期的需求。为了满足不断增长的移植需求，利用离体生物工程方法再生肺组织前景广阔。

离体生物工程用于整个肺器官的移植非常复杂，这是由肺的复杂性所致。随着再生医学和干细胞生物学的进展，已经开始使用去细胞化的肺作为天然支架，用于种植细胞来再生肺部组织。早期的研究主要使用小鼠肺，后来又开发了多种对大鼠、猪、非人灵长类动物和人类的肺进行脱细胞处理的方法，并在此基础上进行细胞再种植[141-146]。然而，大多数这些策略主要关注上皮细胞，而没有对去细胞化肺进行内皮化处理[147]。因此，全肺器官生物工程的主要挑战之一仍然是产生功能性的肺血管系统。此外，考虑到对生物材料支架的获取限制，有一个较为新颖的想法是创建一种将 ECM 成分与合成支架相结合的混合肺支架。最后，肺类器官结合生物工程技术可以产生更复杂、更成熟的类器官，可应用于发育生物学、个体化医学和肺再生领域。我们将在下一节更详细地讨论这些内容。

2.5　肺类器官与个性化治疗

肺部疾病由于其高发病率和死亡率，在全球范围内给社会经济带来了巨大的负担。在过去十年里，治疗方法有限，因此开发肺部疾病的新疗法变得迫切。肺类器官作为最有前景的方法之一，可以用于研究患者特异性治疗和个体化医学。

2.5.1　生物工程肺

随着组织工程技术的不断发展，建立更具生理学相关性和功能性的离体人体肺部用于移植的潜力越来越大。制备离体完整肺组织的常见方法是首先从人类、猪和啮齿类等不同物种中获取去细胞的 3D 肺支架，然后将患者来源的干细胞或原代肺前体细胞重新种植到支架[147]。使用 3D 支架的好处是相对于全新肺部生物工程，去细胞肺支架更多地保留了肺的天然结构[147]。Ghaedi 等的一项研究表明，利用 iPSCs 来源的上皮祖细胞重新人工培植去细胞的人和大鼠肺，显示出人体肺具有再生和肺移植的潜力[148]。这些上皮祖细胞能够灌注到去细胞肺支架的气道和肺泡部分，形成一个生物工程的离体肺[148]。将这种肺再生方法应用于临床，结合天然基质支架和患者来源的细胞，可以产生个体化的肺用于肺移植。

Wilkinson 等开发了另一种基于支架的方法，在生物反应器中利用旋转培养功能化海藻酸盐珠，生成自组装的人类肺类器官[149]。工程化的 3D 肺类器官包含多种细胞类型，包括肺成纤维细胞、小气道上皮细胞和人脐静脉内皮细胞[149]。通过在水凝胶珠之间支架间质细胞，这种工程化肺类器官能够重现远端肺泡囊的解剖结构[149]。研究还展示了这种可扩展的 iPSCs 来源的间质类器官培养方法在模拟 IPF 方面的能力。通过不同类型的细胞涂覆支架单元的不同组合，这种类器官生成系统可以个性化用于患者特异性的疾病建模和药物发现[149]。

2.5.2　3D 打印促进了精准组织工程发展

随着 3D 打印技术的发展，具有患者特异性空间结构的人工器官成为精准医学中的一种可行的替代方案。通过 3D 打印，可以精确制造具有患者特异性大小和形状的定制植入物。这些定制植入物可以完全适应患者的缺陷部位，显著减少手术时间[150]。Grigoryan 等使用聚乙二醇二丙烯酸酯（PEGDA）和立体光刻打印机开发了一种生物启发式的肺泡模型，其中包含类似于原生肺泡气囊和肺泡芽的区域[151]。这种远端肺模型可测量进入和离开模型的血氧合度，包含功能性的血管内氧气传输[151]。另一个研究团队使用 Regenova 生物 3D 打印机产生了生物 3D 打印的人工气管，通过多细胞球体从无支架的管状组织构建[152]。从大鼠软骨细胞、内皮细胞和间充质干细胞混合物中产生多细胞球体后，组装成针阵列中的气管结构，人工气管可以在生物反应器中通过软骨发生和血管发生达到成熟。Taniguchi 等证明，无支架的人工气管在移植到同种异基因大鼠体内数周后，仍然具有足够的机械强度和功能[152]。

2.5.3　肺癌类器官模型

许多研究人员致力于产生患者来源的 3D 肺癌模型，包括类球体和类器官，以研究个体化医学。Li 等建立了 12 个肺腺癌（lung adenocarcinoma，LADC）患者来源的类器官，再现了 3D 结构并保留了原发肿瘤的遗传突变[153]。Li 等通过从 LADC 样本中分离肿瘤细胞并在基质胶中培养它们来建立 LADC 类器官。患者来源的类器官可用于肿瘤生物标志物的鉴定和高通量药物筛选。总的来说，LADC 类器官生物库可作为一个理想模型实现个体化治疗。

对于肺类器官还有很多待学习的内容，但它们在个体化医学中的潜在应用在不久的将来可能会实现。目前还没有直接将肺类器官用于人类的研究，但多项研究正在利用它来促进人类健康。研究人员使用 Bochdalek 先天性膈疝（congenital diaphragmatic hernia，CDH）的胎儿和婴儿组织生成肺类器官，以更好地理解这种疾病[154]。这项研究表明，肺类器官能够在离体条件下模拟 CDH，并提供了研究人类疾病的好方法，而无需使用已故人体的组织。其他研究人员已能够利用肿瘤组织在离体条件下模拟肺癌，并通过比较肺类器官对患者药物的反应来研究潜在的个体化药物反应[155]。Hu 等证明了为期一周的器官芯片药物敏感性测试，对预测患者对抗肺癌药物的反应有巨大潜力[155]。尽管该研究发现患者反应与 21 个器官样本反应相比只有 11 个样本完全一致，但它给个体化肺类器官模型广泛使用提供了新希望。

尽管在达成肺部疾病的精准医学治疗这一目标之前仍有诸多挑战亟待解决，比如大多数肺类器官模型缺少血管系统，然而工程化功能全肺的生成以及将其移植给患者的发展前景却极为广阔。

致谢

本研究得到 Hastings 基金会、Francis 基金会、Baxter 基金会、Keck 基金会和美国肺脏协会的资助支持。

参考文献

[1] Crapo JD，Barry BE，Gehr P，Bachofen M，Weibel ER（1982）Cell number and cell characteristics of the normal human lung. Am Rev Respir Dis 126：332-337. https://doi.org/10.1164/arrd.1982. 126.2.332

[2] Travaglini KJ et al（2020）A molecular cell atlas of the human lung from single-cell RNA sequencing. Nature 587：619-625. https://doi.org/10.1038/s41586-020-2922-4

[3] Kurn H，Daly DT（2021）Histology, epithelial cell. https://www.ncbi.nlm.nih.gov/books/NBK 559063/

[4] Crystal RG，Randell SH，Engelhardt JF，Voynow J，Sunday ME（2008）Airway epithelial cells：current concepts and challenges. Proc Am Thorac Soc 5：772-777. https://doi.org/10.1513/pats. 200805-041HR

[5] Schittny JC（2017）Development of the lung. Cell Tissue Res 367：427-444. https://doi.org/10. 1007/s00441-016-2545-0

[6] Knight DA，Holgate ST（2003）The airway epithelium：structural and functional properties in health and disease. Respirology 8：432-446. https://doi.org/10.1046/j.1440-1843.2003.004 93.x

[7] Button B et al (2012) A periciliary brush promotes the lung health by separating the mucus layer from airway epithelia. Science 337:937-941. https://doi.org/10.1126/science.1223012

[8] Dao DPD, Le PH (2021) Histology, goblet cells. https://www.ncbi.nlm.nih.gov/books/NBK553208/

[9] Jeffery PK, Gaillard D, Moret S (1992) Human airway secretory cells during development and in mature airway epithelium. Eur Respir J 5:93-104

[10] Evans MJ, Cox RA, Shami SG, Wilson B, Plopper CG (1989) The role of basal cells in attachment of columnar cells to the basal lamina of the trachea. Am J Respir Cell Mol Biol 1:463-469. https://doi.org/10.1165/ajrcmb/1.6.463

[11] Harkema JR, Nikula KJ, Haschek WM (2013). In: Haschek WM, Rousseaux CG, Wallig MA (eds) Haschek and Rousseaux's handbook of toxicologic pathology, 3rd edn, pp 1935-2003. Academic Press

[12] Montoro DT et al (2018) A revised airway epithelial hierarchy includes CFTR-expressing ionocytes. Nature 560:319-324. https://doi.org/10.1038/s41586-018-0393-7

[13] Guillot L et al (2013) Alveolar epithelial cells: master regulators of lung homeostasis. Int J Biochem Cell Biol 45:2568-2573. https://doi.org/10.1016/j.biocel.2013.08.009

[14] Weibel ER (1971) The mystery of "non-nucleated plates" in the alveolar epithelium of the lung explained. Acta Anat (Basel) 78:425-443. https://doi.org/10.1159/000143605

[15] Weibel ER (2015) On the tricks alveolar epithelial cells play to make a good lung. Am J Respir Crit Care Med 191:504-513. https://doi.org/10.1164/rccm.201409-1663OE

[16] Yang J et al (2016) The development and plasticity of alveolar type 1 cells. Development 143:54-65. https://doi.org/10.1242/dev.130005

[17] Barkauskas CE et al (2013) Type 2 alveolar cells are stem cells in adult lung. J Clin Invest 123:3025-3036. https://doi.org/10.1172/JCI68782

[18] Millar FR, Summers C, Griffiths MJ, Toshner MR, Proudfoot AG (2016) The pulmonary endothelium in acute respiratory distress syndrome: insights and therapeutic opportunities. Thorax 71:462-473. https://doi.org/10.1136/thoraxjnl-2015-207461

[19] Comhair SA et al (2012) Human primary lung endothelial cells in culture. Am J Respir Cell Mol Biol 46:723-730. https://doi.org/10.1165/rcmb.2011-0416TE

[20] King J et al (2004) Structural and functional characteristics of lung macro- and microvascular endothelial cell phenotypes. Microvasc Res 67:139-151. https://doi.org/10.1016/j.mvr.2003.11.006

[21] Gillich A et al (2020) Capillary cell-type specialization in the alveolus. Nature 586:785-789. https://doi.org/10.1038/s41586-020-2822-7

[22] Moldobaeva A, Wagner EM (2002) Heterogeneity of bronchial endothelial cell permeability. Am J Physiol Lung Cell Mol Physiol 283:L520-527. https://doi.org/10.1152/ajplung.00451.2001

[23] Lorusso B et al (2015) Isolation and characterization of human lung lymphatic endothelial cells. Biomed Res Int 2015. https://doi.org/10.1155/2015/747864

[24] Karoubi G, Cortes-Dericks L, Breyer I, Schmid RA, Dutly AE (2009) Identification of mesenchy-

mal stromal cells in human lung parenchyma capable of differentiating into aquaporin 5-expressing cells. Lab Invest 89:1100-1114. https://doi. org/10. 1038/labinvest. 200 9. 73

[25] Sadeghian Chaleshtori S, Mokhber Dezfouli MR, Jabbari Fakhr M (2020) Mesenchymal stem/stromal cells: the therapeutic effects in animal models of acute pulmonary diseases. Respir Res 21: 110. https://doi. org/10. 1186/s12931-020-01373-5

[26] Hennrick KT et al (2007) Lung cells from neonates show a mesenchymal stem cell phenotype. Am J Respir Crit Care Med 175:1158-1164. https://doi. org/10. 1164/rccm. 200607-941OC

[27] Agostini C, Chilosi M, Zambello R, Trentin L, Semenzato G (1993) Pulmonary immune cells in health and disease: lymphocytes. Eur Respir J 6:1378-1401

[28] Patterson CE et al (1989) The role of activation of neutrophils and microvascular pressure in acute pulmonary edema. Am Rev Respir Dis 140:1052-1062. https://doi. org/10. 1164/ajr ccm/140. 4. 1052

[29] Razavi HM et al (2004) Pulmonary neutrophil infiltration in murine sepsis: role of inducible nitric oxide synthase. Am J Respir Crit Care Med 170: 227-233. https://doi. org/10. 1164/rccm. 200306-846OC

[30] Pechous RD (2017) With friends like these: the complex role of neutrophils in the progression of severe pneumonia. Front Cell Infect Microbiol 7:160. https://doi. org/10. 3389/fcimb. 2017. 00160

[31] Tateda K et al (2001) Early recruitment of neutrophils determines subsequent T1/T2 host responses in a murine model of Legionella pneumophila pneumonia. J Immunol 166:3355- 3361. https://doi. org/10. 4049/jimmunol. 166. 5. 3355

[32] Semenzato G et al (1996) Lung lymphocytes: origin, biological functions, and laboratory techniques for their study in immune-mediated pulmonary disorders. Crit Rev Clin Lab Sci 33:423-455. https://doi. org/10. 3109/10408369609084692

[33] Venet F et al (2009) Lymphocytes in the development of lung inflammation: a role for regulatory CD4＋ T cells in indirect pulmonary lung injury. J Immunol 183:3472-3480. https://doi. org/10. 4049/jimmunol. 0804119

[34] Herriges M, Morrisey EE (2014) Lung development: orchestrating the generation and regeneration of a complex organ. Development 141:502-513. https://doi. org/10. 1242/dev. 098186

[35] Faure S, de Santa Barbara P (2011) Molecular embryology of the foregut. J Pediatr Gastroenterol Nutr 52(1):S2-3. https://doi. org/10. 1097/MPG. 0b013e3182105a1a

[36] Swarr DT, Morrisey EE (2015) Lung endoderm morphogenesis: gasping for form and function. Annu Rev Cell Dev Biol 31:553-573. https://doi. org/10. 1146/annurev-cellbio-100814- 125249

[37] Danopoulos S et al (2018) Human lung branching morphogenesis is orchestrated by the spatiotemporal distribution of ACTA2, SOX2, and SOX9. Am J Physiol Lung Cell Mol Physiol 314:L144-L149. https://doi. org/10. 1152/ajplung. 00379. 2017

[38] Kitaoka H, Burri PH, Weibel ER (1996) Development of the human fetal airway tree: analysis of the numerical density of airway endtips. Anat Rec 244:207-213. https://doi. org/10. 1002/(sici) 1097-0185(199602)244:2%3c207::Aid-ar8%3e3. 0. Co;2-y

［39］ Burri PH (1984) Fetal and postnatal development of the lung. Annu Rev Physiol 46:617-628. https://doi. org/10. 1146/annurev. ph. 46. 030184. 003153

［40］ Morrisey EE, Hogan BL (2010) Preparing for the first breath: genetic and cellular mechanisms in lung development. Dev Cell 18:8-23. https://doi. org/10. 1016/j. devcel. 2009. 12. 010

［41］ Cooney TP, Thurlbeck WM (1982) The radial alveolar count method of Emery and Mithal: a reappraisal 1-postnatal lung growth. Thorax 37:572-579. https://doi. org/10. 1136/thx. 37. 8. 572

［42］ Herring MJ, Putney LF, Wyatt G, Finkbeiner WE, Hyde DM (2014) Growth of alveoli during postnatal development in humans based on stereological estimation. Am J Physiol Lung Cell Mol Physiol 307:L338-344. https://doi. org/10. 1152/ajplung. 00094. 2014

［43］ Nikolic MZ, Sun D, Rawlins EL (2018) Human lung development: recent progress and new challenges. Development 145. https://doi. org/10. 1242/dev. 163485

［44］ Zeltner TB, Caduff JH, Gehr P, Pfenninger J, Burri PH (1987) The postnatal development and growth of the human lung I. Morphometry. Respir Physiol 67:247-267. https://doi. org/10. 1016/0034-5687(87)90057-0

［45］ Folkman J, Long DM Jr, Becker FF (1963) Growth and metastasis of tumor in organ culture. Cancer 16: 453-467. https://doi. org/10. 1002/1097-0142 (196304) 16: 4% 3c453:: aid-cncr2820160407%3e3. 0. co;2-y

［46］ Gerrelli D, Lisgo S, Copp AJ, Lindsay S (2015) Enabling research with human embryonic and fetal tissue resources. Development 142:3073-3076. https://doi. org/10. 1242/dev. 122820

［47］ Kovar J, Sly PD, Willet KE (2002) Postnatal alveolar development of the rabbit. J Appl Physiol 1985(93):629-635. https://doi. org/10. 1152/japplphysiol. 01044. 2001

［48］ Hyde DM et al (2007) Alveoli increase in number but not size from birth to adulthood in rhesus monkeys. Am J Physiol Lung Cell Mol Physiol 293:L570-579. https://doi. org/10. 1152/ajplung. 00467. 2006

［49］ Mund SI, Stampanoni M, Schittny JC (2008) Developmental alveolarization of the mouse lung. Dev Dyn 237:2108-2116. https://doi. org/10. 1002/dvdy. 21633

［50］ Schittny JC, Mund SI, Stampanoni M (2008) Evidence and structural mechanism for late lung alveolarization. Am J Physiol Lung Cell Mol Physiol 294:L246-254. https://doi. org/10. 1152/ajplung. 00296. 2007

［51］ Miller AJ et al (2019) Generation of lung organoids from human pluripotent stem cells in vitro. Nat Protoc 14:518-540. https://doi. org/10. 1038/s41596-018-0104-8

［52］ Rock JR et al (2009) Basal cells as stem cells of the mouse trachea and human airway epithelium. Proc Natl Acad Sci USA 106:12771-12775. https://doi. org/10. 1073/pnas. 090 6850106

［53］ Sachs N et al (2019) Long-term expanding human airway organoids for disease modeling. EMBO J 38. https://doi. org/10. 15252/embj. 2018100300

［54］ Tindle C et al (2020) Adult stem cell-derived complete lung organoid models emulate lung disease in COVID-19. bioRxiv. https://doi. org/10. 1101/2020. 10. 17. 344002

［55］ Salahudeen AA et al (2020) Progenitor identification and SARS-CoV-2 infection in human distal lung organoids. Nature 588:670-675. https://doi. org/10. 1038/s41586-020-3014-1

［56］ Youk J et al (2020) Three-dimensional human alveolar stem cell culture models reveal infection response to SARS-CoV-2. Cell Stem Cell 27：905-919. e910. https：//doi. org/10. 1016/j. stem. 2020. 10. 004

［57］ Wyler E et al.（2021）Transcriptomic profiling of SARS-CoV-2 infected human cell lines identifies HSP90 as target for COVID-19 therapy. iScience 24：102151. https：//doi. org/10. 1016/j. isci. 2021. 102151

［58］ Green MD et al (2011) Generation of anterior foregut endoderm from human embryonic and induced pluripotent stem cells. Nat Biotechnol 29：267-272. https：//doi. org/10. 1038/nbt. 1788

［59］ Yasunaga M et al (2005) Induction and monitoring of definitive and visceral endoderm differentiation of mouse ES cells. Nat Biotechnol 23：1542-1550. https：//doi. org/10. 1038/nbt1167

［60］ Huang SX et al (2014) Efficient generation of lung and airway epithelial cells from human pluripotent stem cells. Nat Biotechnol 32：84-91. https：//doi. org/10. 1038/nbt. 2754

［61］ Huang SX et al (2015) The in vitro generation of lung and airway progenitor cells from human pluripotent stem cells. Nat Protoc 10：413-425. https：//doi. org/10. 1038/nprot. 2015. 023

［62］ Dye BR et al (2015) In vitro generation of human pluripotent stem cell derived lung organoids. Elife 4. https：//doi. org/10. 7554/eLife. 05098

［63］ Chen YW et al (2017) A three-dimensional model of human lung development and disease from pluripotent stem cells. Nat Cell Biol 19：542-549. https：//doi. org/10. 1038/ncb3510

［64］ Porotto M et al.（2019）Authentic modeling of human respiratory virus infection in human pluripotent stem cell-derived lung organoids. MBio 10. https：//doi. org/10. 1128/mBio. 007 23-19

［65］ Strikoudis A et al (2019) Modeling of fibrotic lung disease using 3D organoids derived from human pluripotent stem cells. Cell Rep 27：3709-3723 e3705. https：//doi. org/10. 1016/j. cel rep. 2019. 05. 077

［66］ McCauley KB，Hawkins F，Kotton DN (2018) Derivation of epithelial-only airway organoids from human pluripotent stem cells. Curr Protoc Stem Cell Biol 45. https：//doi. org/10. 1002/cpsc. 51

［67］ Jacob A et al (2017) Differentiation of human pluripotent stem cells into functional lung alveolar epithelial cells. Cell Stem Cell 21：472-488 e410. https：//doi. org/10. 1016/j. stem. 2017. 08. 014

［68］ Mao P et al (2015) Human alveolar epithelial type II cells in primary culture. Physiol Rep 3. https：//doi. org/10. 14814/phy2. 12288

［69］ de Carvalho A et al (2019) Glycogen synthase kinase 3 induces multilineage maturation of human pluripotent stem cell-derived lung progenitors in 3D culture. Development 146. https：//doi. org/ 10. 1242/dev. 171652

［70］ Rodrigues Toste de Carvalho AL et al (2021) The in vitro multilineage differentiation and maturation of lung and airway cells from human pluripotent stem cell-derived lung progenitors in 3D. Nat Protoc. https：//doi. org/10. 1038/s41596-020-00476-z

［71］ Mou H et al (2012) Generation of multipotent lung and airway progenitors from mouse ESCs and patient-specific cystic fibrosis iPSCs. Cell Stem Cell 10：385-397. https：//doi. org/10. 1016/j. stem. 2012. 01. 018

［72］ Firth AL et al (2015) Functional gene correction for cystic fibrosis in lung epithelial cells generated from patient iPSCs. Cell Rep 12:1385-1390. https://doi.org/10.1016/j.celrep.2015.07.062

[73] Bobadilla JL, Macek M Jr, Fine JP, Farrell PM (2002) Cystic fibrosis: a worldwide analysis of CFTR mutations-correlation with incidence data and application to screening. Hum Mutat 19:575-606. https://doi.org/10.1002/humu.10041

[74] Vicary GW, Vergne Y, Santiago-Cornier A, Young LR, Roman J (2016) Pulmonary fibrosis in Hermansky-Pudlak syndrome. Ann Am Thorac Soc 13:1839-1846. https://doi.org/10.1513/AnnalsATS.201603-186FR

[75] Moore BB, Hogaboam CM (2008) Murine models of pulmonary fibrosis. Am J Physiol Lung Cell Mol Physiol 294:L152-160. https://doi.org/10.1152/ajplung.00313.2007

[76] Rydell-Törmänen K, Johnson JR (1940) The applicability of mouse models to the study of human disease. Meth Mol Biol 3-22:2019. https://doi.org/10.1007/978-1-4939-9086-3_1

[77] Plopper CG, Hyde DM (2008) The non-human primate as a model for studying COPD and asthma. Pulm Pharmacol Ther 21:755-766. https://doi.org/10.1016/j.pupt.2008.01.008

[78] Pan H, Deutsch GH, Wert SE (2019) Comprehensive anatomic ontologies for lung development: a comparison of alveolar formation and maturation within mouse and human lung. J Biomed Semant 10:18. https://doi.org/10.1186/s13326-019-0209-1

[79] Irvin CG, Bates JH (2003) Measuring the lung function in the mouse: the challenge of size. Respir Res 4:4. https://doi.org/10.1186/rr199

[80] Matute-Bello G et al (2011) An official American Thoracic Society workshop report: features and measurements of experimental acute lung injury in animals. Am J Respir Cell Mol Biol 44:725-738. https://doi.org/10.1165/rcmb.2009-0210ST

[81] Nikolic MZ et al (2017) Human embryonic lung epithelial tips are multipotent progenitors that can be expanded in vitro as long-term self-renewing organoids. Elife 6. https://doi.org/10.7554/eLife.26575

[82] Danopoulos S, Bellusci S, Warburton D, Al Alam D (2017) Identification of a SOX2/SOX9 double positive cells progenitor cell population required for branching morphogenesis in human lung. FASEB J 31:872.871-872.871. https://doi.org/10.1096/fasebj.31.1_supplement.872.1

[83] Beers MF, Morrisey EE (2011) The three R's of lung health and disease: repair, remodeling, and regeneration. J Clin Invest 121:2065-2073. https://doi.org/10.1172/jci45961

[84] Metzger RJ, Krasnow MA (1999) Genetic control of branching morphogenesis. Science 284:1635-1639. https://doi.org/10.1126/science.284.5420.1635

[85] Basil MC et al (2020) The cellular and physiological basis for lung repair and regeneration: past, present, and future. Cell Stem Cell 26:482-502. https://doi.org/10.1016/j.stem.2020.03.009

[86] Hogan BL et al (2014) Repair and regeneration of the respiratory system: complexity, plasticity, and mechanisms of lung stem cell function. Cell Stem Cell 15:123-138. https://doi.org/10.1016/j.stem.2014.07.012

[87] Plasschaert LW et al (2018) A single-cell atlas of the airway epithelium reveals the CFTR-rich pulmonary ionocyte. Nature 560:377-381. https://doi.org/10.1038/s41586-018-0394-6

[88] Zepp JA, Morrisey EE (2019) Cellular crosstalk in the development and regeneration of the respir-

atory system. Nat Rev Mol Cell Biol 20:551-566. https://doi.org/10.1038/s41580-019- 0141-3

[89]　Bustamante-Marin XM, Ostrowski LE (2017) Cilia and mucociliary clearance. Cold Spring Harb Perspect Biol 9. https://doi.org/10.1101/cshperspect. a028241

[90]　Noone PG et al (2004) Primary ciliary dyskinesia: diagnostic and phenotypic features. Am J Respir Crit Care Med 169:459-467. https://doi.org/10.1164/rccm. 200303-365OC

[91]　Shapiro AJ et al (2016) Diagnosis, monitoring, and treatment of primary ciliary dyskinesia: PCD foundation consensus recommendations based on state of the art review. Pediatr Pulmonol 51:115-132. https://doi.org/10.1002/ppul. 23304

[92]　Leung TYM et al (2020) Short- and potential long-term adverse health outcomes of COVID- 19: a rapid review. Emerg Microbes Infect 9:2190-2199. https://doi.org/10.1080/22221751. 2020. 1825914

[93]　Memish ZA, Perlman S, Van Kerkhove MD, Zumla A (2020) Middle East respiratory syndrome. Lancet 395:1063-1077. https://doi.org/10.1016/s0140-6736(19)33221-0

[94]　Drosten C et al (2003) Identification of a novel coronavirus in patients with severe acute respiratory syndrome. N Engl J Med 348:1967-1976. https://doi.org/10.1056/NEJMoa 030747

[95]　Rock JR et al (2011) Notch-dependent differentiation of adult airway basal stem cells. Cell Stem Cell 8:639-648. https://doi.org/10.1016/j. stem. 2011. 04. 003

[96]　Hegab AE et al (2012) Isolation and in vitro characterization of basal and submucosal gland duct stem/progenitor cells from human proximal airways. Stem Cells Transl Med 1:719-724. https://doi.org/10.5966/sctm. 2012-0056

[97]　Hong KU, Reynolds SD, Watkins S, Fuchs E, Stripp BR (2004) Basal cells are a multipotent progenitor capable of renewing the bronchial epithelium. Am J Pathol 164:577-588. https://doi.org/10.1016/S0002-9440(10)63147-1

[98]　Rock JR, Randell SH, Hogan BL (2010) Airway basal stem cells: a perspective on their roles in epithelial homeostasis and remodeling. Dis Model Mech 3:545-556. https://doi.org/10. 1242/dmm. 006031

[99]　Hild M, Jaffe AB (2016) Production of 3-D airway organoids from primary human airway basal cells and their use in high-throughput screening. Curr Protoc Stem Cell Biol 37:Ie. 9. 1- ie. 9. 15. https://doi.org/10.1002/cpsc. 1

[100]　Butler CR et al (2016) Rapid expansion of human epithelial stem cells suitable for airway tissue engineering. Am J Respir Crit Care Med 194:156-168. https://doi.org/10.1164/rccm. 201507-1414OC

[101]　Danahay H et al (2015) Notch2 is required for inflammatory cytokine-driven goblet cell metaplasia in the lung. Cell Rep 10:239-252. https://doi.org/10.1016/j. celrep. 2014. 12. 017

[102]　Gao X, Bali AS, Randell SH, Hogan BL (2015) GRHL2 coordinates regeneration of a polarized mucociliary epithelium from basal stem cells. J Cell Biol 211:669-682. https://doi.org/10.1083/jcb. 201506014

[103]　Rawlins EL et al (2009) The role of Scgb1a1+ Clara cells in the long-term maintenance and repair of lung airway, but not alveolar, epithelium. Cell Stem Cell 4:525-534. https://doi.org/10.

1016/j. stem. 2009. 04. 002

[104] Seibold MA (2018) Interleukin-13 stimulation reveals the cellular and functional plasticity of the airway epithelium. Ann Am Thorac Soc 15：S98-s102. https：//doi. org/10. 1513/Annals ATS. 201711-868MG

[105] Garg A，Sui P，Verheyden JM，Young LR，Sun X (2019) Current topics in developmental biology，vol 132. In：Wellik DM（ed）. Academic Press，pp 67-89

[106] Ouadah Y et al (2019) Rare pulmonary neuroendocrine cells are stem cells regulated by Rb，p53，and notch. Cell 179：403-416. e423. https：//doi. org/10. 1016/j. cell. 2019. 09. 010

[107] Lee JH et al (2017) Anatomically and functionally distinct lung mesenchymal populations marked by Lgr5 and Lgr6. Cell 170：1149-1163. e1112. https：//doi. org/10. 1016/j. cell. 2017. 07. 028

[108] Wang D，Haviland DL，Burns AR，Zsigmond E，Wetsel RA (2007) A pure population of lung alveolar epithelial type Ⅱ cells derived from human embryonic stem cells. Proc Natl Acad Sci 104：4449-4454. https：//doi. org/10. 1073/pnas. 0700052104

[109] Mason RJ，Williams MC (1977) Type Ⅱ alveolar cell. Defender of the alveolus. Am Rev Respir Dis 115：81-91. https：//doi. org/10. 1164/arrd. 1977. 115. S. 81

[110] Fehrenbach H (2001) Alveolar epithelial type Ⅱ cell：defender of the alveolus revisited. Respir Res 2：33. https：//doi. org/10. 1186/rr36

[111] Zacharias WJ et al (2018) Regeneration of the lung alveolus by an evolutionarily conserved epithelial progenitor. Nature 555：251-255. https：//doi. org/10. 1038/nature25786

[112] Hu Y et al (2020) Wnt/β-catenin signaling is critical for regenerative potential of distal lung epithelial progenitor cells in homeostasis and emphysema. Stem Cells 38：1467-1478. https：//doi. org/10. 1002/stem. 3241

[113] Choi J et al (2020) Inflammatory signals induce AT2 cell-derived damage-associated transient progenitors that mediate alveolar regeneration. Cell Stem Cell 27：366-382. e367. https：//doi. org/10. 1016/j. stem. 2020. 06. 020

[114] Chung MI，Bujnis M，Barkauskas CE，Kobayashi Y，Hogan BLM (2018) Niche-mediated BMP/SMAD signaling regulates lung alveolar stem cell proliferation and differentiation. Development 145. https：//doi. org/10. 1242/dev. 163014

[115] Green J，Endale M，Auer H，Perl AK (2016) Diversity of interstitial lung fibroblasts is regulated by platelet-derived growth factor receptor α kinase activity. Am J Respir Cell Mol Biol 54：532-545. https：//doi. org/10. 1165/rcmb. 2015-0095OC

[116] Zepp JA et al (2017) Distinct mesenchymal lineages and niches promote epithelial self-renewal and myofibrogenesis in the lung. Cell 170：1134-1148 e1110. https：//doi. org/10. 1016/j. cell. 2017. 07. 034

[117] Jain R et al (2015) Plasticity of Hopx(＋) type Ⅰ alveolar cells to regenerate type Ⅱ cells in the lung. Nat Commun 6：6727. https：//doi. org/10. 1038/ncomms7727

[118] Wang Y et al (2018) Pulmonary alveolar type I cell population consists of two distinct subtypes that differ in cell fate. Proc Natl Acad Sci USA 115：2407-2412. https：//doi. org/10. 1073/pnas. 1719474115

[119] Tian L et al (2020) Human pluripotent stem cell-derived lung organoids: Potential applications in development and disease modeling. Wiley Interdiscip Rev Dev Biol e399. https://doi.org/10. 1002/wdev. 399

[120] American Thoracic Society (2000) Idiopathic pulmonary fibrosis: diagnosis and treatment. International consensus statement. American Thoracic Society (ATS), and the European Respiratory Society (ERS). Am J Respir Crit Care Med 161:646-664. https://doi.org/10. 1164/ajrccm. 161. 2. ats3-00

[121] Noble PW, Barkauskas CE, Jiang D (2012) Pulmonary fibrosis: patterns and perpetrators. J Clin Invest 122:2756-2762. https://doi.org/10. 1172/jci60323

[122] Ryu JH et al (2014) Idiopathic pulmonary fibrosis: evolving concepts. Mayo Clin Proc 89:1130-1142. https://doi.org/10. 1016/j. mayocp. 2014. 03. 016

[123] King TE Jr et al (2014) A phase 3 trial of pirfenidone in patients with idiopathic pulmonary fibrosis. N Engl J Med 370:2083-2092. https://doi.org/10. 1056/NEJMoa1402582

[124] Richeldi L et al (2014) Efficacy and safety of Nintedanib in idiopathic pulmonary fibrosis. N Engl J Med 370:2071-2082. https://doi.org/10. 1056/NEJMoa1402584

[125] Laporta Hernandez R, Aguilar Perez M, Lázaro Carrasco MT, Ussetti Gil P (2018) Lung transplantation in idiopathic pulmonary fibrosis. Med Sci 6:68

[126] Sharples L, Belcher C, Dennis C, Higenbottam T, Wallwork J (1994) Who waits longest for heart and lung transplantation? J Heart Lung Transplant 13:282-291

[127] Chua F, Gauldie J, Laurent GJ (2005) Pulmonary fibrosis: searching for model answers. Am J Respir Cell Mol Biol 33:9-13. https://doi.org/10. 1165/rcmb. 2005-0062TR

[128] Surolia R et al (2019) Vimentin intermediate filament assembly regulates fibroblast invasion in fibrogenic lung injury. JCI Insight 4. https://doi.org/10. 1172/jci. insight. 123253

[129] Burney PG, Patel J, Newson R, Minelli C, Naghavi M (2015) Global and regional trends in COPD mortality, 1990-2010. Eur Respir J 45:1239-1247. https://doi.org/10. 1183/09031936. 00142414

[130] Wu X et al (2019) Mesenchymal WNT-5A/5B signaling represses lung alveolar epithelial progenitors. Cells 8. https://doi.org/10. 3390/cells8101147

[131] Fowler AA et al (1983) Adult respiratory distress syndrome: risk with common predispositions. Ann Intern Med 98:593-597. https://doi.org/10. 7326/0003-4819-98-5-593

[132] Chen N et al (2020) Epidemiological and clinical characteristics of 99 cases of 2019 novel coronavirus pneumonia in Wuhan, China: a descriptive study. Lancet 395:507-513. https://doi.org/ 10. 1016/S0140-6736(20)30211-7

[133] Quantius J et al (2016) Influenza virus infects epithelial stem/progenitor cells of the distal lung: impact on Fgfr2b-driven epithelial repair. PLoS Pathog 12. https://doi.org/10. 1371/jou rnal. ppat. 1005544

[134] Collins PL, Fearns R, Graham BS (2013) Respiratory syncytial virus: virology, reverse genetics, and pathogenesis of disease. Curr Top Microbiol Immunol 372:3-38. https://doi.org/10. 1007/ 978-3-642-38919-1_1

［135］ Zhou J et al (2018) Differentiated human airway organoids to assess infectivity of emerging influenza virus. Proc Natl Acad Sci USA 115：6822-6827. https://doi. org/10. 1073/pnas. 1806308115

［136］ Ziegler CGK et al (2020) SARS-CoV-2 receptor ACE2 is an interferon-stimulated gene in human airway epithelial cells and is detected in specific cell subsets across tissues. Cell 181：1016-1035. e1019. https://doi. org/10. 1016/j. cell. 2020. 04. 035

［137］ Han Y et al (2021) Identification of SARS-CoV-2 inhibitors using lung and colonic organoids. Nature 589：270-275. https://doi. org/10. 1038/s41586-020-2901-9

［138］ Huang J et al (2020) SARS-CoV-2 infection of pluripotent stem cell-derived human lung alveolar type 2 cells elicits a rapid epithelial-intrinsic inflammatory response. Cell Stem Cell 27：962-973. e967. https://doi. org/10. 1016/j. stem. 2020. 09. 013

［139］ Katsura H et al (2020) Human lung stem cell-based alveolospheres provide insights into SARS-CoV-2-mediated interferon responses and pneumocyte dysfunction. Cell Stem Cell 27：890-904. e898. https://doi. org/10. 1016/j. stem. 2020. 10. 005

［140］ Yusen RD et al (2015) The registry of the international society for heart and lung transplantation：thirty-second official adult lung and heart-lung transplantation report-2015；focus theme：early graft failure. J Heart Lung Transplant 34：1264-1277. https://doi. org/10. 1016/j. healun. 2015. 08. 014

［141］ Dorrello NV et al (2017) Functional vascularized lung grafts for lung bioengineering. Sci Adv 3. https://doi. org/10. 1126/sciadv. 1700521

［142］ Ott HC et al (2010) Regeneration and orthotopic transplantation of a bioartificial lung. Nat Med 16：927-933. https://doi. org/10. 1038/nm. 2193

［143］ Petersen TH et al (2010) Tissue-engineered lungs for in vivo implantation. Science 329：538-541. https://doi. org/10. 1126/science. 1189345

［144］ Rosen C et al (2015) Preconditioning allows engraftment of mouse and human embryonic lung cells，enabling lung repair in mice. Nat Med 21：869-879. https://doi. org/10. 1038/nm. 3889

［145］ Wagner DE et al (2013) Can stem cells be used to generate new lungs? Ex vivo lung bioengineering with decellularized whole lung scaffolds. Respirology 18：895-911. https://doi. org/10. 1111/resp. 12102

［146］ Wobma H，Vunjak-Novakovic G (2016) Tissue engineering and regenerative medicine 2015：a year in review. Tissue Eng Part B Rev 22：101-113. https://doi. org/10. 1089/ten. TEB. 2015. 0535

［147］ De Santis MM，Bölükbas DA，Lindstedt S，Wagner DE (2018) How to build a lung：latest advances and emerging themes in lung bioengineering. Eur Respir J 52. https://doi. org/10. 1183/13993003. 01355-2016

［148］ Ghaedi M et al (2018) Bioengineered lungs generated from human iPSCs-derived epithelial cells on native extracellular matrix. J Tissue Eng Regen Med 12：e1623-e1635. https://doi. org/10. 1002/term. 2589

［149］ Wilkinson DC et al (2017) Development of a three-dimensional bioengineering technology to generate lung tissue for personalized disease modeling. Stem Cells Transl Med 6：622-633. https://doi. org/10. 5966/sctm. 2016-0192

[150] Sun W et al（2019）Engineering Precision Medicine. Adv Sci（Weinh）6：1801039. https://doi. org/10. 1002/advs. 201801039

[151] Grigoryan B et al（2019）Multivascular networks and functional intravascular topologies within biocompatible hydrogels. Science 364：458-464. https://doi. org/10. 1126/science. aav 9750

[152] Taniguchi D et al（2018）Scaffold-free trachea regeneration by tissue engineering with bio-3D printing†. Interact Cardiovasc Thorac Surg 26：745-752. https://doi. org/10. 1093/icvts/ivx444

[153] Li Z et al（2020）Human lung adenocarcinoma-derived organoid models for drug screening. iScience 23：101411. https://doi. org/10. 1016/j. isci. 2020. 101411

[154] Kunisaki SM et al（2021）Human induced pluripotent stem cell-derived lung organoids in an ex vivo model of the congenital diaphragmatic hernia fetal lung. Stem Cells Transl Med 10：98-114. https://doi. org/10. 1002/sctm. 20-0199

[155] Hu Y et al（2021）Lung cancer organoids analyzed on microwell arrays predict drug responses of patients within a week. Nat Commun 12：2581. https://doi. org/10. 1038/s41467-021-226 76-1

第 3 章

肺类器官：呼吸系统疾病模型的创新技术

Nur Shuhaidatul Sarmiza Abdul Halim, Syahidatul Amali Che Shaffie,
Mohd Nor Azim Ab Patar, Badrul Hisham Yahaya

摘要：[简介] 肺是一个具有多种细胞类型的复杂器官。许多因素可导致肺上皮细胞的损伤，包括暴露于空气污染物、香烟烟雾和病原体等。因此，建立合适的人类疾病模型以研究气道内稳态和病理变化至关重要。近年来，干细胞来源的 3D 肺类器官已经成为一种在体外模拟呼吸系统疾病的有效新方法。研究表明，成体肺干细胞和 iPSCs 产生的肺类器官为肺部疾病和呼吸系统疾病的药物筛选提供了一个极好的平台。

[方法] 采用 MEDLINE/PubMed 和谷歌学术数据库筛选相关文献。关键词包括肺类器官、呼吸系统疾病模型、干细胞/祖细胞、iPSCs。

[结果] 肺类器官可来源于 hPSC 和 ASCs。培养和起始细胞类型的微环境是产生肺类器官的关键。3D 肺类器官培养过程中，基质胶等 ECM 成分、饲养层细胞和肺成纤维细胞等都对肺类器官生成和生长至关重要。

[结论] 本文总结了近年来培养肺类器官的技术及其在呼吸道疾病研究中的潜在应用，包括特发性肺纤维化（IPF）、囊性纤维化（CF）、结核感染和呼吸道病毒感染。此外，还对应用肺类器官作为呼吸系统疾病模型所需要克服的

N. S. S. Abdul Halim, S. A. C. Shaffie, B. H. Yahaya (✉)
Lung Stem Cell and Gene Therapy Group, Regenerative Medicine Cluster, Advanced Medical and Dental Institute (IPPT), SAINS@BERTAM, Universiti Sains Malaysia, 13200 Kepala Batas, Penang, Malaysia
e-mail: badrul@usm.my

M. N. A. Ab Patar
Department of Neurosciences, School of Medical Sciences, Universiti Sains Malaysia, Health Campus, 16150 Kubang Kerian, Kelantan, Malaysia

挑战进行了讨论。

关键词：肺类器官；呼吸系统疾病模型；干细胞/祖细胞；iPSCs

3.0　引言

肺是一个由多种类型细胞组成的复杂器官，大约由 40 种不同的细胞类型组成，这使它能够有效地执行气体交换的基本功能[1]。这些细胞起源于三个胚层，包括上皮细胞、神经元细胞、激素分泌细胞、间质结缔细胞和血细胞。这些细胞共同构建了从血管到分支肺泡的复杂肺组织结构[2]。

在肺部，暴露于空气污染物、香烟烟雾、细菌、病毒和其他环境因素可能会对气道和肺泡内上皮细胞造成损伤。反复暴露于这些损伤可能引起炎症风暴，导致疾病发展甚至呼吸衰竭。COPD、IPF、支气管哮喘和 COVID-19 等呼吸道感染都是呼吸系统疾病[3,4]，会引起肺部严重损害，并导致死亡率增加。因此，建立合适的模型来研究人类疾病，特别是呼吸系统疾病，对于提升对气道组织稳态和病理变化的认识至关重要。几十年来，传统的二维（2D）单层永生化肺细胞系、原代肺细胞和许多动物模型的培养，已被用于研究与呼吸系统疾病相关的肺功能障碍。大量研究正是为了更好地了解正常肺发育和疾病相关的肺功能障碍。然而，由于 2D 培养模式中细胞种类不全，以及动物模型中动物生理差异，研究受到了限制。为了克服单层培养对体内肺组织建模的限制，干细胞生物学近期成功突破了干细胞产生的微型 3D 结构的体外建立，这种结构被称为"类器官"结构。

类器官是由干细胞/祖细胞产生的 3D 组织培养物，其包含组成内源器官的多种分化细胞类型。前列腺[5]、肝[6]、舌[7]、胰腺[8]、胃[9]和肺[10]类器官与人体器官非常相似。在呼吸系统疾病中，肺类器官表现出与内源器官相似的固有基本生物模式，作为疾病模型具有重要的研究潜力，可以用于开发新的治疗哮喘、CF 和许多其他疾病的治疗方法[11]。此外，肺类器官可以从患者少量组织中产生，用以创建活体生物样本库，以帮助进行个性化的生物医学研究[12]。本章讨论了肺类器官的新技术及其在各种呼吸系统疾病建模中的应用，所遇到的问题和局限，以及未来改进和扩大该技术应用范围的可能性。

3.1　肺损伤与修复

肺损伤指的是肺的生理功能损坏，通常由各种人类呼吸系统疾病引起。吸烟破坏了呼吸道上皮的完整性，并导致显著的上皮重塑，还与 COPD 和肺癌有关[3]。最近发现的新冠病毒 COVID-19 等病原体，能引发炎症风暴，造成呼吸道上皮细胞破坏，进而导致 ARDS[4]。感染后上皮受损可能会降低呼吸道抵抗其他病原体感染的能力，从而导致严重的肺损伤且恢复很慢。损伤后，肺通过多种机制具有强大的自我修复和再生能力，这包括多种细胞类型的相互作用[13]。因此，研究受损肺上皮层的反应，特别是损伤后修复过程中的细胞-细胞相互作用以及调控不同信号通路，有助于我们更好地理解呼吸系统疾病及其治疗方法。

目前，研究呼吸系统疾病或药物筛选应用的模型在模拟受损肺组织方面存在明显的局限性。成人肺功能依赖于 3D 架构中不同细胞类型的协同作用[14]。然而，大多数现有体外技术仍使用 2D 培养模式。传统的单层细胞培养缺乏组织结构和复杂性，无法复制体内细胞异质性、结构、功能和生物过程[15]。已有研究表明，将细胞从人体环境及结构中移除，并将其置于 2D 环境中培养，会导致它们失去组织特有的功能[16]。此外，先前的研究已经表明结构信号在癌症的建立和发展中的重要性。因此，具有代表性的体外模型系统必须复制组织的 3D 结构。

动物模型，如小鼠、大鼠、兔子和大型动物，为开发各种肺损伤模型提供了重要材料，弥合了人和动物肺之间的差距。研究人员可以使用动物模型来研究在健康状态下控制肺功能和在疾病状态下控制功能障碍的分子机制，从而全面了解疾病的起源和病理生理变化以及创新治疗方式。此外，动物模型还被用于评估在活体动物肺的复杂环境中治疗的安全性和有效性。目前有许多诱导型人类呼吸道疾病动物模型可供研究。这些模型反映了肺炎、哮喘、肺气肿和肺纤维化等呼吸系统疾病的一些特征[17]，但并非全部。不幸的是，没有一个动物模型能完全准确地代表人类的肺功能和肺部疾病。由于物种间在呼吸结构系统和遗传学的显著差异，所有动物模型在复制复杂的临床情况方面均存在局限性。例如，小鼠缺乏咳嗽反射，其远端呼吸道结构和细胞组成与人类不同，这是因为小鼠缺乏细胞角蛋白 5^+ 基底细胞，这类细胞构成了终末呼吸细支气管假复层上皮内的肺干细胞群体[13]。因此，参与远端呼吸道和肺泡修复的人类和小鼠细胞可能具有不同的来源。这一概念的另一个重要例证是慢性肺病无法在小鼠中模拟，在慢性肺病动物中，黏膜下腺的缺少可能会阻止小鼠发生慢性肺病[18]。

尽管人类呼吸道疾病的动物模型已经被广泛使用，但他们的发现并不总是能转化为对人类安全和有效的治疗，这在一定程度上阻碍了临床转化。在寻找可接受的呼吸道疾病模型时，物种间的差异，如遗传学、动态生理学平衡、呼吸道结构和物种间的功能差异，仍是一个亟需克服的挑战[3]。由于经济原因和对小鼠遗传学缺乏了解，依赖小鼠模型只是权宜之计，因为小鼠模型往往不能充分反映人类状况。因此，建立更相关、更有可比性和更有价值的模型来连接实验室研究和临床可能是解决这个问题更有效的策略，而肺类器官可能是一个最佳选择。

3.2　肺类器官作为动物模型研究肺部疾病的替代方法

类器官是来自干细胞的 3D 自组织多细胞结构，能够模拟体内真实器官的结构和功能[19]，分别可以使用 hPSCs 和成体干细胞产生。成体干细胞来源的类器官利用了这些细胞启动的组织再生过程。此外，类器官可以直接从几个器官的上皮细胞中培养出来，无论是健康的还是患病的，都可以用与细胞系相同的方式进行评估。实验生物学应用包括模拟组织生理学和疾病，包括恶性、遗传性和传染性疾病[20]。肺类器官和其他类器官一样，可以通过干细胞或肺祖细胞的自组织过程产生。与标准细胞培养相比，肺组织器官体外培养方法有其独特之处。

肺类器官可分为近端或远端，模拟肺的发育过程，并在体外形成非常类似于肺的 3D 组织（肺泡、呼吸道和肺芽）和肺功能[21]。根据使用的干细胞类型（PSCs 与 ASCs）和使用的生长因子，类器官可以分为两类。第一类是 PSCs，包括 iPSCs 和 ESCs，它们代表了胚胎发育的早期阶段。第二类是 ASCs，它们是肺特有的，包括肺泡 II 型细胞（AEC II）和杯状细胞。这些干细胞负责维持正常人体所需的组织和器官，其活性仅限于肺泡 I 型细胞（AEC I）形成。这两种类型的细胞都有一个共同的特点：能建立完全复制真实肺上皮形态和功能的模型系统。

3.3　肺类器官生成的最新技术

通过起始细胞类型和培养微环境的控制（如培养基和培养系统），使用灵活和规范的过程可产生肺类器官。肺类器官的基本成分是最初的细胞类型，决定了肺类器官最终用途。培养微环境对肺类器官的形成也至关重要。培养 3D 肺类器官需要基质凝胶，基质凝胶是一种复杂的 ECM，为细胞提供了类似体内器官的支持结构，并在培养环境中促进细胞的增殖和分化。基质凝胶是一种天然基底膜，最初从 Engelbreth-Holm-Spot 小鼠肉瘤细胞中分离出来，用于早期肺类器官培养[22]。

类器官培养微环境因研究策略的不同而有所差异。Barkoskas 和他的同事建立了与原代 PDGFRα$^+$ 肺成纤维细胞共培养的 3D 系统，发现成纤维细胞的营养作用能够快速形成更多、更圆的肺泡球[23]。Jacob 和他的同事在没有基质细胞支持的情况下，在 3D 培养中产生了单层的肺泡球[24]。在培养体系中省略支持细胞并不影响 iPSCs 来源的 AT2 细胞的增殖和分化能力。气液界面（ALI）是另一种与呼吸生理学密切相关的培养系统，类似于呼吸道的假层状黏液纤毛上皮结构[25]。3D-ALI 方法将 ALI 和基质凝胶相结合，生成具有结构和功能的肺类器官。在使用 3D-ALI 方法从 hPSCs 产生的肺类器官中，多纤毛呼吸道细胞（MCACs）的功能比 3D 培养中的 MCACs 更好[26]。然而，这种 ALI 系统仅限于气管的空间结构。

3.4　人体多能干细胞来源的肺类器官

hPSCs 是一种可以分化为体内任何细胞的干细胞。它们包括 hESCs 和 iPSCs，这些体细胞已经被重新编程为多能细胞[27,28]。内胚层对于肺的形成是必不可少的。为了在体外分化出功能性肺类器官，hPSCs 必须通过激活素 A 激活 TGF-β 信号来定向引导到内胚层谱系，激活素 A 复制在胚胎中确定中胚层所必需的信号[29]。当 WNT-3a 和 FGF-4 在体外被添加到 DE 单层时，细胞发生了后肠改变，形成与黏附单层分离的球状体，并漂浮在其上。这些球状体可以被放置在基质凝胶中，在 3D 空间中生长和发育，产生更大的器官样结构，称为肺类器官[30]。类球体诱导因子（WNT-3a/FGF-4）和前肠模式因子（NOG/TGF 抑制剂）同时刺激 DE 培养物，形成前肠球形体，然后生长为更大的肺类器官结构。动物发育相关的研究提高了 hPSCs 来源的肺类器官扩增的可能性，也使体外培养更真实肺组织成为可能[31]。考虑到体外系统经常缺乏胚胎发育至关重要的生长因子梯度，hPSCs 来源的组织在体外自组装的能力是令人震惊且被低估的。

使用人体 ESCs 和 iPSCs 细胞来产生类器官避免了对特殊培养基成分需求，但需要彻底了解胚层形成的机制和后续的谱系特化过程，进而进行程序性分化。与 ESCs 相反，使用 iPSCs 细胞需要额外的步骤，因为体细胞必须首先通过表达转录因子如 OCT4、KLF4、Sox2 和 MYC 来转化为 iPSCs。随后，ESCs 和 iPSCs 受到胚芽层和组织特定模式化因子的影响，然后嵌入基质凝胶以协助 3D 结构形成，并使用分化因子处理创建所需的类器官。TGF 信号在 ESCs 和 iPSCs 中被激活，最终产生内胚层，根据培养环境分化为适当的胚胎肠段[32]。人体 ESCs 来源的内胚层添加了 hedgehog 途径激动剂，以促进向前肠内胚层的渐进发展，并最终促进体内分支形态发生，检测到能表达近端和远端肺标记的球形上皮类器官。与从胚胎组织生产的类器官不同，这类类器官没有明显的分支结构[33-35]。

Rossant 和他的同事首先从人体 iPS 细胞产生了肺类器官，他们还为 *CFTR* 突变 iPS 细胞作为建立 CF 模型提供了证据[36]。Snoeck 和他的同事从人体 iPS 细胞中产生了模仿胎儿肺发育的肺芽类器官[37]。因为定向分化产生的 hPSCs 是未成熟的，其可以用于研究非成熟或发育早期疾病。利用 hPSCs 来源的人类肺和肠道类器官作为模型，可以对早产儿的呼吸系统和消化系统开展研究[38]。因此，hPSCs 来源的类器官可用于研究非上皮组织器官功能。由于 iPS 来源的类器官不能产生成人组织中的成熟细胞类型，因此它们在许多情况下不能准确复制成年人疾病表型[11]。在肺癌中尤其如此，需要从肿瘤 iPS 细胞而不是直接从癌症组织本身产生肺癌类器官，否则看起来是浪费精力。从 ASCs 产生的类器官模拟了人类肺的更高级阶段，并可能由单个患者的支气管肺泡灌洗材料制成[3]。

3.5　成体干细胞来源的肺类器官

与 iPSCs 细胞相比，从 ASCs 和祖细胞产生的类器官在体外可靠地保持了它们在体内的再生活性，从而可以全面了解损伤后的组织修复情况。这些由 ASCs 产生的类器官保留了它们的器官特性，并在整个生长阶段都具有遗传稳定性[39]。从健康和疾病患者组织都能培养为类器官，深入开展器官发育、组织动态平衡和疾病的研究。研究表明，肺成纤维细胞过度生长时，它们对肺干/祖细胞的支持能力减弱，成纤维细胞的分泌特性对于内源性肺干/祖细胞来源的类器官培养是必不可少的。研究发现，基质细胞、饲养层细胞和肺成纤维细胞提供生长因子混合物是肺类器官培养中必需的，这类因子对远端肺干/祖细胞来源类器官培养效果不佳，很可能是由于基本生长因子的浓度不足[23]。当基质细胞被大量的 FGF-10 和肝细胞生长因子替代时，肺干/祖细胞仅能形成有限集落形成能力的类器官，这表明为了促进肺泡器官的参与，还需要额外的生长因子参与[39]。根据先前的一项研究，随机接种的成年人原代支气管上皮细胞、肺成纤维细胞和肺微血管内皮细胞的混合细胞群产生自组织、离散的上皮和内皮结构的呼吸道类器官，培养期可长达 4 周[11,40]。这一发现表明，支持细胞提供的生长因子混合物对快速而健康地生成肺类器官至关重要。

3.6　类器官在呼吸系统疾病建模和个性化医疗中的应用

肺类器官是一种强大的新技术，因为它能够可靠地复制原发性肿瘤，忠实地再现治疗反应，甚至作为接近生理的结构帮助优化每个患者的治疗方法。此外，健康的类器官可用于评估药物毒性，包括肝毒性、心脏毒性和肾毒性。肺类器官应用广泛，包括药物发现和疾病建模、精准医学以及再生医学。本节重点介绍病毒性疾病、遗传性疾病和肺癌中的类器官。

3.6.1　传染病

ASCs 产生的类器官已用于宿主与病原体相互作用的多项研究[41]。大多数病原体通过管腔进入器官，并与分化的上皮顶端表面细胞结合。利用类器官研究宿主与病原体相互作用的基本优势之一是，它们包含组成或发育特定器官的几乎所有细胞类型。因此，它们比以前经常用于模拟宿主-病原体相互作用的永生化细胞系更可取，因为其与体内环境非常相似[42]。例如，用于研究结核病病理学和药物筛选的动物模型在结核分枝杆菌（MTB）感染方面存在许多局限。由于动物不是结核病的天然宿主，因此它们只能在有限的程度上模仿结核病的临床症状、病理异常（肉芽肿形成和肺空洞）和免疫学指征[41]。

因此，肺类器官作为研究宿主-MTB 相互作用的工具越来越受欢迎。人肺类器官的空间组织及其细胞组成的多样性优势显著。肺泡类器官能追踪 MTB 感染早期的变化，这在动物模型中难以实现，同时类器官还克服了物种差异问题[43]。通过将 MTB 注射到人类肺泡类器官中，可评估 MTB 与肺上皮之间的直接相互作用[44]。此外，包括巨噬细胞在内的免疫细胞可以整合到类器官结构中，模拟体内复杂的免疫反应。

通过前面提到的类器官-细菌共培养，ASC 来源的类器官已被用来模拟病毒感染[45]。例如远端肺部的病毒感染与肺炎的 ARDS 进展有关。肺上皮细胞，特别是肺泡Ⅱ型（ATⅡ）细胞，是呼吸道病毒的目标，如新冠病毒[44,45]。在动物研究中，流感病毒在气管内感染后会专门针对 AT2 和肺泡Ⅰ型（ATⅠ）细胞[46]。由于缺乏与体内生理学和病理学相匹配的功能模型，阻碍了对人类呼吸道感染的研究。体外类器官培养是研究疾病病因学和宿主-病毒相互作用的独特模型系统，Han 等[44]使用人体多能干细胞（hPSC-Los）开发了一种对新型冠状病毒感染具有耐受性的肺类器官模型，并显示出对新型冠状病毒感染的强烈趋化性，类似结果在新型冠状患者中也能观察到[47]。

　　另一项研究表明，新冠病毒能侵入源自人体胚胎干细胞（hESCs）的肺类器官（包括气道类器官和肺泡类器官）并繁殖。药理学筛选后确定了新冠病毒进入抑制剂，如霉酚酸、伊马替尼和二盐酸奎纳克林。当这些药物以生理可接受的水平给药时，科学家发现它们显著减少了类器官中的新冠病毒感染[47]。他们还发现，使用卡莫司他（一种类似于瑞德西韦的核苷酸类似物前药）可以成功抑制新冠病毒在肺类器官中的扩散[48]。因此，这些研究结果表明，人肺类器官可以用作研究新冠病毒感染的疾病模型，并且是药物开发和筛选新冠治疗方案的宝贵资源。

　　研究表明，3 型人类副流感病毒（HPIV3）感染 hPSCs 来源的肺类器官中的 AT2 细胞[49]。这与 HPIV3 感染的临床证据一致，没有观察到组织完整性的改变或受感染细胞脱落到类器官的管腔中[49]。对呼吸道合胞病毒（RSV）感染 hPSCs 来源的人肺类器官进行的组织学分析显示，其上皮细胞发生了相当大的变化以模拟体内病理改变，例如受感染细胞的顶端突出、细胞骨架重排和合胞体形成[37]。类器官还可以评估帕利珠单抗（一种抑制 RSV 进入气道的抗体）和其他抗病毒药物在肺泡类器官中的抗病毒能力，或用于快速评估新型流感病毒对人类的致病性[50]。因此，此类类器官可用于研究一系列肺部感染中宿主与病原体的相互作用，并为病原体感染和治疗提供病理生理模型。

3.6.2　遗传病

　　类器官是研究遗传性肺部疾病生物学特征独一无二的平台。例如，来自 CF 患者的类器官已成功创建，能用于研究可能的治疗方法[11]。根据以类器官为平台的化合物筛选，两种类型的小分子化合物，包括用于改善细胞处理的囊性纤维化跨膜传导调节因子（CFTR）校正剂和用于增强 CFTR 蛋白门控功能性能的 CFTR 增强剂，有效地缓解 CF 表型[11]。研究还表明，通过向 *CFTR* 基因加入化学修饰的 mRNA，类器官中的 *CFTR* 功能得以恢复。因此，新开发的培养系统为遗传病药物筛选提供了独特的方法。

　　肺类器官有助于了解与家族遗传缺陷相关的纤维化肺病[39,51,52]。最常见的间质性肺疾病（ILDs）是 IPF。IPF 的特点是肺泡形成瘢痕，如果不及时治疗，会导致肺泡硬化和呼吸衰竭[51,52]。尽管这种疾病的病因尚不清楚，但遗传易感性是肺泡萎陷的危险因素之一。家族性表面活性蛋白（SFTP）基因突变[51,52]以及人端粒酶逆转录酶（hTERT）及其端粒酶 RNA 成分（HTERC）

的突变都可以使用 IPF 患者肺泡的肺类器官模型来研究[51]。IPF 发病机制与端粒酶活性突变基因的关联提示 Ⅱ 型肺泡细胞在其中发挥作用。2019 年，Strikoudis 等使用源自携带赫曼斯基-普德拉克综合征（HPS）突变的 ESCs 的肺类器官模拟了肺纤维化[51]，与这种情况相关的几个基因的隐性突变导致溶酶体相关细胞器的生物合成和运输异常[24]。

此外，HPS 相关的间质性肺炎的临床表现与 IPF 相似[51]。将所有这些 HPS 突变引入肺类器官会促进纤维化，这些变化表明 IL-11 在纤维化过程中发挥着关键作用[51]。使用肺类器官作为替代方法可重现人类 IPF 中发现的慢性进行性肺损伤，而动物模型无法复制这种损伤。为了揭示 IPF 疾病的真实发展过程，博来霉素诱导的小鼠模型仍需进行持续长时间灌注方能实现[53,54]。

肺泡表面活性物质紊乱，如成人 ARDS、脱屑性间质性肺炎（DIP）和弥漫性肺病，是由调节表面活性物质稳态的基因突变引起的，特别是 SFTPA、SFTPB、SFTPC、ABCA3 和 CSF2RA（DLD）[55]。这是因呼气结束时肺泡表面张力控制系统不能保持肺容量的恒定而导致的[51,55,56]。控制表面张力的能力对于肺泡 Ⅱ 型细胞在吸气过程中膨胀并防止肺泡萎陷至关重要[51]。目前的研究结果表明，对源自表面活性物质纯合突变（SFTPB）患者的 iPSCs 进行基于非印记基因的 CRISPR 修复，可以恢复 Ⅱ 型肺泡细胞中的表面活性物质。创建结构特殊的肺类器官，例如肺泡类器官，可以帮助研究人员更好地理解肺表面活性物质在 ILD 患者 Ⅱ 型肺泡细胞基因突变中的作用[24,39,52]。Jacob 等使用 3D 上皮肺泡球来模拟新生儿呼吸窘迫综合征 Ⅱ 型肺泡中的缺陷基因，这些基因是 SFTPB 纯合突变[39]。总而言之，肺泡类器官在体外能模拟出人类肺泡相关疾病，这为进一步研究遗传和环境对 Ⅱ 型肺泡损伤的生物学影响提供了有价值的平台。

3.6.3　癌症

肺癌是全球癌症死亡的主要原因。由于其他风险较低的疾病可能会掩盖其症状，因此这种病理高死亡率与其晚期识别成正比。尽管近年来出现了大量相关研究，但导致这种疾病的分子途径仍然未知。因此，实验模型对于了解疾病的发生、进展和治疗至关重要。在胸腔穿刺活检过程中获得的外植肿瘤细胞是原代培养人肺肿瘤细胞的主要来源，还有来自人类癌症组织的癌症类器官被认为是能保留原始肿瘤特征的替代型体外模型，这种癌症类器官可以作为个体患者选择抗癌治疗和生物样本库的模型。

精准医学中，类器官平台使我们能够研究肿瘤细胞与周围 ECM 之间的相互作用，从而提高我们对耐药性潜在过程的理解[57]。我们还能使用类器官培养技术来预测体内肿瘤对抗癌试剂的反应，并测试和制定癌症治疗中最有效的药物[58]。更重要的是，利用类器官能对正常和不同病理阶段肺功能进行检查，同时彻底了解整个肺脏的结构变化。源自气道细胞的类器官可以离体模拟肺的形态和功能，同时允许实验操作，为肺生物学研究提供了一个新的、有趣的模型系统[59]。

类器官在长期生长过程中均表现出与相关患者肿瘤组织相同的遗传特征、分子特征和形态特征。类器官作为肺癌患者的替身模型非常适合用来研究治疗后肿瘤复发的过程，从而有助于开发定制药物[60]。

使用 3D 培养系统的体外组织培养或肿瘤球体培养已被作为肺癌的个体化模型进行研究，以预测对抗癌治疗的反应。然而，它们原始肿瘤结构的生长和复制有限。最近使用气道类器官方法培养了肺癌类器官（LCO），该方法能够始终保留其亲本组织的形态和遗传特征，LCO 可用于患者特异性药理学试验以及靶向治疗和耐药机制的概念性验证研究[61]。癌症类器官还保留了致瘤性，如恶性肿瘤的细胞学特征、异种移植物的发育、突变、拷贝数畸变。类器官和匹配亲代肿瘤组织之间的全外显子组和 RNA 测序还揭示了其内在的基因表达模式。类器官建立的成功率与肿瘤分期、采样位置，或者材料是通过活检还是手术切除获得等，均未表现出显著差异[56]。

3.7　当前局限性和未来方向

类器官仍然是真实组织的非精确模拟物，如 ASCs 产生的类器官含有各种肺上皮细胞类型，PSCs 产生的类器官含有间充质细胞[62]。目前状态下的类器官缺乏非上皮成分，除了固定量的间充质源信号分子和 ECM 外，上皮和周围基质细胞之间的功能连接尚未引起重视，但上皮和非上皮部分之间的相互作用对于控制发育过程和确定呼吸道疾病特征至关重要。非上皮细胞，包括内皮细胞、SMCs 和免疫细胞，最终将复制真实器官的功能[3]，事实上已证明，在培养物中添加间充质细胞可以改善肺泡球的培养[11]。

通过改变培养微环境，研究人员能够从同一细胞获得不同的类器官[63]，该技术能够开发适合研究目标的类器官；然而，它可能会影响类器官的再现性，导致研究结果偏差，而使用稳定的 ECM 可以解决此问题。肺类器官通常是球形的，并不完全复制肺的形态结构。例如，分支气道是肺部空气传导的重要组成部分。因此，可能需要通过在培养系统中为类器官提供更多营养支持、优化培养基配方和延长培养周期来克服这个问题[3]。类器官形态发生可结合生物工程技术（例如 3D 生物打印或生物材料支架）一起使用，以快速构建结构完整的类器官[64,65]。

此外，需要更多的研究来验证上皮修复过程中所涉及的许多信号通路的相互作用。类器官不仅涉及上皮细胞，还涉及多种细胞类型的复杂相互作用，尚未使用肺类器官对细胞类型间的相互作用进行全面研究。将免疫细胞或血管内皮细胞纳入肺类器官中，共培养以复制体外上皮再生微环境，有助于更好地理解上皮再生过程中细胞与 ECM 之间的联系[3]。

利用人类疾病相关细胞开发新模型，可以更好地了解 SARS-CoV-2 生物学并对促进药物筛选十分必要。多组织器官芯片平台（包含各种人类来源的类器官）和肺类器官可用于演示 SARS-CoV-2 感染后器官的退化过程、筛选前瞻性药物以及开发和测试疫苗的安全性和有效性[66-69]。类器官还可被用来研究新型病毒并模仿人类 SARS-CoV-2 感染的症状[47]。总之，肺类器官与各种技术相结合，可以帮助研究人员更好地了解肺上皮再生，并改进治疗呼吸道疾病的治疗策略。

致谢

本研究由马来西亚高等教育部基础研究计划（FRGS）（No. FRGS/1/2019/STG03/USM/02/2）和马来西亚理科大学（USM）研究型大学专项资金（1001/CIPPT/8012203）资助。

参考文献

[1] Franks TJ, Colby T V., Travis WD, Tuder RM, Reynolds HY, Brody AR et al (2008) Resident cellular components of the human lung current knowledge and goals for research on cell phenotyping and function. In: Proceedings of the American thoracic society

[2] Knudsen L, Ochs M (2018) The micromechanics of lung alveoli: structure and function of surfactant and tissue components. Histochem Cell Biol

[3] Kong J, Wen S, Cao W, Yue P, Xu X, Zhang Y et al (2021) Lung organoids, useful tools for investigating epithelial repair after lung injury. Stem Cell Res Therapy

[4] Zhu N, Zhang D, Wang W, Li X, Yang B, Song J et al (2020) A novel coronavirus from patients

with pneumonia in China，2019. N Engl J Med

［5］　Karthaus WR，Iaquinta PJ，Drost J，Gracanin A，Van Boxtel R，Wongvipat J et al（2014）Identification of multipotent luminal progenitor cells in human prostate organoid cultures. Cell

［6］　Coll M，Perea L，Boon R，Leite SB，Vallverdú J，Mannaerts I et al（2018）Generation of hepatic stellate cells from human pluripotent stem cells enables in vitro modeling of liver fibrosis. Cell Stem Cell

［7］　Hisha H，Tanaka T，Kanno S，Tokuyama Y，Komai Y，Ohe S et al（2013）Establishment of a novel lingual organoid culture system：generation of organoids having mature keratinised epithelium from adult epithelial stem cells. Sci Rep

［8］　Huang L，Holtzinger A，Jagan I，Begora M，Lohse I，Ngai N et al（2015）Ductal pancreatic cancer modeling and drug screening using human pluripotent stem cell- and patient-derived tumor organoids. Nat Med

［9］　Barker N，Huch M，Kujala P，van de Wetering M，Snippert HJ，van Es JH et al（2010）Lgr5＋ve stem cells drive self-renewal in the stomach and build long-lived gastric units in vitro. Cell Stem Cell

［10］　Barkauskas CE，Chung MI，Fioret B，Gao X，Katsura H，Hogan BLM（2017）Lung organoids：current uses and future promise. Development（Cambridge）

［11］　Sachs N，Papaspyropoulos A，Zomer-van Ommen DD，Heo I，Böttinger L，Klay D et al（2019）Long-term expanding human airway organoids for disease modeling. EMBO J

［12］　Li YF，Gao Y，Liang BW，Cao XQ，Sun ZJ，Yu JH et al（2020）Patient-derived organoids of non-small cells lung cancer and their application for drug screening. Neoplasma

［13］　Basil MC，Katzen J，Engler AE，Guo M，Herriges MJ，Kathiriya JJ et al（2020）The cellular and physiological basis for lung repair and regeneration：past，present，and future. Cell Stem Cell

［14］　Hogan BLM，Barkauskas CE，Chapman HA，Epstein JA，Jain R，Hsia CCW et al（2014）Repair and regeneration of the respiratory system：complexity，plasticity，and mechanisms of lung stem cell function. Cell Stem Cell

［15］　Corrò C，Novellasdemunt L，Li VSW（2020）A brief history of organoids. Am J Physiol—Cell Physiol

［16］　Gkatzis K，Taghizadeh S，Huh D，Stainier DYR，Bellusci S（2018）Use of three-dimensional organoids and lung-on-a-chip methods to study lung development，regeneration and disease. Eur Respir J

［17］　Williams K，Roman J（2016）Studying human respiratory disease in animals—role of induced and naturally occurring models. J Pathol

［18］　Grubb BR，Boucher RC（1999）Pathophysiology of gene-targeted mouse models for cystic fibrosis. Physiol Rev

［19］　Takebe T，Wells JM（2019）Organoids by design. Science

［20］　Schutgens F，Clevers H（2020）Human organoids：tools for understanding biology and treating diseases. Ann Rev Pathol Mech Dis

［21］　Miller AJ，Dye BR，Ferrer-Torres D，Hill DR，Overeem AW，Shea LD et al（2019）Generation of lung organoids from human pluripotent stem cells in vitro. Nat Protoc

［22］ Orkin RW, Gehron P, McGoodwin EB, Martin GR, Valentine T, Swarm R (1977) A murine tumor producing a matrix of basement membrane. J Exp Med

［23］ Barkauskas CE, Cronce MJ, Rackley CR, Bowie EJ, Keene DR, Stripp BR et al (2013) Type 2 alveolar cells are stem cells in adult lung. J Clin Invest

［24］ Jacob A, Morley M, Hawkins F, McCauley KB, Jean JC, Heins H et al (2017) Differentiation of human pluripotent stem cells into functional lung alveolar epithelial cells. Cell Stem Cell

［25］ Fulcher ML, Randell SH (2013) Human nasal and tracheo-bronchial respiratory epithelial cell culture. Meth Mol Biol

［26］ Konishi S, Gotoh S, Tateishi K, Yamamoto Y, Korogi Y, Nagasaki T et al (2016) Directed induction of functional multi-ciliated cells in proximal airway epithelial spheroids from human pluripotent stem cells. Stem Cell Rep

［27］ Thomson JA (1998) Embryonic stem cell lines derived from human blastocysts. Science (80-)

［28］ Takahashi K, Tanabe K, Ohnuki M, Narita M, Ichisaka T, Tomoda K et al (2007) Induction of pluripotent stem cells from adult human fibroblasts by defined factors. Cell

［29］ Sahabian A, Sgodda M, Naujok O, Dettmer R, Dahlmann J, Manstein F et al (2019) Chemically-defined, xeno-free, scalable production of HPSC-derived definitive endoderm aggregates with multi-lineage differentiation potential. Cells

［30］ Spence JR, Lange AW, Lin SCJ, Kaestner KH, Lowy AM, Kim I et al (2009) Sox17 Regulates organ lineage segregation of ventral foregut progenitor cells. Dev Cell

［31］ Spence JR, Mayhew CN, Rankin SA, Kuhar MF, Vallance JE, Tolle K et al Directed differentiation of human pluripotent stem cells into intestinal tissue in vitro. Nature

［32］ Takahashi K, Yamanaka S (2006) Induction of pluripotent stem cells from mouse embryonic and adult fibroblast cultures by defined factors. Cell

［33］ Dye BR, Hill DR, Ferguson MA, Tsai YH, Nagy MS, Dyal R et al In vitro generation of human pluripotent stem cell derived lung organoids. Elife

［34］ Mondrinos MJ, Jones PL, Finck CM, Lelkes PI (2014) Engineering de novo assembly of fetal pulmonary organoids. Tissue Eng—Part A

［35］ Mondrinos MJ, Koutzaki S, Jiwanmall E, Li M, Dechadarevian JP, Lelkes PI et al (2006) Engineering three-dimensional pulmonary tissue constructs. Tissue Eng

［36］ Wong AP, Bear CE, Chin S, Pasceri P, Thompson TO, Huan LJ et al (2012) Directed differentiation of human pluripotent stem cells into mature airway epithelia expressing functional CFTR protein. Nat Biotechnol

［37］ Chen YW, Huang SX, De Carvalho ALRT, Ho SH, Islam MN, Volpi S et al (2017) A three-dimensional model of human lung development and disease from pluripotent stem cells. Nat Cell Biol

［38］ Aurora M, Spence JR (2016) hPSC-derived lung and intestinal organoids as models of human fetal tissue. Dev Biol

［39］ Lu T, Cao Y, Zhao P, Shen S, Xi Y (2021) Organoid: a powerful tool to study lung regeneration and disease. Cell Regener

［40］ Tan Q, Choi KM, Sicard D, Tschumperlin DJ (2017) Human airway organoid engineering as a step toward lung regeneration and disease modeling. Biomaterials

[41] Orme IM (2003) The mouse as a useful model of tuberculosis. In：Tuberculosis

[42] Iakobachvili N，Adonai Leon Icaza S，Knoops K，Mazères S，Simeone R，Peixoto A et al (2020) Mycobacteria-host interactions in human bronchiolar airway organoids. bioRxiv

[43] Fonseca KL，Rodrigues PNS，Olsson IAS，Saraiva M (2017) Experimental study of tuberculosis： From animal models to complex cell systems and organoids. PLoS Pathogens

[44] Chen N，Zhou M，Dong X，Qu J，Gong F，Han Y et al (2020) Epidemiological and clinical charac-teristics of 99 cases of 2019 novel coronavirus pneumonia in Wuhan，China：a descriptive study. Lancet

[45] Salahudeen AA，Choi SS，Rustagi A，Zhu J，van Unen V，de la O SM et al (2020) Progenitor i-dentification and SARS-CoV-2 infection in human distal lung organoids. Nature

[46] Quantius J，Schmoldt C，Vazquez-Armendariz AI，Becker C，El Agha E，Wilhelm J et al (2016) Influenza virus infects epithelial stem/progenitor cells of the distal lung：impact on Fgfr2b-driven epithelial repair. PLoS Pathog

[47] Han Y，Duan X，Yang L，Nilsson-Payant BE，Wang P，Duan F et al (2021) Identification of SARS-CoV-2 inhibitors using lung and colonic organoids. Nature

[48] Pei R，Feng J，Zhang Y，Sun H，Li L，Yang X et al (2020) Human embryonic stem cell-derived lung organoids：a model for SARS-CoV-2 infection and drug test. bioRxiv

[49] Porotto M，Ferren M，Chen YW，Siu Y，Makhsous N，Rima B et al (2019) Authentic modeling of human respiratory virus infection in human pluripotent stem cell-derived lung organoids. MBio

[50] Hui KPY，Ching RHH，Chan SKH，Nicholls JM，Sachs N，Clevers H et al (2018) Tropism，rep-lication competence，and innate immune responses of influenza virus：an analysis of human airway organoids and ex-vivo bronchus cultures. Lancet Respir Med

[51] Strikoudis A，Cieślak A，Loffredo L，Chen YW，Patel N，Saqi A et al (2019) Modeling of fibrotic lung disease using 3D organoids derived from human pluripotent stem cells. Cell Rep

[52] Kim JH，An GH，Kim JY，Rasaei R，Kim WJ，Jin X et al (2021) Human pluripotent stem- cell-derived alveolar organoids for modeling pulmonary fibrosis and drug testing. Cell Death Discov

[53] Moore BB，Lawson WE，Oury TD，Sisson TH，Raghavendran K，Hogaboam CM (2013) Animal models of fibrotic lung disease. Am J Resp Cell Mol Biol

[54] Tashiro J，Rubio GA，Limper AH，Williams K，Elliot SJ，Ninou I et al (2017) Exploring animal models that resemble idiopathic pulmonary fibrosis. Front Med

[55] Wert SE，Whitsett JA，Nogee LM (2009) Genetic disorders of surfactant dysfunction. Pediatr Dev Pathol

[56] Shi R，Radulovich N，Ng C，Liu N，Notsuda H，Cabanero M et al (2020) Organoid cultures as preclinical models of non-small cell lung cancer. Clin Cancer Res

[57] Dominijanni A，Devarasetty M，Soker S (2020) Manipulating the tumor microenvironment in tumor organoids induces phenotypic changes and chemoresistance. iScience

[58] Hu Y，Sui X，Song F，Li Y，Li K，Chen Z et al (2021) Lung cancer organoids analysed on mi-crowell arrays predict drug responses of patients within a week. Nat Commun

［59］ Cunniff B，Druso JE，van der Velden JL（2021）Lung organoids：advances in generation and 3D-visualization. Histochem Cell Biol

［60］ Choi SY，Cho YH，Kim DS，Ji W，Choi CM，Lee JC et al（2021）Establishment and long-term expansion of small cell lung cancer patient-derived tumor organoids. Int J Mol Sci

［61］ Kim M，Mun H，Sung CO，Cho EJ，Jeon HJ，Chun SM et al（2019）Patient-derived lung cancer organoids as in vitro cancer models for therapeutic screening. Nat Commun

［62］ Li Y，Wu Q，Sun X，Shen J，Chen H（2020）Organoids as a powerful model for respiratory diseases. Stem Cells Int

［63］ McCauley KB，Hawkins F，Serra M，Thomas DC，Jacob A，Kotton DN（2017）Efficient derivation of functional human airway epithelium from pluripotent stem cells via temporal regulation of Wnt signaling. Cell Stem Cell

［64］ Estermann M，Bisig C，Septiadi D，Petri-Fink A，Rothen-Rutishauser B（2020）Bioprinting for human respiratory and gastrointestinal in vitro models. In：Methods in molecular biology

［65］ Dye BR，Youngblood RL，Oakes RS，Kasputis T，Clough DW，Spence JR et al（2020）Human lung organoids develop into adult airway-like structures directed by physico-chemical biomaterial properties. Biomaterials

［66］ Monteil V，Kwon H，Prado P，Hagelkrüys A，Wimmer RA，Stahl M et al（2020）Inhibition of SARS-CoV-2 infections in engineered human tissues using clinical-grade soluble human ACE2. Cell

［67］ Meyer-Berg H，Zhou Yang L，Pilar de Lucas M，Zambrano A，Hyde SC，Gill DR（2020）Identification of AAV serotypes for lung gene therapy in human embryonic stem cell-derived lung organoids. Stem Cell Res Ther

［68］ Rajan SAP，Aleman J，Wan MM，Pourhabibi Zarandi N，Nzou G，Murphy S et al（2020）Probing prodrug metabolism and reciprocal toxicity with an integrated and humanised multi-tissue organ-on-a-chip platform. Acta Biomater

［69］ Katsura H，Sontake V，Tata A，Kobayashi Y，Edwards CE，Heaton BE et al（2020）Human lung stem cell-based alveolospheres provide insights into SARS-CoV-2-mediated interferon responses and pneumocyte dysfunction. Cell Stem Cell

第 4 章

脑类器官研究最新进展：机遇与挑战

Jing Yit Pua, Izzah Madihah Rosli, Mei Xuan Ooi, Mohd Nor Azim Ab Patar

摘要：[简介] 脑类器官的发展增加了对产生特定脑区类器官的需求。本章讨论了干细胞通过定向和非定向神经分化产生特定的脑类器官。在此，我们总结了脑类器官在神经科学相关疾病的动物模型中的作用，还汇总了脑类器官对比神经科学相关疾病的动物模型的优势。本章还讨论了对孤独症、癫痫、帕金森病（PD）和阿尔茨海默病（AD）的研究，以阐述脑类器官的使用。本章的最后总结了使用脑类器官在生物技术和生物伦理问题上遇到的挑战。

[方法] 以 MEDLINE/PubMed 数据库为平台进行文献检索。在 MEDLINE 研究中使用的关键词是脑类器官、神经发育障碍、生物伦理学、生物可塑性。研究者搜集并审阅了截至 2021 年 8 月的 64 篇文献，这些文献集中探讨了脑类器官领域的最新进展、潜在机遇以及面临的挑战。

[结果] 脑类器官快速发展出包括皮层、大脑、中脑、前脑等的器官，区分不同大脑区域对于更好地理解神经发育和神经退行性疾病至关重要，是克服目前 2D 培养和传统动物模型局限性的有效方法。

[结论] 大脑发育的特定区域类器官培养方法的成功建立，可以为神经发育障碍或精神疾病提供线索。然而，这些进展最终可能突破界限，使人们开始思考伦理问题和使用脑类器官作为研究的替代方法的局限性。

关键词：脑类器官；神经发育障碍；生物伦理学；生物可塑性

J. Y. Pua, I. M. Rosli, M. X. Ooi, M. N. A. Ab Patar (✉)
Department of Neurosciences, School of Medical Sciences, Universiti Sains Malaysia, Health Campus, 16150 Kubang Kerian, Kelantan, Malaysia
e-mail: azimpatar@usm.my

4.1 脑类器官的起源

2006 年，高桥雅代和山中伸弥（Takahashi 和 Yamanaka）发现 iPSCs，使类器官发展思路有了新的延伸。iPSCs 细胞在内在和外在因素协助下发生分化，可以被利用来开发更复杂的疾病模型。3D 类器官和混合物的应用会使替代模型研究更具活力和更加有趣。2009 年最重要的事件之一是 Sato 等创建了第一个小肠类器官[1]。此后更多的类器官被创建出来，包括大脑类器官模型[2]。关于大脑类器官的研究已经发表了大量论文，包括神经发育、神经退行性疾病治疗策略和使用脑类器官作为神经胶质母细胞瘤的动物模型平台。大脑类器官的发展始于 2013 年脑皮质类器官[2]。这一年之后，更多培养其他脑类器官的方法相继建立，如模型血脑屏障（BBB）[3]、中脑[4]、海马[5]、大脑、小脑和前脑[6]。脑类器官创建方法的最新发展使得产生特定脑区器官的需求更加强烈。在这一波发展浪潮中，精神疾病[7]、神经发育[8-10]和神经退行性疾病方面[11,12]取得了显著进展。类器官模型成为一种有效克服目前 2D 培养和传统动物模型局限性的方法。

4.1.1 神经的命运

两种不同的方法可以引导神经分化并产生脑类器官：（1）定向的神经分化；（2）不定向的神经分化。定向神经分化指的是需要补充梯度外部形态因子（morphogen）诱导 iPSCs 向所需的神经发生过程中的谱系方向分化的方法。不定向神经分化是不引入任何外部模式化因子，完全依赖神经祖细胞的内在分化能力自然地向理想谱系分化的方法。本节讨论了迄今为止已发表的分化方案和关于形态因子的意义。

山中伸弥教授和他的博士生高桥雅代开创了 iPSCs 的研究[13]。iPSCs 技术拥有巨大的前景，并为研究人体中最复杂的器官提供了前所未有的机会。人类 iPSCs 是由体细胞直接生成的 hPSCs，包括神经祖细胞（NPCs）。神经玫瑰花结是指由胚状体的贴壁培养产生的一组极化的 NPCs。当在碱性成纤维细胞生长因子（bFGF）的存在下铺展在黏附基质上时，体外产生的神经玫瑰花结类似于早期的神经管。它们的形态从紧密堆积的上皮细胞变成了细长的神经干细胞，围绕内腔放射状组织的神经管形成了凹陷的微型人脑，称为脑类器官[2]。根据发育生物学的知识，前脑产生新皮层、海马和腹端脑（杏仁核和下丘脑）；中脑产生顶盖；后脑产生小脑、脑桥、延髓和脑干[2,6,8,14]。它是人类大脑体外发育的一个重要里程碑。这项技术可以在体内模拟神经发生，例如通过将胶质细胞整合到脑类器官中来形成区域性神经元回路，并像在人脑中一样形成神经网络。

脑类器官构建方法是 Lancaster 等建立的，并由 Steven A Sloan 在 2018 年进一步改进，以产生类似于人脑区域的脑类器官[8,15]。人类大脑类器官的生长可以通过将胚状体植入基质凝胶基质中以将细胞锚定在表面上、帮助组织形成，使用旋转微型生物反应器方法来增加气体交换和营养物分布到器官。目前的方案可以很好地维持神经干细胞顶端-基底极性、核迁移的动态学、分裂模式和神经元迁移的模式[8,15]。

早期的类器官分化方案在很大程度上取决于干细胞的内在信号和自组装，称为不定向的神经分化。在神经发生过程中，干细胞从旨在增加其数量的对称分裂转变为不对称分裂，从而产生能够自我更新的神经前体细胞和更分化的谱系特异性细胞类型，如神经元和中间祖细胞[2]。然后，细胞向外迁移并自组织成分层结构，例如三层髓质、七层视顶盖和六层大脑皮层。神经细胞可以从 hPSCs 自组织成神经组织。Koo 认为，细胞表面的黏附蛋白在驱动特定细胞的自主细胞分选中起着重要作用，这导致了细胞的聚集和分层[16]。此外，一项研究表明，细胞的命运将决定其子代细胞对祖细胞的空间限制，这可能有助于自组织[2]。类器官的自组织由黏附蛋白、空间受限的细胞命运和可收缩的细胞骨架来解释。可收缩的细胞骨架与细胞一起产生内在的组织场景、组织形状和组织过程[17]。

然而，区域特异性分化因子或形态因子可以在体外诱导神经干细胞生长至所需的谱系（图 4.1 中总结）。通过引入的形态发生蛋白的浓度梯度建立轴，例如音猬音子-无翅/整合-骨形态发生蛋白（SHH-WNT-BMP）轴有助于受分化因子如视黄酸（RA）和 FGF 影响的背-腹轴（顶、翼、基底和底板）和头-尾轴（tel-、di-、mes-和菱脑以及脊髓）。此外，WNT 信号是阶段特异性的，并在体轴决定和细胞命运模式中起重要作用[18]。WNT 信号的抑制促进早期胚状体期间的神经元诱导和神经外胚层分化，而 WNT 信号的激活促进中胚层分化[6]。因此，WNT 信号已经与 SMAD 抑制（或双 SMAD 抑制）结合使用，以促进 NE 样类器官的产生[19,20]，并且还发现能显著减少细胞凋亡[6]。

Muguruma 及其同事在神经基质培养基中使用 SMAD 抑制剂和 ROCK 抑制剂混合物，并依次加入 FGF-9 和 SDF-1，产生了小脑类器官[21,22]。体外生成的区域特异性类器官可以再现人脑区域的分子、细胞和细胞结构。简而言之，抑制 SMAD 信号途径通常用于抑制中胚层形成和内胚层，随后在早期分

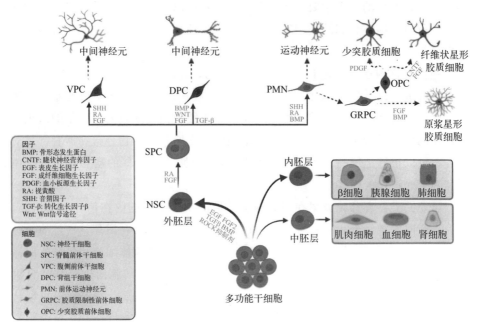

图 4.1　神经命运与区域特异性形态发生因子

化阶段使用特定的形态发生原作为神经命运特异性分子，以诱导形成具有最小异质性的所需神经系。在模式成功形成后，形态发生原被去除或最小化，并且随后的分化遵循固有编程的细胞命运。神经命运分化有时可以产生具有相对一致的细胞类型的脑微缩模型[1]，并在批次之间表现出较少的差异[23]。总的来说，下丘脑样器官可以通过抑制 SMAD，然后在第 3 天至第 7 天添加 WNT-3a、SHH，在第 7 天后添加 FGF-2 和 CNTF 来产生[6]。

　　为了解决定向神经命运分化类器官的生物和功能可能性，Steven 和他的同事通过诱导大脑皮层样的类器官和大脑皮层下样的类器官来模拟人类大脑，然后将它们融合形成组合体，这是一种类似大脑不同区域的类器官的组合，可以模拟人类大脑区域之间发生的相互作用[15]。这项研究中，Sloan 等发现，荧光标记的抑制性神经元成功地从集合体的小脑下样部分迁移到集合体的大脑皮层样部分，这与体内腹侧区域产生的中间神经元将向背侧区域迁移是一致的[15,23]。为使用更实际的方法来描述分化的类器官，Birey 的研究小组对前脑集合体进行了电生理学表征，揭示了在中间神经元和局部兴奋性神经元的突触连接之间形成的微回路功能良好[24]。此外，皮质样球体中存在的功能性星形胶质细胞[23]和少皮质球体中的少突胶质细胞[25]也可用于产生脑类器官。总的来说，这些发现是未来破译人类大脑秘密的重要里程碑。

4.1.2　源自人体和动物模型的脑类器官

在这一部分中，比较了作为生物医学研究模型的来源于人体和动物模型的脑类器官，以及这两种模型在何种程度上相互联系，讨论了该模型的优点和缺点。研究已经表明，在来自人、黑猩猩和猩猩 iPSCs 的类脑器官的细胞和分子水平上的种间比较揭示了人和黑猩猩的细胞结构、细胞类型组成和神经源性基因表达显著相似，而在人和猩猩之间存在显著差异。Mora-Bermudez 等证明了人类器官在前中期-中期表现出祖细胞复制的延长，这可能对人类新皮层的进化有影响[26]。Mora 的结论是，人类的大脑可以被视为三倍放大的灵长类大脑，即我们的近亲黑猩猩的大脑[26]。

从转录组水平[27]、表观遗传水平[28]和表观转录组水平[29]展示了几个比较分析研究结果，这些研究在不同的分析水平上显示了人脑类器官和人脑之间的高度相似性。同样，Behjati 等揭示了脑类器官在长期培养中表现出遗传和形态学上的稳定性[30]。Camp 等还发现类器官和脑样品中的蛋白质表达和细胞多样性高度相似，此外也观察到一些差异[27]。Pollen 进行了单细胞 RNA 测序，基因网络分析显示，与猕猴相比，人脑中的基因表达上调。在此之后，他们还发现，与黑猩猩的类器官相比，这些基因在人脑的类器官中上调[31]。这些数据表明，来自人类的脑类器官与动物模型相比有明显的不同，但在遗传水平上与人脑高度相似。因此，脑类器官模型可能是一个理想的研究模型，可以替代动物模型。

从细胞水平来看，人类和小鼠神经干细胞的分裂模式不同。大多数放射状胶质细胞存在于发育中小鼠新皮层的脑室区，但在人类中，在扩大的新皮层外侧脑室下区发现了脑室放射状胶质细胞和外侧放射状胶质细胞。因此，这解释了为什么神经干细胞的分裂模式在小鼠和人类之间存在重大差异[32]。Kelava 和 Lancaster 认为，干细胞模型在鼠中需要 5d，在人类中需要 20d 进行神经元分化，这表明类器官具有物种特异性。因此，类脑器官的产生具有物种特异性的内在时序[33]。免疫缺陷啮齿动物模型的使用很难代表人类癌症的生物学和功能性微环境。因此，类器官技术可能是具有代表性的替代方案。与几乎所有的动物模型不同，大多数动物模型都无法再现人类的 3D 生物结构，尤其是在肿瘤微环境中。简言之，动物脑模型在基因水平和细胞水平上是不同的。

最近，大量研究表明脑类器官是安全的，并且在移植到宿主动物后可以获得功能。Hans Clevers 提供的数据表明，在他们的实验室中生成的脑类器官移植到小鼠体内后仍然存活，而来自生长培养物的细胞显示出诱导肿瘤形成的迹象[34]。Mansour 和他的同事通过将全脑类器官移植到成年小鼠体内，进一步支持了 Clevers 的观点。该研究报道了成功的移植，显示了类脑器官的解剖和功能与宿主环境的整合[35]。许多文献关注脑类器官长期培养的可行性。Qian 和他的研究小组研究证实：将脑类器官长期培养，并使用一种改进的旋转微型生物反应器成功地生成所有六个皮层[6]。这项研究进一步提高了我们在脑类器官方面的知识和技术水平。事实上，类器官技术比动物模型更有优势，因为它使用人体组织作为来源。研究表明，与人类相比，由于生理差异，动物模型未能提供结论性结果。例如，一项 meta 分析研究表明，在临床前和临床试验中，从动物模型中阐明的药物毒性预测失败的百分比分别为 88％和 88.3％[36]。

脑器官模型仍然有几个局限。例如，目前的脑类器官缺乏免疫系统，尽管这可以通过建立脑类器官和免疫细胞的共培养来克服，但共培养方案不能完全概括动物模型下的详细免疫反应。因此，动物模型和类器官方法应该是相互依赖的，而不是对立的。许多关于脑类器官的可用文献涉及缺乏血管系统的问题。然而，Mansour 等在 2018 年通过实验将人脑类器官直接移植到成年小鼠大脑中，成功开发了血管化的脑类器官[35]。移植物的功能使用几种确认方法进行评估，包括免疫荧光成像、电生理学、光遗传刺激和 Barnes 迷宫行为测试。移植后显示了血管与宿主脑的整合和功能[35]。在 2019 年，Wimmer 等开发了人类血管器官来模拟糖尿病的血管病变，它确实再现了人类血管的结构和功能，并提出了一个可行的建模系统[37]。虽然它没有直接涉及脑器官，但它为更多的研究提供了启示，以尽快制造动态血管化的脑类器官。

4.2 脑类器官的机遇

脑类器官是来自 hPSCs 或 iPSCs 的自组织 3D 聚集体，其包含类似于人类胚胎脑的细胞类型和细胞结构[14,38]。由于类脑器官具有保存人类基因组背景的能力，因此被提出用于理解与单基因和多基因基因组改变相关的疾病的发病机制。脑类器官也有助于捕捉不同神经元网络、器官形态发生和组织结构的复杂表型。同时，物种特异性的发育事件可以在体外实现。例如，神经发生期的持续时间、细胞迁移的速率和模式以及细胞周期动态事件可以用脑类器官再现[38]。有两种类型的脑类器官：类脑类器官（也称为全脑类器官）和定向区域脑类器官。类脑类器官可以由 hPSCs 自我组织和自我模式的能力形成。在本节中，我们讨论了大脑器官在神经发育障碍中的应用，即癫痫和孤独症以及一些神经疾病，如 AD 和 PD。

4.2.1　神经发育相关疾病

　　类脑器官可用作神经发育障碍（NDD）如孤独症（ASD）和癫痫的模型系统。ASD 患者与社交互动和交流困难、行为活动或兴趣的受限和重复模式有关。胚胎或胎儿早期的遗传缺陷影响神经发生和皮质层，这是 ASD 的一个共同点。由于使用人类胚胎进行研究缺乏材料以及受限于伦理，类脑器官将成为研究产前大脑发育的替代选择。脑类器官与胚胎脑组织高度相似。在胚胎脑中存在的大多数细胞类型可以在脑类器官中发现，其取向可以在体内发现相似，表现出相似的行为[39]。已经证明，转录因子 FoxG1 在类大脑器官中的过度表达增加可显著增加抑制性神经元的产生，并作为特发性 ASD 的治疗靶点。过量的 GABA 能神经元被认为是参与 ASD 的重要机制[8,40]。ASD 中兴奋性和抑制性比率的进一步失衡可能是其发病机制之一[41]。几年后，FoxG1 是特发性 ASD 的潜在分子标记[39]。

　　像 ASD 范式方法一样，癫痫也可以受益于使用脑类器官来检查其发展过程中的遗传缺陷。癫痫是一种由神经元过度活跃引起的无端和复发性癫痫发作的慢性神经疾病[42]。少数其他综合征与癫痫的脑神经发育障碍有关，如结节性硬化症、Rett 综合征、Timothy 综合征。癫痫和随后的相关综合征之间的复杂相互作用可以使用脑类器官来建立。使用 CRISPR/Cas9 基因编辑方法进一步推断脑类器官的动态，可以解决罕见和多系统遗传病的"两次命中"假设实验设计。例如，结节性硬化症表现为皮质发育中结节性硬化症复合物 1（TSC1）和 2（TSC2）的纯合性缺失，这导致雷帕霉素复合物 1（mTORC1）信号传导的机制靶标发育抑制的破坏[43,44]，可以探索 *TSC1* 或 *TSC2* 基因的突变及其在调节结节性硬化症的病理学中的作用。有证据表明，*CACNA1C* 基因的突变是 Timothy 综合征的特征之一，Timothy 综合征是一种罕见的遗传疾病，主要影响心脏、大脑发育和其他器官。*CACNA1C* 基因编码 L 型钙通道 Cav1.2 α 亚单位，该基因突变导致异常抑制神经元的产生[45]。兴奋和抑制比例的不平衡影响了大脑调节的流程[46]。Birey 等进行的一项重要研究表明，融合类器官是一种使用体外方法模拟具有不同脑区的神经元回路的方法[38]。

4.2.2　阿尔茨海默病

　　由于 2D 细胞培养模型系统的局限性，脑类器官已经引起了人们对阿尔茨海默病（AD）模型的极大兴趣。AD 是一种与年龄相关的神经退行性疾病，以精神和认知症状为特征，如行为异常、昼夜节律紊乱、记忆障碍、认知障碍和感觉障碍。AD 导致老年人痴呆，并且已经影响了全世界超过 5000 万人[46,47]。AD 脑类器官的体外 3D 系统已经建立，并成功地用作药物筛选治疗的平台策略。类似 AD 的病理生理学特征，如内体异常、tau 蛋白过度磷酸化和淀粉样蛋白异常，可通过来自常见 AD 患者的 hPSCs 的类器官表现出来[47]。脑类器官也有助于 AD 分子决定因素的体外复制，如 tau 病理学、Aβ 和突触功能障碍。毒性 Aβ 的产生也可以通过 G-分泌酶或 β-分泌酶抑制剂化合物的治疗而被部分抑制，这表明了 Aβ 驱动的 tau 病理论和减少 tau 蛋白的过度磷酸化[46]。

4.2.3　帕金森病

越来越多的研究工作提供了脑类器官成功模拟帕金森病（PD）的证据。PD 有震颤、僵硬等运动症状和抑郁、冷漠、执行功能障碍等精神症状[48]。如 Smits 等和 Kim 等所观察到的，中脑特异性类器官在阐明与 PD 病理生理学和疾病建模相关的人脑发育中起着重要作用。用模型人中脑类器官（hMO），Smits 等观察到 PD 相关表型的存在，这些表型已显示 LRRK2 基因的疾病相关 LRRK-G2019S 突变中中脑特异性多巴胺能神经元（mDAN）的数量显著减少。据报道，这种惊人的减少在转基因和中脑类器官中都有发现。为了进一步解释 hMO 的动力学，发现患者来源的 TH 阳性神经元中的多巴胺能网络复杂性显著降低。这种减少是通过评估 mDANs 的分支和枝晶分叉点的数量来解释的[49]。Kim 等还发现，与对照类器官的 mDAN 相比，突变的 LRRK2-G2019S 类器官中的 mDAN 的神经突长度减少[12]。mDANs 特异性标记物如芳香族 1-氨基酸脱羧酶（AADC）、TH 和多巴胺转运体（DAT）的表达水平也可以被这些人中脑类器官检测到[49]。综上所述，hMO 中 PD 相关事件的发现表明，脑类器官可以作为治疗 PD 的治疗策略。表 4.1 总结了当前文献中使用的与神经发育综合征和神经疾病相关的类脑器官的类型。

4.3　脑类器官的挑战

4.3.1　生物伦理学

类器官技术使得生物医学研究在个性化医疗方面向前迈进了一步，以后的主要目标是在移植医学方面取得进展。然而，一些伦理问题已经出现，涉及用于生产器官的细胞的来源（如人类胚胎）和它们的特性。例如，自从 Lancaster 和 Knoblich 开始使用来自成年人皮肤细胞的 iPSCs 来创建小头畸形模型的培养皿内（in-dish）的微型大脑以来，应用脑类器官可以避免神经科学家、干细胞生物学家、伦理学家和哲学家关心的伦理问题[2]。大脑类器官也像人脑一样表现出神经连接和电活动[55-57]，尽管在大脑类器官模型中看到的神经连接和电活动可能不代表意识。然而，这引起了伦理学家对其伦理性的警觉，即发育良好的类器官是否能产生意识，后者是否能储存和提取记忆。理论上，大脑类器官只有大约 10 万个神经元，相比之下，全尺寸大脑中有 860 亿个神经元[58]。由于这个限制，脑类器官获得意识或高阶属性的可能性，至少在目前阶段，似乎遥不可及。

表 4.1　脑类器官的类型及其与神经发育和神经疾病的关系

脑类器官类型	疾病类型	描述	作者
皮质层类器官	Aicardi-Goutières 综合征（AGS）	开发了三种主要修复核酸外切酶 1（TREX1）缺陷的皮质器官样，以评估该综合征是否与小头样特征相关。这种特殊的器官是由于 AGS 与 TREX1 的缺乏高度相关而形成的,正如以前在小头畸形中报道	Thomas 等[50]
	孤独症（ASD）	从患者及其父母的 iPSCs 中产生的类器官,以观察导致疾病的 GABA 能神经元增加与 FoxG1 表达的相关性	Mariani 等[40]
脑类器官	小头症（microcephaly）	研究了类器官模型中寨卡病毒导致小头症的趋势	Cugola 等[51]
		类器官研究小头症的特征,以确定它是否是替代人类细胞和动物模型的合适模型	Lancaster 等[8]
	阿尔茨海默病（AD）	类器官已被用来研究 AD 的电生理活动,从研究结果来看与使用体外和转基因 AD 小鼠模型相比,脑类器官研究 AD 的机制是可靠的	Ghatak 等[11]
	孤独症（ASD）	从患者的 iPSCs 发育而来的类器官用于研究各种脑相关疾病中 ASD 相关基因 CDH8 的转录组分析	Wang 等[52]
	Miller-Dieker 综合征（MDS）	该类器官已被开发用于研究与 MDS 相关的机制,包括无脑回畸形,这种环境很难在动物模型中模拟出	Bershteyn 等[9]
	Sandhoff 病	研究者修改了以前的脑类器官培养方案,以适应他们感兴趣的疾病的特征	Allende 等[53]

续表

脑类器官类型	疾病类型	描述	作者
中脑类器官	帕金森病(PD)	与 PD 形成相关的 *LRRK2* 等位基因位点改变的中脑类器官,显示出研究该基因的行为及其对 PD 病理生理学影响的前景	Kim 等[12]
前脑类器官	Miller-Dieker 综合征(MDS)	该类器官用于研究疾病发生后心室放射状胶质细胞微管网络的改变对 N-钙黏蛋白/β-钙黏蛋白/Wnt 信号传导的影响	Iefremova 等[10]
脊髓类器官	脊髓性肌肉萎缩症(SMA)		Hor 等[54]

对种间嵌合体的研究表明,他们可以通过将大鼠 PSCs 注射到小鼠胚胎中来产生大鼠-小鼠嵌合体[59]。同样的方法可能会产生人-动物嵌合体。随着这些嵌合体的产生,可能会引发与人-动物嵌合体相关的灾难性伦理问题。在那个时间点上,我们如何界定人类身份和动物的界限?例如,在猪的体内制造心脏或胰腺等体器官是可以接受的,可能会引起另一个引人注目的问题,但这在动物体内从人体细胞培养神经组织却是不可以的。如果我们热衷于探索这种未来的移植医学,一项更全面的研究将包括所有的可能性。

除了生物伦理,哲学问题也需要考虑,如生死问题。先进的大脑器官模型可能会挑战我们对生与死的既有理解以及死亡的法律定义。在 20 世纪 60 年代早期,一个完全且不可逆转地停止活动的大脑,即所谓的脑死亡,可以被宣布死亡,即使他们的心脏仍在跳动。因此,我们试图了解如果大脑功能的停止不再是永久的和不可逆的,或者甚至可以进行大脑移植,我们可能需要重新思考和重新定义人类的死亡。

墨尔本大学生物医学伦理研究小组的研究员 Julian Koplin 和牛津大学 Uehiro 实用伦理学讲座教授 Julian Savulescu[60]是对脑类器官的研究引入了一些道德限制。他们两人都提出,只有在以下情况下,脑类器官研究才应继续进行:(1)研究的目的超过了预期的成本(包括伤害);(2)研究不能使用无意识或无知觉的类器官进行;(3)研究仅使用最少数量的类器官来解决研究问题;(4)所使用的类器官的潜在伤害能力不会高于实现研究目标所必需的伤害能力;(5)研究应尽量减少可能的伤害;(6)研究获得一些至关重要的结果不会造成严重的长期痛苦。表 4.2 总结了使用脑类器官的研究限制。

尽管类脑器官可能引发许多伦理和哲学问题,但这些难题不应该成为阻碍大脑研究的障碍。如果有一天脑类器官显示出任何感觉能力,那么对它们的临床和研究使用以及实践的伦理讨论将是必要的。关于人类大脑的研究,我们仍然无法破解长期以来难以捉摸的精神疾病和神经学疾病的奥秘。脑类器官可以被认为是一种更符合伦理的研究方法，支持 3Rs（替换、简化和提炼）方法。事实上，在涉及类器官模型的研究中，没有任何生物被摧毁、损害或置于危险之中。

表 4.2　脑类器官模型及其潜在的研究限制

脑类器官模型	研究限制
无意识的	研究应与国际干细胞研究学会（ISSCR）和国际生物及环境样本库学会（ISBER）所述的现有指南框架保持一致
有意识的/可能有意识的	除此之外，Julian Koplin 和 Julian Savulescu 建议脑类器官应受到以下限制： (1)研究的目的超过了预期的成本(包括危害)； (2)研究不能使用无意识或无知觉的类器官进行； (3)研究仅使用最少数量的类器官来解决研究问题； (4)所使用的类器官的潜在危害能力不会高于实现研究目标所需的能力； (5)研究应该尽量减少可能的伤害； (6)研究获得一些至关重要的结果不会造成严重的长期痛苦

4.3.2　生物合理性

为了进一步发展脑类器官技术，需要脑外来源的细胞，如小胶质细胞。它可能在大脑发育中起关键作用，特别是在童年早期和成年期之间发生的突触修剪中。Abud 和他的同事们已经使这变得可行，因为他们已经证明了将 iPSCs 来源的小胶质细胞引入脑模型[61]。这种方法是人类历史上第一次能够在体外研究人类突触的修剪，并且该系统可能使人类有很大的希望能够研究更复杂的现象，例如神经退行性、神经精神性、神经元细胞-细胞相互作用、神经可塑性、神经网络、神经电生理回路，等等。Paola Arlotta 认为，尽管人类类器官技术可以产生活跃的神经元和功能性神经元回路，但它们都无法再现内源性大脑的解剖组织、电生理功能和连接模式[62]。

在过去的几年里，脑类器官的发展经历了前所未有的增长，并可能最终突破这些界限——例如，通过将脑类器官连接到肌肉组织[63]，通过将脑类器官连接到可控的机器人"身体"，或者通过将人脑类器官移植到非人"动物"的大脑中[35]。脑类器官的最新发展创造了"光敏"脑类器官，其特征是类似初级眼睛，并在光被触发时显示神经活动[64]，最近的研究证实了在所有六个皮层中发现的表达生物标记物的脑类器官的形式[6]。它们都没能同时形成人类大脑皮层中的六个不同层。脑细胞被赋予了再生能力，其中细胞不容易在培养皿中生长和扩增。事实上，由于大脑大部分是在子宫内形成的，理解人脑如何发育和功能的基础水平仍然缺乏。出于明显的伦理考虑，限制了对人脑的研究。这些困难阻碍了人类破译人脑秘密。

由于无法获得活体人脑组织，动物模型，特别是小鼠，一直是研究大脑的一个选择。遗憾的是，正如我们前面提到的，大鼠的大脑发育与人类的大脑发育之间存在巨大的差异。总的来说，目前脑类器官研究受到以下限制：（1）成活率；（2）氧气和营养物质的分布；（3）批间差异性；（4）组织结构；（5）神经胶质的形成；（6）神经元活性。表4.3概述了目前脑类器官的局限性。

表 4.3　目前脑类器官的局限性

目前脑类器官模型的局限性	意见与建议
存活率	脑类器官模型现在可以存活长达一年。然而，需要进一步长期维持脑类器官一年以上，以研究其成熟的后期阶段。即使今天的脑类器官已经被移植到成年小鼠中，也发现它促进了脑类器官的细胞成熟、存活和血管形成
氧气和营养物质的分布	尽管开发了几种技术，如轨道振荡器中的搅拌、旋转生物反应器、气体可渗透皿、芯片上方法、高氧培养环境和类器官切片方法，有助于类器官向脑提供营养和氧合作用，可以延长脑类器官的存活并防止坏死核心形成。然而，没有证实在体外形成功能性血管
批间差异性	据报道，脑类器官的再现性为"批量效应"，这在定向神经命运分化中比非定向神经命运分化更明显。因此，需要识别最初的关键模式事件，以控制不同批次培养物之间的同质性
组织结构	目前的脑类器官成功地建立了神经元的深层和上层，但是体内完全组织化的六层大脑皮层细胞结构的重组仍然是初级的。此外，目前的类器官方案具有有限的类器官大小和复杂性，缺乏内皮细胞、对脑微环境有贡献的免疫细胞
神经胶质的形成	该复杂结构包括所有在相同脑类器官模型中的神经胶质亚群，以理解神经元-神经胶质相互作用的功能。此外，形成大脑皮层特征性褶皱的脑回化和白质束的形成在目前的脑器官样结构中缺失
神经元活性	多电极阵列已经在脑类器官模型中证明了同步振荡网络事件。因此，脑类器官的进一步成熟可能会产生完善的连接体和基于网络的活动模型。此外，外周神经系统的神经支配在当前的脑类器官模型中缺失

4.4　结语

脑类器官广泛应用于神经发育障碍或神经退行性障碍。大脑区域特异性类器官的进展可以帮助我们从更好的角度研究大脑发育和模拟人类神经障碍。然而，在进行这种高级实验时，应该考虑伦理问题并遵守法律。与大脑不同，脊髓类器官的应用到目前为止还没有太多报道。然而，最近已经看到了这方面的努力。Hor 等进行的研究中可以看到脊髓类器官的早期应用，以检测脊髓性肌萎缩（SMA）后运动神经元的行为[54]。

致谢

Azim Pata 实验室受到马来西亚高等教育部（No. FRGS/1/2019/SKK08/USM/03/10）资助。

参考文献

［1］ Sato T，Stange DE，Ferrante M，Vries RG，Van Es JH，Van den Brink S et al（2011）Long-term expansion of epithelial organoids from human colon，adenoma，adenocarcinoma，and Barrett's epithelium. Gastroenterology 141（5）:1762-1772

［2］ Lancaster MA，Knoblich JA（2014）Organogenesis in a dish: modeling development and disease using organoid technologies. Science（New York，NY）. 345（6194）:1247125

［3］ Bergmann S，Lawler SE，Qu Y，Fadzen CM，Wolfe JM，Regan MS et al（2018）Blood-brain-barrier organoids for investigating the permeability of CNS therapeutics. Nat Protoc 13（12）:2827-2843

［4］ Monzel AS，Smits LM，Hemmer K，Hachi S，Moreno EL，van Wuellen T et al（2017）Derivation of human midbrain-specific organoids from neuroepithelial stem cells. Stem cell Rep 8（5）:1144-1154

［5］ Sakaguchi H，Kadoshima T，Soen M，Narii N，Ishida Y，Ohgushi M et al（2015）generation of functional hippocampal neurons from self-organising human embryonic stem cell-derived dorsomedial telencephalic tissue. Nat Commun 6（1）:8896

［6］ Qian X，Nguyen HN，Song MM，Hadiono C，Ogden SC，Hammack C et al（2016）Brain-region-specific organoids using mini-bioreactors for modeling ZIKV exposure. Cell 165（5）:1238-1254

［7］ Modeling WH，Organoids NDWHB（2018）Front Synap Neurosci 10:15

［8］ Lancaster MA，Renner M，Martin CA，Wenzel D，Bicknell LS，Hurles ME et al（2013）Cerebral organoids model human brain development and microcephaly. Nature 501（7467）:373-379

［9］ Bershteyn M，Nowakowski TJ，Pollen AA，Di Lullo E，Nene A，Wynshaw A et al（2017）Human iPSC-derived cerebral organoids model cellular features of lissencephaly and reveal prolonged mitosis of outer radial glia. Cell Stem Cell 20（4）:435-49. e4

［10］ Iefremova V，Manikakis G，Krefft O，Jabali A，Weynans K，Wilkens R et al（2017）An organoid-based model of cortical development identifies non-cell-autonomous defects in Wnt signaling contributing to Miller-Dieker syndrome. Cell Rep 19（1）:50-59

［11］ Ghatak S，Dolatabadi N，Trudler D，Zhang X，Wu Y，Mohata M et al（2019）Mechanisms of hyperexcitability in Alzheimer's disease hiPSC-derived neurons and cerebral organoids vs isogenic controls. eLife 8

[12] Kim H，Park HJ，Choi H，Chang Y，Park H，Shin J et al（2019）Modeling G2019S-LRRK2 sporadic Parkinson's disease in 3D Midbrain organoids. Stem cell Rep 12(3):518-531

[13] Takahashi K，Yamanaka S（2006）Induction of pluripotent stem cells from mouse embryonic and adult fibroblast cultures by defined factors. Cell 126(4):663-676

[14] Qian X，Song H，Ming GL（2019）Brain organoids：advances，applications and challenges. Development（Cambridge，England）146(8)

[15] Sloan SA，Andersen J，Paşca AM，Birey F，Paşca SP（2018）Generation and assembly of human brain region-specific three-dimensional cultures. Nat Protoc 13(9):2062-2085

[16] Koo B，Choi B，Park H，Yoon KJ（2019）Past，present，and future of brain organoid technology. Mol Cells 42(9):617-627

[17] Charras G，Yap AS（2018）Tensile forces and mechanotransduction at cell-cell junctions. Curr Biol CB 28(8):R445-R457

[18] Di Lullo E，Kriegstein AR（2017）The use of brain organoids to investigate neural development and disease. Nat Rev Neurosci 18(10):573-584

[19] Chambers SM，Fasano CA，Papapetrou EP，Tomishima M，Sadelain M，Studer L（2009）Highly efficient neural conversion of human ES and iPS cells by dual inhibition of SMAD signaling. Nat Biotechnol 27(3):275-280

[20] Chambers SM，Mica Y，Lee G，Studer L，Tomishima MJ（2016）Dual-SMAD inhibition/WNT activation-based methods to induce neural crest and derivatives from human pluripotent stem cells. Meth Mol Biol（Clifton，NJ）1307:329-343

[21] Muguruma K（2018）Self-organized cerebellar tissue from human pluripotent stem cells and disease modeling with patient-derived iPSCs. Cerebellum（London，England）17(1):37-41

[22] Muguruma K，Nishiyama A，Kawakami H，Hashimoto K，Sasai Y（2015）Self-organization of polarised cerebellar tissue in 3D culture of human pluripotent stem cells. Cell Rep 10(4):537-550

[23] Sloan SA，Darmanis S，Huber N，Khan TA，Birey F，Caneda C et al（2017）Human astrocyte maturation captured in 3D cerebral cortical spheroids derived from pluripotent stem cells. Neuron 95(4):779-90. e6

[24] Birey F，Andersen J，Makinson CD，Islam S，Wei W，Huber N et al（2017）Assembly of functionally integrated human forebrain spheroids. Nature 545(7652):54-59

[25] Marton RM，Miura Y，Sloan SA，Li Q，Revah O，Levy RJ et al（2019）Differentiation and maturation of oligodendrocytes in human three-dimensional neural cultures. Nat Neurosci 22(3):484-491

[26] Mora-Bermúdez F，Badsha F，Kanton S，Camp JG，Vernot B，Köhler K et al（2016）Differences and similarities between human and chimpanzee neural progenitors during cerebral cortex development. eLife 5

[27] Camp JG，Badsha F，Florio M，Kanton S，Gerber T，Wilsch-Bräuninger M et al（2015）Human cerebral organoids recapitulate gene expression programs of fetal neocortex development. Proc Natl Acad Sci 112(51):15672

[28] Luo C，Lancaster MA，Castanon R，Nery JR，Knoblich JA，Ecker JR（2016）Cerebral organoids

recapitulate epigenomic signatures of the human fetal brain. Cell Rep 17(12):3369-3384

[29] Yoon KJ, Ringeling FR, Vissers C, Jacob F, Pokrass M, Jimenez-Cyrus D et al (2017) Temporal control of mammalian cortical neurogenesis by m(6)A methylation. Cell 171(4):877-89. e17

[30] Behjati S, Huch M, van Boxtel R, Karthaus W, Wedge DC, Tamuri AU et al (2014) Genome sequencing of normal cells reveals developmental lineages and mutational processes. Nature 513 (7518):422-425

[31] Pollen AA, Bhaduri A, Andrews MG, Nowakowski TJ, Meyerson OS, Mostajo-Radji MA et al (2019) Establishing cerebral organoids as models of human-specific brain evolution. Cell 176(4): 743-56. e17

[32] Homem CCF, Repic M, Knoblich JA (2015) Proliferation control in neural stem and progenitor cells. Nat Rev Neurosci 16(11):647-659

[33] Kelava I, Lancaster MA (2016) Stem cell models of human brain development. Cell Stem Cell 18 (6):736-748

[34] Kruitwagen HS, Oosterhoff LA, van Wolferen ME, Chen C, Nantasanti Assawarachan S, Schneeberger K et al (2020) Long-term survival of transplanted autologous canine liver organoids in a COMMD1-deficient dog model of metabolic liver disease. Cells 9(2)

[35] Mansour AA, Gonçalves JT, Bloyd CW, Li H, Fernandes S, Quang D et al (2018) An in vivo model of functional and vascularised human brain organoids. Nat Biotechnol 36(5):432-441

[36] Van Norman GA (2019) Limitations of animal studies for predicting toxicity in clinical trials: is it time to rethink our current approach? JACC: Basic Transl Sci 4(7):845-54

[37] Wimmer RA, Leopoldi A, Aichinger M, Wick N, Hantusch B, Novatchkova M et al (2019) Human blood vessel organoids as a model of diabetic vasculopathy. Nature 565(7740):505-510

[38] Baldassari S, Musante I, Iacomino M, Zara F, Salpietro V, Scudieri P (2020) Brain organoids as model systems for genetic neurodevelopmental disorders. Front Cell Dev Biol 8:590119

[39] Chan WK, Griffiths R, Price DJ, Mason JO (2020) Cerebral organoids as tools to identify the developmental roots of autism. Mol Autism 11(1):58

[40] Mariani J, Coppola G, Zhang P, Abyzov A, Provini L, Tomasini L et al (2015) FOXG1- dependent dysregulation of GABA/glutamate neuron differentiation in autism spectrum disorders. Cell 162(2):375-390

[41] Bruining H, Hardstone R, Juarez-Martinez EL, Sprengers J, Avramiea AE, Simpraga S et al (2020) Measurement of excitation-inhibition ratio in autism spectrum disorder using critical brain dynamics. Sci Rep 10(1):9195

[42] Nieto- V, Hsieh J (2020) Human brain organoid models of developmental epilepsies. Epilepsy Curr 20(5):282-290

[43] Goswami S, Hsieh J (2019) One-hit wonders and 2-hit tubers: a second-hit to TSC2 causes tuberlike cells in spheroids. Epilepsy Curr 19(1):49-50

[44] Martin KR, Zhou W, Bowman MJ, Shih J, Au KS, Dittenhafer KE et al (2017) The genomic landscape of tuberous sclerosis complex. Nat Commun 8(1):15816

[45] Han D, Xue X, Yan Y, Li G (2019) Dysfunctional Cav1. 2 channel in Timothy syndrome, from

cell to bedside. Exp Biol Med (Maywood, NJ) 244(12):960-71

[46] Brighi C, Cordella F, Chiriatti L, Soloperto A, Di Angelantonio S (2020) Retinal and brain organoids: bridging the gap between in vivo physiology and in vitro micro-physiology for the study of Alzheimer's diseases. Front Neurosci 14:655

[47] Papaspyropoulos A, Tsolaki M, Foroglou N, Pantazaki AA (2020) Modeling and targeting Alzheimer's disease with organoids. Front Pharmacol 11:396

[48] Galet B, Cheval H, Ravassard P (2020) Patient-derived midbrain organoids to explore the molecular basis of Parkinson's disease. Front Neurol 11:1005

[49] Smits LM, Schwamborn JC (2020) Midbrain organoids: a new tool to investigate Parkinson's disease. Front Cell Dev Biol 8:359

[50] Thomas CA, Tejwani L, Trujillo CA, Negraes PD, Herai RH, Mesci P et al (2017) Modeling of TREX1-dependent autoimmune disease using human stem cells highlights L1 accumulation as a source of neuroinflammation. Cell Stem Cell 21(3):319-31. e8

[51] Cugola FR, Fernandes IR, Russo FB, Freitas BC, Dias JL, Guimarães KP et al (2016) The Brazilian Zika virus strain causes birth defects in experimental models. Nature 534(7606):267- 271

[52] Wang P, Mokhtari R, Pedrosa E, Kirschenbaum M, Bayrak C, Zheng D et al (2017) CRISPR/Cas9-mediated heterozygous knockout of the autism gene CHD8 and characterisation of its transcriptional networks in cerebral organoids derived from iPS cells. Molecular Autism. 8(1):11

[53] Allende ML, Cook EK, Larman BC, Nugent A, Brady JM, Golebiowski D et al (2018) Cerebral organoids derived from Sandhoff disease-induced pluripotent stem cells exhibit impaired neurodifferentiation. J Lipid Res 59(3):550-563

[54] Hor JH, Soh ES-Y, Tan LY, Lim VJW, Santosa MM, Winanto et al (2018) Cell cycle inhibitors protect motor neurons in an organoid model of Spinal Muscular Atrophy. Cell Death Dis 9(11): 1100

[55] Trujillo CA, Gao R, Negraes PD, Chaim IA, Domissy A, Vandenberghe M et al (2018) Nested oscillatory dynamics in cortical organoids model early human brain network development. bioRxiv 358622

[56] Trujillo CA, Muotri AR (2018) Brain organoids and the study of neurodevelopment. Trends Mol Med 24(12):982-990

[57] Yakoub AM (2019) Cerebral organoids exhibit mature neurons and astrocytes and recapitulate electrophysiological activity of the human brain. Neural Regen Res 14(5):757-761

[58] Farahany NA, Greely HT, Hyman S, Koch C, Grady C, Paşca SP et al (2018) The ethics of experimenting with human brain tissue. Nature 556(7702):429-432

[59] Kobayashi T, Yamaguchi T, Hamanaka S, Kato-Itoh M, Yamazaki Y, Ibata M et al (2010) generation of rat pancreas in mouse by interspecific blastocyst injection of pluripotent stem cells. Cell 142(5):787-799

[60] Koplin JJ, Savulescu J (2019) Moral limits of brain organoid research. J Law Med Ethics J Am Soc Law Med Ethics 47(4):760-767

[61] Abud EM, Ramirez RN, Martinez ES, Healy LM, Nguyen CHH, Newman SA et al (2017) iPSC-

derived human microglia-like cells to study neurological diseases. Neuron 94(2):278- 93. e9

［62］ Arlotta P (2018) Organoids required! A new path to understanding human brain development and disease. Nat Meth 15(1):27-29

［63］ Giandomenico SL，Mierau SB，Gibbons GM，Wenger LMD，Masullo L，Sit T et al (2019) Cerebral organoids at the air-liquid interface generate diverse nerve tracts with functional output. Nat Neurosci 22(4):669-679

［64］ Quadrato G，Nguyen T，Macosko EZ，Sherwood JL，Min Yang S，Berger DR et al (2017) Cell diversity and network dynamics in photosensitive human brain organoids. Nature 545(7652):48-53

第 5 章

用脑类器官了解神经退行性疾病

Patompon Wongtrakoongate，Chatbenja Pakiranay，Narisorn Kitiyanant

摘要：[简介] 随着 PSCs 的发展，已经通过脑类器官模拟了几个脑区，在细胞异质性和基因表达方面类似于它们在体内的对应人脑特定区域。这些模型可用于神经退行性疾病的分子发病机制研究，并可与许多最新技术结合，如光遗传学、CRISPR/Cas9、膜片钳或芯片系统，以创建更精确的大脑发育和疾病模型。此外，源自患者特异性 iPSCs 的个性化器官也可用于开发个性化治疗。本章介绍了脑类器官形成的原理，以及类脑器官在神经退行性疾病建模、药物开发和个性化药物方面的潜在用途。

[方法] 我们在 PubMed（https://www.pubmed.ncbi.nlm.nih.gov）上检索并综述了关键词为脑类器官、神经分化、神经退行性变、个性化医疗的文献。

[结论] 个性化的脑类器官可以通过多种方法获得，与 CRISPR/Cas9 等基因组编辑相结合，已被证明是体外研究早期人类大脑发育和发病机制的有力工具。未来对无法治愈的神经退行性疾病的治疗，最好应该针对患者个体进行定制，以获得最佳疗效。为此，使用神经外胚层组织的体外患者特异性模型将允许这种定制治疗的个性化医疗。

关键词：脑类器官形成；hPSCs；神经退行性疾病；个性化医疗

P. Wongtrakoongate，C. Pakiranay
Department of Biochemistry，Faculty of Science，Mahidol University，Bangkok，Thailand

P. Wongtrakoongate
Center for Neuroscience，Faculty of Science，Mahidol University，Bangkok，Thailand

N. Kitiyanant (✉)
Institute of Molecular Biosciences，Mahidol University，Nakhon Pathom，Thailand e-mail：narisorn.kit@mahidol.ac.th

5.0　引言

　　人脑的新皮质由多种多样的神经元细胞组成。它负责高级认知功能，这种功能在任何其他物种中都找不到。了解正常和疾病条件下的人脑发育是发现神经系统新治疗方法的主要目标。使用动物细胞/模型进行神经生物学研究是一种长期的实践。然而，动物细胞/模型并不完整反映人类疾病，而仅具有人类疾病的某些特征。由于与脑组织起源相关的伦理问题，获得人脑组织的机会有限。神经元和永生化神经母细胞体外培养的建立克服了这种限制。尽管这两种神经元细胞培养系统都经常用于神经生物学研究，但传统的 2D 培养系统不能再现大脑微环境、神经组织的复杂性和疾病表型，如异常蛋白质聚集。另一个限制是它们仅包含一种细胞类型，并且没有细胞间的相互作用。

　　在前类器官时代，体外脑组织切片培养，称为器官型培养，已用于神经生物学研究（图 5.1）。许多不同的脑区可以切片并培养数周至数月。它们已被

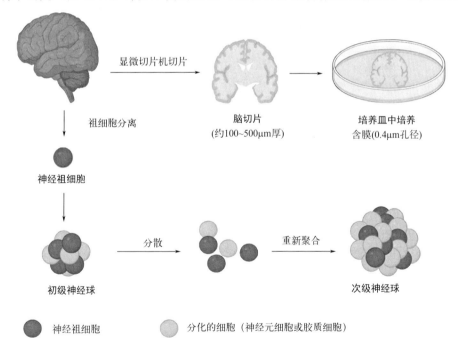

图 5.1　脑细胞和组织的传统培养方法包括体外器官型培养（上）和神经球培养（下）

对于器官型培养，可以使用振动切片机从相关脑组织制备厚度为 $100\sim500\mu m$ 的脑切片，并将其放置在具有 $0.4\mu m$ 半透孔的插入物中。对于神经球培养，可以分离不同的脑区，如齿状回和脑室下区，以获得神经祖细胞。在扩增神经祖细胞后，它们可以进一步自我更新以产生相同的祖细胞或分化产生神经元和神经胶质细胞。神经球的扩增可以通过神经球的解离和重新聚集来进行（图片版权归 BioRender 所有）

用作研究大脑微环境的模型，类似于大脑精确区域的体内条件[1]。与神经元细胞培养不同，器官型培养维持了细胞结构和大脑的微环境。因此，器官型培养是神经生物学研究和药物筛选的功能性工具。

另外，从人脑的不同区域分离出神经前体细胞，体外培养，形成自由漂浮的神经干/祖细胞空心簇，称为"神经球"[2,3]。神经球是异质性的，由数百个星形胶质细胞、神经元和神经干/祖细胞组成，根据其来源区域具有特定的特征[4]。神经球可以通过机械切割或解离来繁殖，克服了器官型培养的限制。虽然神经球被认为是研究神经发生和人脑早期发育模型的工具，但它比类器官具有更低的复杂性和更少的结构组织。

人体多能干细胞（pluripotent stem cells，PSCs）的进一步发展，包括ESCs和iPSCs，为理解人类生物学、生理学、发育和疾病提供了一个系统模型平台。用必需的生长因子进行处理可促进人类PSCs分化为特定细胞系。许多小组已经开发了神经诱导方案来驱动hPSCs在2D和3D培养中成为神经细胞类型。通过提升hPSCs集落并在含有高浓度EGF和FGF2的神经干细胞培养基中培养，建立了一种在神经球（称为EZ球）中生成前玫瑰花结神经干细胞的早期方法[5]。EZ球体可以形成神经玫瑰花结，并进一步分化成几种类型的神经谱系。Chandrasekaran及其同事比较了2D诱导和3D诱导方法从hP-SCs生成神经干/祖细胞的效率。在3D神经诱导中观察到更多具有较长神经突的神经元，这表明从hPSCs生成前脑皮层神经元的方法更好[6]。

类器官是指3D悬浮培养技术，可以在培养皿中生成类似于体内各种细胞结构特征的有组织的器官/组织。Fatehulla及其同事将类器官定义为"完全来自原代组织、ESCs或iPSCs的体外3D细胞簇，能够自我更新和自我组织，并表现出与原代组织相似的器官功能"[7]。因此，类器官在技术上与神经球不同，神经球是指在大脑中没有任何细胞结构和形态发生的神经衍生物的集合体。Lancaster及其同事的一项创新研究通过结合PSCs技术以及将iPSCs分化为神经元细胞，展示了一种培养系统，可以利用来自小头症患者的人类PSCs生成大脑皮层样类器官[8]。脑类器官或由祖细胞、神经元和神经胶质细胞组成的脑类器官，类似于人类胎儿大脑[8-10]。从那时起，建立了有效的脑类器官培养方案。使用Wingless和Int-1抑制剂（WNT）以及Mothers against deca-pentaplegic（SMAD）抑制剂等外源线索来模拟内源性发育模式，并在高度一致性的脑类器官生成中指导神经诱导。短期培养的脑类器官反映了大脑的不成熟状态，但脑类器官中的神经元在培养60天后开始成熟，并在培养120d后表现出自发的兴奋性突触后电流[11,12]。

迄今为止，几个大脑区域，如丘脑[13]、中脑[9,14,15]、垂体[16]、小脑[17,18]和脑干[19]，已使用脑类器官进行建模。由于脑类器官具有人脑的一些主要特征，如细胞分布和组织、电生理功能和神经回路，因此它们已成为探索神经系统疾病机制的有前景的工具（图 5.2）。脑类器官已被用于模拟神经退行性疾病，如 AD[20,21] 和 PD[9,14,22]、脑肿瘤发生、寨卡病毒感染大脑[12,23]和神经性的 COVID-19[24]。

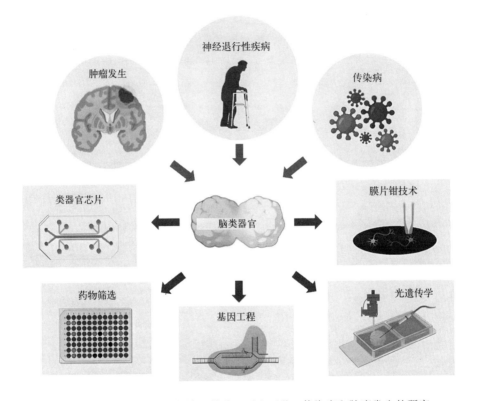

图 5.2　脑类器官彻底改变神经科学、再生医学、传染病和肿瘤发生的研究

脑类器官提供了研究大脑健康和发病机制的工具。此外，脑类器官技术可以与其他先进技术相结合，如膜片钳技术、光遗传学、基因工程、药物筛选和类器官芯片（图片版权归 BioRender 所有）

5.1　脑类器官形成的技术原理

如上所述，脑类器官与神经球不同的一个标志是前者形成的细胞结构和组织形态发生[25]。这一特性使得脑类器官能够重现特定区域的大脑结构。遵循定向分化的范式，Yoshiki Sasai 开发了一种原始的类器官培养方法，使用一种

称为胚状体快速聚集的无血清培养（serum-free culture of embryoid body-like quick-aggregation，SFEBq）的 3D 系统从人类 PSCs 中提取皮质层[26]。从那时起，人们设计了各种方法从 PSCs 中生成脑类器官。从根本上说，我们将总结用于产生脑类器官的四种技术原则，包括（1）因子启动法，（2）自我模式化法，（3）融合法，（4）共培养法（图 5.3）。

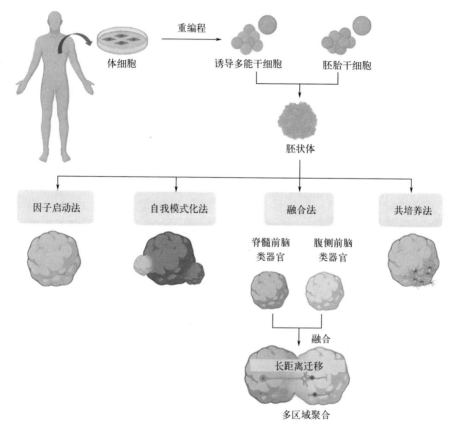

图 5.3　可以使用四种不同方法，通过 EBs 聚集从人体 iPSCs 和 ESCs 中产生出脑类器官

因子启动法提供了一致且可重复的方法；自我模式化法可以提供多样的细胞异质性和广泛的形态发生；融合法适用于产生至少两个不同的、相互连接但又明确的区室，如背侧和腹侧前脑区域；共培养法产生的脑类器官，含有来自神经分化的非实用细胞，如小胶质细胞或脑肿瘤细胞（图片版权归 BioRender 所有）

5.1.1　因子启动法

脑类器官可以通过确定的因子诱导产生。为此，可以采用因子启动法，将

确定的外在因子和营养因子添加到培养基中，以引发人类 PSCs 沿神经外胚层系分化。支架也可以包含在系统中以指导细胞结构和形态发生。因子启动法的一个完善方案是胚状体快速聚集的无血清培养（SFEBq），它已被用来生成前脑[27-29]、中脑[9]、大脑皮层[30]、小脑[31,32]，海马体[33]，新皮质[34] 和垂体[16]。此外，这种方法已经重现了喙尾部器官发生[35]。与自模式法相比，使用因子启动法的一个关键优势是细胞异质性相对更一致，分化程度更高（见下文）。然而，与其他方法相比，这种方法的缺点是较少的高级阶段的形态发生。

为了避免有限的形态发生，已经建立了用引导因子启动 PSCs 及其后代的分步方案，其中采用外在因子和营养因子的瞬时诱导来产生大脑皮层、中脑类器官和下丘脑类器官的放射状组织[12,36]。这种对细胞信号传导的时间操作使得大脑类器官在去除或稀释信号时能够进一步自我构建。此外，生物材料聚乙酸-聚羟基乙酸共聚物〔poly(lactide-coglycolide) copolymer，PLGA〕已成功地应用于启动细胞附着，从而促进支架周围类器官的形态发生[36]。一项研究比较了 PLGA 与碳纤维生成中脑类器官的情况，发现碳纤维刺激的培养物中多巴胺能神经元特异性基因的表达水平增加，它的结构比 PLGA 更稳定，并且不会改变培养环境的 pH 值[37]。此外，由有机硅聚二甲基硅氧烷制成的微图案阵列已被证明可以改善具有均匀和单一神经玫瑰花结的前脑类器官的产生[38]。

5.1.2　自我模式化法

与上述因子启动法相反，自我模式化法是利用 PSCs 聚集体自发分化和随后自发形态发生的能力的类器官生成技术[39,40]。Hans Clevers 首创了该方案用于开发肠道类器官培养[41]。后来，从基质胶包埋的胚状体中成功产生了脑类器官。这种方法的成功关键在于使用旋转生物反应器来增强营养物和营养因子的吸收，并允许聚集体以自由漂浮的形式发展自我模式的形态发生[8]。重要的是，这项技术能在单一器官中产生属于前脑、中脑和后脑的各种细胞系，表明自我模式化法具有模拟人脑疾病模型的潜力，这可能需要不同脑区之间的串扰机制。

然而，与信号启动法相比，这种方法的两个缺点是：类器官内的大量细胞死亡和类器官中细胞异质性的不一致。为了增加营养吸收和氧气扩散并减少细胞死亡，我们设计了一个多孔旋转生物反应器系统，扩增脑类器官的同时，促进脑类器官的生长，并提高类器官产生效率[12]。此外，为了克服自我模式化脑类器官的有限生长，磷酸酶和张力蛋白同源物（phosphatase and tensin homolog，PTEN）的基因缺失引起脑室和外神经祖细胞的增殖增强，这与人类皮质类器官的扩张和折叠一致[42]。此外，Ming 及其同事最近开发了一种自我模式化法，通过结合新皮质类器官切片（sliced neocortical organoid，SNO）技术来增加营养物质和营养因子向 SNO 的扩散，从而提高细胞活力和更多的类器官扩张[43]。

5.1.3　融合法

因子启动法和自我模式化法的主要缺点分别是有限的异质性和不受控制的细胞多样性。后者通常还伴随着组织形态发生的不可再生性。具体来说，脑区的大小和组织结构的不可控是这类方法的最大障碍。因此，我们设计了一种新方法来提高脑类器官的异质性和可再生性。融合法可以将脑类器官的不同区域从单个区域特异性脑类器官融合起来。不同脑区的类器官可以融合以产生扩展的结构，即所谓的"集合体"。这种方法在体外连接多个脑区域，以实现远程和多突触相互连接。融合法已用于研究人类 GABA 能神经元的迁移，并整合从前脑腹侧到背侧的神经元之间的皮质回路。这种电路整合来自于中间神经元和谷氨酸能神经元，它们可以在微生理生态位中找到。研究者还利用该模型研究 Timothy 综合征，并观察到神经元迁移的缺陷[44]。GABA 能神经元从腹侧到背侧前脑的迁移依赖于 CXCR4[45]。一项类似的研究模拟了人类腹侧大脑内侧神经节隆起的发育，腹侧大脑负责皮质间神经元的神经发生。融合两种不同区域特异性的类器官，即内侧神经节隆起类器官和皮质类器官，以观察前者产生的神经元迁移和整合[46]。此外，还建立了一种方法，通过将丘脑脑类器官与皮质类器官融合生成丘脑-皮质集合体。值得注意的是，在融合的集合体中观察到了丘脑和皮质之间的突起[13]。使用融合的方法，通过生成与人类骨骼肌球体组合的大脑皮质或后脑/脊髓以生成 3D 皮质-运动集合体来证明人类多突触回路[47]。Ao Z 等发明了一种新方法，对中脑到前脑的中皮层通路进行建模。该方法利用六边形声学流体装置产生动态声场，可以以无接触和无标签的方式移动和融合两个类器官[48]。然而，即使融合法提供了一条以高重复性设计和扩展多区域脑类器官的途径，但并非脑生理学的所有方面都可以实现，例如脑-小胶质细胞相互作用和血脑屏障。

5.1.4　共培养法

因子启动法、自我模式化法和融合法的一个常见关键限制是，并非脑组织中存在的所有细胞类型都可以通过这些方法获得，特别是属于其他胚层的细胞，如小胶质细胞和内皮细胞。因此，已经创建的共培养方案，通过将特定的细胞类型添加到脑类器官中或脑类器官上来获得完整的生态位或系统。

为了将小胶质细胞整合到脑类器官中，将小胶质细胞从人体 iPSCs 中分化出来，并测试它们与缺乏小胶质细胞的脑皮质类器官的相互作用。加入小胶质细胞后，第 3 天，细胞已迁移到类器官中。当对类器官施加伤害时，观察到激活的小胶质细胞簇的形成[49]。一项相关研究通过使用含有 Aβ 聚集的脑类器官来探究小胶质细胞共培养在阿尔茨海默病（AD）病理学中的作用。研究者发现，将小胶质细胞共培养整合进模型能够有效减少 Aβ 斑块的积累[50]。在背侧和腹侧类器官的比较研究中，小胶质细胞迁移到背侧类器官的速度比腹侧类器官快，小胶质细胞掺入后的免疫反应也发生了改变。具体而言，小胶质细胞合并的背侧类器官比腹侧类器官具有更高的抗炎细胞因子分泌，而小胶质细胞合并的腹侧类器官在 Aβ42 寡聚体治疗后表达更高的 TNF-α[51]。此外，为了更好地模仿大脑微环境，Gage 及其同事成功地将大脑类器官移植到成年小鼠大脑中，并确定移植可以导致广泛的神经元分化和成熟、胶质细胞生成、轴突生长、小胶质细胞整合以及内皮细胞血管化[52]。

共培养法可以从研究正常生理学和神经学疾病以及阐明肿瘤发生中受益。在一项研究中，用脑类器官来模拟神经胶质瘤发生[53]，与患者来源的胶质瘤干细胞共培养后，癌细胞可以浸润并在类器官中增殖。此外，通过双光子显微镜可以观察到间隙连接介导的微管互连，这一过程有助于促进肿瘤的侵袭性行为。共培养法可以提供一种将脑肿瘤连续扩展为后续器官的方法[63]，并了解肿瘤异质性[54]。

通过这四种产生脑类器官的技术，包括因子启动法、自我模式化法、融合法和共培养法，已经在基础神经科学、发育生物学、肿瘤发生和药物发现方面取得了丰硕的成果。特定研究目的的假设将指导应采用哪种技术来生成大脑类器官。未来的方法可能会结合其中的几种技术，以更好地概括大脑的解剖结构和生理学。

5.2　脑类器官和神经退行性疾病

神经退行性疾病，包括 AD、PD、肌萎缩侧索硬化症（amyotrophic lateral sclerosis，ALS）和亨廷顿病，在全世界老年人中普遍存在。此前，人脑组织、细胞培养和动物模型的研究已经用来研究疾病的机制。人脑类器官和多种

3D 培养系统表现出疾病的关键神经病理学特征，可用作疾病模型。

5.2.1　阿尔茨海默病

AD 是最常见的与年龄相关的、不可逆的、进行性的疾病，会慢慢破坏大脑。早期 AD 患者的许多脑区出现脑灰质体积减小，如海马体和基底前脑。该疾病的临床特征是认知能力下降、严重记忆障碍以及严重的生活改变。AD 特征是存在细胞外淀粉样 β 蛋白沉积，即所谓的淀粉样斑块和细胞内神经原纤维缠结。家族性 AD（familial AD，FAD）是由淀粉样前体蛋白（amyloid precursor protein，APP）、早老蛋白 1（presenilin-1，PSEN1）或早老蛋白 2（presenilin-2，PSEN2）的变异引起的。β 和 γ 分泌酶依次裂解 APP，产生 Aβ 肽，并聚集成不溶性淀粉样斑块。在具有淀粉样前体蛋白（APP）和早老蛋白 1（PSEN1）突变的人神经干细胞的 3D 培养系统中可以观察到淀粉样 β 蛋白的沉积和 tau 蛋白的过磷酸化[20]。此外，来自多个 FAD 患者 iPSCs 的脑类器官以年龄依赖性方式形成持续的淀粉样蛋白沉积和 tau 蛋白过酸化[21]。

最近，Cairns 和他同事描述了一种新的 AD 模型。使用 HSV1 感染构建 3D 大脑模型，该模型可以形成淀粉样斑块样结构、神经胶质增生、神经炎症和功能下降[55]。

5.2.2　帕金森病

PD 是仅次于 AD 的第二常见的神经退行性疾病。PD 的特征是静止性震颤、运动迟缓、强直和姿势平衡不稳定。临床症状的主要原因是中脑多巴胺能神经元的变性。为了用脑类器官模拟 PD，人们开发了中脑特异性类器官[9,14]。培养 2 个月后，中脑特异性类器官含有功能性酪氨酸羟化酶阳性的中脑多巴胺神经元（midbrain dopamine neurons，mDAns）。这些 mDAns 表达中脑标志物，如 FoxA2 或多巴胺转运蛋白，并显示细胞质神经黑色素积累。来自 PD 患者的特异性 iPS 细胞可用于建立中脑特异性器官 PD 模型。中脑特异性类器官 PD 模型重点关注 LRRK2-G2019S 变体的影响。CRISPR/Cas9 已被用在对照 hPSCs 系中引入突变[56]，或从患者特异性细胞创建同源基因突变校正细胞系[22]。Kim 及其同事观察到，与对照组相比，LRRK2-G2019S 突变脑特异性类器官的大小没有差异。然而，值得注意的是 mDAns 的神经突长度较短和多巴胺能神经元标志物的表达较低[56]。另外，在来自 LRRK2-G2019S 突变患者 iPS 的中脑特异性类器官中，观察到较少数量的 mDAns 及其较低神经突起的复杂性[22]。通过将中脑类器官暴露于外源性应激源（如MPTP），也可用于研究偶发性 PD。

5.2.3　肌萎缩侧索硬化症

肌萎缩侧索硬化症（ALS）是一种由运动神经元丧失引起的破坏性神经退行性疾病。家族性 ALS 最常见的原因是超氧化物歧化酶 1 型（superoxide dismutase type-1，SOD1）突变，导致 SOD1 聚集和可溶性错误折叠形式增加，从而导致运动神经元死亡[57]。Seminary 及其同事从携带 SOD1 突变的人类 iPSCs 系中培养出运动神经元。在 ALS iPSC 来源的运动神经元中可以观察到不溶性 SOD1 的积累。然而，无法观察到对应蛋白质积累的热休克反应或应激颗粒形成[58]。迄今为止，还没有使用类器官来模拟 ALS 的研究。这可能是因为运动神经元可以分为上运动神经元和下运动神经元。上运动神经元位于运动皮层，下运动神经元位于脊髓腹角。因此，脑类器官无法模仿下运动神经元的生理和环境。Kawada 及其同事开发了一种方案，使用配备狭窄通道的微型设备从 hPSCs 生成运动神经类器官，为轴突生长提供微环境，产生的运动神经类器官模仿人类运动神经的发育和功能障碍[59]。后来，建立了从人类诱导多能生成 3D 脊髓器官的方案[60]。使用该方案在脊髓类器官中观察到不同的脊髓细胞类型，并沿着头-尾轴排列，模仿腹侧脊髓。将运动皮层脑类器官与运动神经类器官或脊髓器官融合，可能是 ALS 进一步研究的潜在模型。

5.2.4　其他应用

此外，脑类器官和集合体可以作为一种创新工具，从健康人和患者神经系统中模拟病理学和研究疾病机制。脑类器官和集合体可以与许多最新技术相结合，如利用光控制神经元的光遗传学、用于基因组编辑的 CRISPR/Cas9、用于电生理学研究的膜片钳以及控制连续灌注培养的片上系统，以创造更精确的大脑发育和疾病模型。

5.3　用于药物开发和个性化医疗的脑类器官

对于临床转化，脑类器官可用于模拟患者特定的分子和细胞发病机制，从而指导对个体患者进行最有效的治疗，被称为个性化医疗。个性化的类器官可以来自特定的患者。简而言之，这些细胞将从患者身上获得，重新编程为 iPS

细胞，并大规模地培养为脑类器官。个性化的脑类器官可用于测试化合物库（新药开发）的有效性，以找到最适合患者的化合物。最近，Park 及其同事使用来自 11 名 AD 患者的 1300 个脑类器官，其中包括 CRISPR/Cas9 编辑的同源基因系，来评估 FDA 批准的血脑屏障可渗透药物，并通过整合脑类器官和数学模型来实现精准医疗策略。他们的结果证明了药物重新定位的可能性，并简化了药物审批流程，为精准医疗做准备[61]。此外，由于孤独症是一种多基因疾病，因此很难为患者精确地开发可治愈的治疗方法。为了克服这种多基因障碍，有人提出通过 iPS 重编程从患者身上获得脑类器官来进行个性化药物开发[62]。然而，脑类器官的生产规模对高通量药物筛选是一个挑战。具体来说，大多数已建立的方案都是使用 96 孔板开发的。因此，需要自动化系统来大规模地生产脑类器官，这将最终加速脑部疾病的新型个性化治疗策略的发展。

5.4 结语

脑类器官技术是研究人员研究人类早期大脑发育和疾病的有力工具。可以考虑四种方法来产生脑类器官：（1）因子启动法；（2）自我模式化法；（3）融合法；（4）共培养法。AD、PD 和 ALS 等疾病的发病机制已成功地使用脑类器官进行建模。当与 CRISPR/Cas9 等基因组编辑工具结合使用后，患者特异性脑类器官是个性化和精准医疗的关键。

致谢

PW 受到玛希隆大学（新发现和前沿研究 No. NDFR11/2563）和国家高等教育科学研究和创新政策委员会办公室人力资源和机构发展、研究和创新项目管理单位（PMU-B No. B05F630081）资助。CP 受到泰国科学成就奖学金资助。NK 受到玛希隆大学资助。

参考文献

[1] Misra S，Moro CF，Del Chiaro M，Pouso S，Sebestyen A，Lohr M，Bjornstedt M，Verbeke CS (2019) Ex vivo organotypic culture system of precision-cut slices of human pancreatic ductal adenocarcinoma. Sci Rep 9(1):2133. https://doi.org/10.1038/s41598-019-38603-w

[2] Reynolds BA，Weiss S (1992) Generation of neurons and astrocytes from isolated cells of the adult

mammalian central nervous system. Science 255(5052):1707-1710. https://doi.org/10. 1126/science. 1553558

[3] Ostenfeld T, Joly E, Tai YT, Peters A, Caldwell M, Jauniaux E, Svendsen CN (2002) Regional specification of rodent and human neurospheres. Brain Res Dev Brain Res 134(1-2):43-55. https://doi.org/10. 1016/s0165-3806(01)00291-7

[4] Campos LS (2004) Neurospheres: insights into neural stem cell biology. J Neurosci Res 78(6):761-769. https://doi.org/10. 1002/jnr. 20333

[5] Ebert AD, Shelley BC, Hurley AM, Onorati M, Castiglioni V, Patitucci TN, Svendsen SP, Mattis VB, McGivern JV, Schwab AJ, Sareen D, Kim HW, Cattaneo E, Svendsen CN (2013) EZ spheres: a stable and expandable culture system for the generation of pre-rosette multipotent stem cells from human ESCs and iPSCs. Stem Cell Res 10(3):417-427. https://doi.org/10. 1016/j. scr. 2013. 01. 009

[6] Chandrasekaran A, Avci HX, Ochalek A, Rosingh LN, Molnar K, Laszlo L, Bellak T, Teglasi A, Pesti K, Mike A, Phanthong P, Biro O, Hall V, Kitiyanant N, Krause KH, Kobolak J, Dinnyes A (2017) Comparison of 2D and 3D neural induction methods for the generation of neural progenitor cells from human induced pluripotent stem cells. Stem Cell Res 25:139-151. https://doi.org/10. 1016/j. scr. 2017. 10. 010

[7] Fatehullah A, Tan SH, Barker N (2016) Organoids as an in vitro model of human development and disease. Nat Cell Biol 18(3):246-254. https://doi.org/10. 1038/ncb3312

[8] Lancaster MA, Renner M, Martin CA, Wenzel D, Bicknell LS, Hurles ME, Homfray T, Penninger JM, Jackson AP, Knoblich JA (2013) Cerebral organoids model human brain development and microcephaly. Nature 501(7467):373-379. https://doi.org/10. 1038/nature 12517

[9] Jo J, Xiao Y, Sun AX, Cukuroglu E, Tran HD, Goke J, Tan ZY, Saw TY, Tan CP, Lokman H, Lee Y, Kim D, Ko HS, Kim SO, Park JH, Cho NJ, Hyde TM, Kleinman JE, Shin JH, Weinberger DR, Tan EK, Je HS, Ng HH (2016) Midbrain-like organoids from human pluripotent stem cells contain functional dopaminergic and neuromelanin-producing neurons. Cell Stem Cell 19(2):248-257. https://doi.org/10. 1016/j. stem. 2016. 07. 005

[10] Pasca AM, Sloan SA, Clarke LE, Tian Y, Makinson CD, Huber N, Kim CH, Park JY, O'Rourke NA, Nguyen KD, Smith SJ, Huguenard JR, Geschwind DH, Barres BA, Pasca SP (2015) Functional cortical neurons and astrocytes from human pluripotent stem cells in 3D culture. Nat Meth 12(7):671-678. https://doi.org/10. 1038/nmeth. 3415

[11] Li R, Sun L, Fang A, Li P, Wu Q, Wang X (2017) Recapitulating cortical development with organoid culture in vitro and modeling abnormal spindle-like (ASPM related primary) microcephaly disease. Protein Cell 8(11):823-833. https://doi.org/10. 1007/s13238- 017-0479-2

[12] Qian X, Nguyen HN, Song MM, Hadiono C, Ogden SC, Hammack C, Yao B, Hamersky GR, Jacob F, Zhong C, Yoon KJ, Jeang W, Lin L, Li Y, Thakor J, Berg DA, Zhang C, Kang E, Chickering M, Nauen D, Ho CY, Wen Z, Christian KM, Shi PY, Maher BJ, Wu H, Jin P, Tang H, Song H, Ming GL (2016) Brain-region-specific organoids using mini-bioreactors for modeling ZIKV exposure. Cell 165(5):1238-1254. https://doi.org/10. 1016/j. cell. 2016. 04. 032

[13] Xiang Y，Tanaka Y，Cakir B，Patterson B，Kim KY，Sun P，Kang YJ，Zhong M，Liu X，Patra P，Lee SH，Weissman SM，Park IH (2019) hESC-derived thalamic organoids form reciprocal projections when fused with cortical organoids. Cell Stem Cell 24(3):487-497 e487. https://doi.org/10.1016/j.stem.2018.12.015

[14] Monzel AS，Smits LM，Hemmer K，Hachi S，Moreno EL，van Wuellen T，Jarazo J，Walter J，Bruggemann I，Boussaad I，Berger E，Fleming RMT，Bolognin S，Schwamborn JC (2017) Derivation of human midbrain-specific organoids from neuroepithelial stem cells. Stem Cell Rep 8(5):1144-1154. https://doi.org/10.1016/j.stemcr.2017.03.010

[15] Nickels SL，Modamio J，Mendes-Pinheiro B，Monzel AS，Betsou F，Schwamborn JC (2020) Reproducible generation of human midbrain organoids for in vitro modeling of Parkinson's disease. Stem Cell Res 46. https://doi.org/10.1016/j.scr.2020.101870

[16] Ozone C，Suga H，Eiraku M，Kadoshima T，Yonemura S，Takata N，Oiso Y，Tsuji T，Sasai Y (2016) Functional anterior pituitary generated in self-organising culture of human embryonic stem cells. Nat Commun 7:10351. https://doi.org/10.1038/ncomms10351

[17] Ballabio C，Anderle M，Gianesello M，Lago C，Miele E，Cardano M，Aiello G，Piazza S，Caron D，Gianno F，Ciolfi A，Pedace L，Mastronuzzi A，Tartaglia M，Locatelli F，Ferretti E，Giangaspero F，Tiberi L (2020) Modeling medulloblastoma in vivo and with human cerebellar organoids. Nat Commun 11(1):583. https://doi.org/10.1038/s41467-019-13989-3

[18] Muguruma K (2018) Self-organized cerebellar tissue from human pluripotent stem cells and disease modeling with patient-derived iPSCs. Cerebellum 17(1):37-41. https://doi.org/10.1007/s12311-017-0905-2

[19] Eura N，Matsui TK，Luginbuhl J，Matsubayashi M，Nanaura H，Shiota T，Kinugawa K，Iguchi N，Kiriyama T，Zheng C，Kouno T，Lan YJ，Kongpracha P，Wiriyasermkul P，Sakaguchi YM，Nagata R，Komeda T，Morikawa N，Kitayoshi F，Jong M，Kobashigawa S，Nakanishi M，Hasegawa M，Saito Y，Shiromizu T，Nishimura Y，Kasai T，Takeda M，Kobayashi H，Inagaki Y，Tanaka Y，Makinodan M，Kishimoto T，Kuniyasu H，Nagamori S，Muotri AR，Shin JW，Sugie K，Mori E (2020) Brainstem organoids from human pluripotent stem cells. Front Neurosci 14:538. https://doi.org/10.3389/fnins.2020.00538

[20] Choi SH，Kim YH，Hebisch M，Sliwinski C，Lee S，D'Avanzo C，Chen H，Hooli B，Asselin C，Muffat J，Klee JB，Zhang C，Wainger BJ，Peitz M，Kovacs DM，Woolf CJ，Wagner SL，Tanzi RE，Kim DY (2014) A three-dimensional human neural cell culture model of Alzheimer's disease. Nature 515(7526):274-278. https://doi.org/10.1038/nature13800

[21] Raja WK，Mungenast AE，Lin YT，Ko T，Abdurrob F，Seo J，Tsai LH (2016) Self-organizing 3D human neural tissue derived from induced pluripotent stem cells recapitulate Alzheimer's disease phenotypes. PLoS ONE 11(9). https://doi.org/10.1371/journal.pone.0161969

[22] Smits LM，Reinhardt L，Reinhardt P，Glatza M，Monzel AS，Stanslowsky N，Rosato-Siri MD，Zanon A，Antony PM，Bellmann J，Nicklas SM，Hemmer K，Qing X，Berger E，Kalmbach N，Ehrlich M，Bolognin S，Hicks AA，Wegner F，Sterneckert JL，Schwamborn JC (2019) Modeling Parkinson's disease in midbrain-like organoids. NPJ Parkinsons Dis 5:5. https://doi.org/10.

1038/s41531-019-0078-4

［23］ Garcez PP，Loiola EC，Madeiro da Costa R，Higa LM，Trindade P，Delvecchio R，Nascimento JM，Brindeiro R，Tanuri A，Rehen SK（2016）Zika virus impairs growth in human neurospheres and brain organoids. Science 352(6287)：816-818. https://doi.org/10.1126/science.aaf6116

［24］ Ramani A，Muller L，Ostermann PN，Gabriel E，Abida-Islam P，Muller-Schiffmann A，Mariappan A，Goureau O，Gruell H，Walker A，Andree M，Hauka S，Houwaart T，Dilthey A，Wohlgemuth K，Omran H，Klein F，Wieczorek D，Adams O，Timm J，Korth C，Schaal H，Gopalakrishnan J（2020）SARS-CoV-2 targets neurons of 3D human brain organoids. EMBO J 39(20). https://doi.org/10.15252/embj.2020106230

［25］ Reynolds BA，Tetzlaff W，Weiss S（1992）A multipotent EGF-responsive striatal embryonic progenitor cell produces neurons and astrocytes. J Neurosci 12(11)：4565-4574. https://doi.org/10.1523/jneurosci.12-11-04565.1992

［26］ Eiraku M，Watanabe K，Matsuo-Takasaki M，Kawada M，Yonemura S，Matsumura M，Wataya T，Nishiyama A，Muguruma K，Sasai Y（2008）Self-organised formation of polarised cortical tissues from ESCs and its active manipulation by extrinsic signals. Cell Stem Cell 3(5)：519-532. https://doi.org/10.1016/j.stem.2008.09.002

［27］ Mariani J，Coppola G，Zhang P，Abyzov A，Provini L，Tomasini L，Amenduni M，Szekely A，Palejev D，Wilson M，Gerstein M，Grigorenko EL，Chawarska K，Pelphrey KA，Howe JR，Vaccarino FM（2015）FOXG1-dependent dysregulation of GABA/glutamate neuron differentiation in autism spectrum disorders. Cell 162(2)：375-390. https://doi.org/10.1016/j.cell.2015.06.034

［28］ Danjo T，Eiraku M，Muguruma K，Watanabe K，Kawada M，Yanagawa Y，Rubenstein JL，Sasai Y（2011）Subregional specification of embryonic stem cell-derived ventral telencephalic tissues by timed and combinatory treatment with extrinsic signals. J Neurosci 31(5)：1919-1933. https://doi.org/10.1523/jneurosci.5128-10.2011

［29］ Shiraishi A，Muguruma K，Sasai Y（2017）Generation of thalamic neurons from mouse embryonic stem cells. Development 144(7)：1211-1220. https://doi.org/10.1242/dev.144071

［30］ Paşca AM，Sloan SA，Clarke LE，Tian Y，Makinson CD，Huber N，Kim CH，Park JY，O'Rourke NA，Nguyen KD，Smith SJ，Huguenard JR，Geschwind DH，Barres BA，Paşca SP（2015）Functional cortical neurons and astrocytes from human pluripotent stem cells in 3D culture. Nat Meth 12(7)：671-678. https://doi.org/10.1038/nmeth.3415

［31］ Muguruma K，Nishiyama A，Kawakami H，Hashimoto K，Sasai Y（2015）Self-organisation of polarised cerebellar tissue in 3D culture of human pluripotent stem cells. Cell Rep 10(4)：537-550. https://doi.org/10.1016/j.celrep.2014.12.051

［32］ Ishida Y，Kawakami H，Kitajima H，Nishiyama A，Sasai Y，Inoue H，Muguruma K（2016）Vulnerability of Purkinje cells generated from spinocerebellar ataxia type 6 patient-derived iPSCs. Cell Rep 17(6)：1482-1490. https://doi.org/10.1016/j.celrep.2016.10.026

［33］ Sakaguchi H，Kadoshima T，Soen M，Narii N，Ishida Y，Ohgushi M，Takahashi J，Eiraku M，Sasai Y（2015）Generation of functional hippocampal neurons from self-organising human embryonic stem cell-derived dorsomedial telencephalic tissue. Nat Commun 6：8896. https://doi.org/10.

1038/ncomms9896

[34] Kadoshima T, Sakaguchi H, Nakano T, Soen M, Ando S, Eiraku M, Sasai Y (2013) Self-organisation of axial polarity, inside-out layer pattern, and species-specific progenitor dynamics in human ES cell-derived neocortex. Proc Natl Acad Sci USA 110(50):20284-20289. https://doi.org/10.1073/pnas.1315710110

[35] Takata N, Sakakura E, Eiraku M, Kasukawa T, Sasai Y (2017) Self-patterning of rostral-caudal neuroectoderm requires dual role of Fgf signaling for localised Wnt antagonism. Nat Commun 8 (1):1339. https://doi.org/10.1038/s41467-017-01105-2

[36] Lancaster MA, Corsini NS, Wolfinger S, Gustafson EH, Phillips AW, Burkard TR, Otani T, Livesey FJ, Knoblich JA (2017) Guided self-organisation and cortical plate formation in human brain organoids. Nat Biotechnol 35(7):659-666

[37] Tejchman A, Znój A, Chlebanowska P, Frączek-Szczypta A, Majka M (2020) Carbon fibers as a new type of scaffold for midbrain organoid development. Int J Mol Sci 21(17)

[38] Knight GT, Lundin BF, Iyer N, Ashton LM, Sethares WA, Willett RM, Ashton RS (2018) Engineering induction of singular neural rosette emergence within hPSC-derived tissues. Elife 7

[39] Sharon N, Mor I, Golan-lev T, Fainsod A, Benvenisty N (2011) Molecular and functional characterisations of gastrula organiser cells derived from human embryonic stem cells. Stem cells (Dayton, Ohio) 29(4):600-608. https://doi.org/10.1002/stem.621

[40] Baillie-Benson P, Moris N, Martinez Arias A (2020) Pluripotent stem cell models of early mammalian development. Curr Opin Cell Biol 66:89-96. https://doi.org/10.1016/j.ceb.2020.05.010

[41] Sato T, Vries RG, Snippert HJ, van de Wetering M, Barker N, Stange DE, van Es JH, Abo A, Kujala P, Peters PJ, Clevers H (2009) Single Lgr5 stem cells build crypt-villus structures in vitro without a mesenchymal niche. Nature 459 (7244): 262-265. https://doi.org/10.1038/nature07935

[42] Li Y, Muffat J, Omer A, Bosch I, Lancaster MA, Sur M, Gehrke L, Knoblich JA, Jaenisch R (2017) Induction of expansion and folding in human cerebral organoids. Cell Stem Cell 20(3):385-396.e383. https://doi.org/10.1016/j.stem.2016.11.017

[43] Qian X, Su Y, Adam CD, Deutschmann AU, Pather SR, Goldberg EM, Su K, Li S, Lu L, Jacob F, Nguyen PTT, Huh S, Hoke A, Swinford-Jackson SE, Wen Z, Gu X, Pierce RC, Wu H, Briand LA, Chen HI, Wolf JA, Song H, Ming GL (2020) Sliced human cortical organoids for modeling distinct cortical layer formation. Cell Stem Cell 26(5):766-781.e769. https://doi.org/10.1016/j.stem.2020.02.002

[44] Birey F, Andersen J, Makinson CD, Islam S, Wei W, Huber N, Fan HC, Metzler KRC, Panagiotakos G, Thom N, O'Rourke NA, Steinmetz LM, Bernstein JA, Hallmayer J, Huguenard JR, Pașca SP (2017) Assembly of functionally integrated human forebrain spheroids. Nature 545 (7652):54-59

[45] Bagley JA, Reumann D, Bian S, Lévi-Strauss J, Knoblich JA (2017) Fused cerebral organoids model interactions between brain regions. Nat Methods 14(7):743-751

[46] Xiang Y, Tanaka Y, Patterson B, Kang YJ, Govindaiah G, Roselaar N, Cakir B, Kim KY, Lom-

broso AP, Hwang SM, Zhong M, Stanley EG, Elefanty AG, Naegele JR, Lee SH, Weissman SM, Park IH (2017) Fusion of regionally specified hPSC-derived organoids models human brain development and interneuron migration. Cell Stem Cell 21(3):383-398 e387

[47]　Andersen J, Revah O, Miura Y, Thom N, Amin ND, Kelley KW, Singh M, Chen X, Thete MV, Walczak EM, Vogel H, Fan HC, Paşca SP (2020) Generation of functional human 3D cortico-motor assembloids. Cell 183(7):1913-1929 e1926. https://doi.org/10.1016/j.cell.2020.11.017

[48]　Ao Z, Cai H, Wu Z, Ott J, Wang H, Mackie K, Guo F (2021) Controllable fusion of human brain organoids using acoustofluidics. Lab Chip. https://doi.org/10.1039/d0lc01141j

[49]　Abud EM, Ramirez RN, Martinez ES, Healy LM, Nguyen CHH, Newman SA, Yeromin AV, Scarfone VM, Marsh SE, Fimbres C, Caraway CA, Fote GM, Madany AM, Agrawal A, Kayed R, Gylys KH, Cahalan MD, Cummings BJ, Antel JP, Mortazavi A, Carson MJ, Poon WW, Blurton-Jones M (2017) iPSC-derived human microglia-like cells to study neurological diseases. Neuron 94(2):278-293 e279

[50]　Lin YT, Seo J, Gao F, Feldman HM, Wen HL, Penney J, Cam HP, Gjoneska E, Raja WK, Cheng J, Rueda R, Kritskiy O, Abdurrob F, Peng Z, Milo B, Yu CJ, Elmsaouri S, Dey D, Ko T, Yankner BA, Tsai LH (2018) APOE4 causes widespread molecular and cellular alterations associated with Alzheimer's disease phenotypes in human iPSC-derived brain cell types. Neuron 98 (6):1141-1154 e1147

[51]　Song L, Yuan X, Jones Z, Vied C, Miao Y, Marzano M, Hua T, Sang QA, Guan J, Ma T, Zhou Y, Li Y (2019) Functionalisation of brain region-specific spheroids with isogenic microglia-like cells. Sci Rep 9(1):11055

[52]　Mansour AA, Gonçalves JT, Bloyd CW, Li H, Fernandes S, Quang D, Johnston S, Parylak SL, Jin X, Gage FH (2018) An in vivo model of functional and vascularised human brain organoids. Nat Biotechnol 36(5):432-441

[53]　Linkous A, Balamatsias D, Snuderl M, Edwards L, Miyaguchi K, Milner T, Reich B, Cohen-Gould L, Storaska A, Nakayama Y, Schenkein E, Singhania R, Cirigliano S, Magdeldin T, Lin Y, Nanjangud G, Chadalavada K, Pisapia D, Liston C, Fine HA (2019) Modeling patient-derived glioblastoma with cerebral organoids. Cell Rep 26(12):3203-3211 e3205

[54]　Bhaduri A, Di Lullo E, Jung D, Müller S, Crouch EE, Espinosa CS, Ozawa T, Alvarado B, Spatazza J, Cadwell CR, Wilkins G, Velmeshev D, Liu SJ, Malatesta M, Andrews MG, Mostajo-Radji MA, Huang EJ, Nowakowski TJ, Lim DA, Diaz A, Raleigh DR, Kriegstein AR (2020) Outer radial glia-like cancer stem cells contribute to heterogeneity of glioblastoma. Cell Stem Cell 26(1):48-63 e46

[55]　Cairns DM, Rouleau N, Parker RN, Walsh KG, Gehrke L, Kaplan DL (2020) A 3D human brain-like tissue model of herpes-induced Alzheimer's disease. Sci Adv 6(19):eaay8828. https://doi.org/10.1126/sciadv.aay8828

[56]　Kim H, Park HJ, Choi H, Chang Y, Park H, Shin J, Kim J, Lengner CJ, Lee YK, Kim J (2019) Modeling G2019S-LRRK2 sporadic Parkinson's disease in 3D midbrain organoids. Stem Cell Rep 12(3):518-531. https://doi.org/10.1016/j.stemcr.2019.01.020

[57] Gill C, Phelan JP, Hatzipetros T, Kidd JD, Tassinari VR, Levine B, Wang MZ, Moreno A, Thompson K, Maier M, Grimm J, Gill A, Vieira FG (2019) SOD1-positive aggregate accumulation in the CNS predicts slower disease progression and increased longevity in a mutant SOD1 mouse model of ALS. Sci Rep 9(1):6724. https://doi.org/10.1038/s41598-019-43164-z

[58] Seminary ER, Sison SL, Ebert AD (2018) Modeling protein aggregation and the heat shock response in ALS iPSC-derived motor neurons. Front Neurosci 12:86. https://doi.org/10.3389/fnins.2018.00086

[59] Kawada J, Kaneda S, Kirihara T, Maroof A, Levi T, Eggan K, Fujii T, Ikeuchi Y (2017) Generation of a motor nerve organoid with human stem cell-derived neurons. Stem Cell Rep 9(5):1441-1449. https://doi.org/10.1016/j.stemcr.2017.09.021

[60] Hor JH, Soh ES, Tan LY, Lim VJW, Santosa MM, Winanto HBX, Fan Y, Soh BS, Ng SY (2018) Cell cycle inhibitors protect motor neurons in an organoid model of spinal muscular atrophy. Cell Death Dis 9(11):1100. https://doi.org/10.1038/s41419-018-1081-0

[61] Park JC, Jang SY, Lee D, Lee J, Kang U, Chang H, Kim HJ, Han SH, Seo J, Choi M, Lee DY, Byun MS, Yi D, Cho KH, Mook-Jung I (2021) A logical network-based drug-screening platform for Alzheimer's disease representing pathological features of human brain organoids. Nat Commun 12(1):280. https://doi.org/10.1038/s41467-020-20440-5

[62] Villa C, Combi R, Conconi D, Lavitrano M (2021) Patient-derived induced pluripotent stem cells (iPSCs) and cerebral organoids for drug screening and development in autism spectrum disorder: opportunities and challenges. Pharmaceutics 13 (2). https://doi.org/10.3390/pharmaceutics13020280

[63] Ogawa J, Pao GM, Shokhirev MN, Verma IM (2018) Glioblastoma model using human cerebral organoids. Cell Rep 23(4):1220-1229. https://doi.org/10.1016/jcelrep.2018.03.105

第 6 章

人类生殖系统中的类器官

Pongsatorn Horcharoensuk，Sunantha Yang-en，Ruttachuk Rungsiwiwut

　　摘要：[简介] 动物作为研究人类生殖系统疾病模型的局限性在于动物的生物背景可能无法复制人类疾病的病理过程。因此，人类细胞培养技术正在逐步发展，以取代动物模型的使用。贴壁细胞培养或 2D 培养条件长期以来已广泛用于培养一些原代或病理生殖细胞系，包括 Hela 细胞，一种永生的子宫内膜细胞系。然而，从 2D 培养条件下获得的数据不一定能在体内翻译或复制，特别是在疾病机制方面。在此，我们回顾了目前应用于女性和男性生殖系统的类器官技术，重点是用于不同生殖器官的技术进展和未来的应用，特别是在再生医学方面。

　　[方法] 本章使用 MEDLINE/Pubmed 和 Scopus 数据库进行了文献检索。用于搜索的关键词是 3D 培养、类器官、男性生殖器官、女性生殖器官、疾病模型、干细胞、个性化医疗。

　　[结果] 生殖类器官可由成体干细胞或 PSCs 生成，前者直接来自健康或病变生殖器官组织，后者则分化为生殖细胞。必须操纵特定的 3D 培养条件，如 ECM、信号通路或类器官中不同类型的细胞之间的相互作用，以成功维持体外系统中的生殖类器官。此外，来自患者的生殖类器官对于开发针对个别癌症患者的药物筛选是可行的。

　　[结论] 有趣的是，目前正在开发患者来源的生殖癌类器官以用于生物样本库建设。将类器官应用于模拟引起生殖系统问题的人类传染病、遗传疾病和

P. Horcharoensuk, S. Yang-en, R. Rungsiwiwut (✉)
Stem Cell Laboratory, Department of Anatomy, Faculty of Medicine, Srinakharinwirot University，114
Sukhumvit 23，Bangkok 10110，Thailand
e-mail：ruttachuk@g.swu.ac.th

癌症具有优势。类器官生物库将进一步协助药物开发平台和个性化医疗的发展。

关键词：生殖器官；PSCs；疾病模型；体外培养

6.0 引言

人类生殖系统由生殖器官和相关结构组成。女性和男性生殖系统通常都有基于其规则的初级和次级器官或结构。初级生殖器官可称为"性腺"，女性为卵巢，男性为睾丸。性腺的主要功能是产生配子、卵母细胞或精子和激素。虽然次级生殖器官如女性的输卵管或子宫和男性的附睾或前列腺负责配子的成熟以及胚胎的生长[1]，但是来自生殖器官的细胞体外培养广泛应用于了解细胞形态、生理学和人类生殖器官特定疾病的潜在机制。迄今为止，研究人员已经开发了几种有效的方案来培养不同生殖器官的细胞或组织。体外培养通常可以在贴壁条件下进行，而细胞附着在处理过的培养皿上，即所谓的 2D 培养。来自生殖器官的原代或肿瘤细胞的 2D 培养揭示了许多对其器官来源的生理学和生物学观点。尽管 2D 培养条件表现出许多优点，例如易于操作，细胞结构在显微镜下可以清楚地确定。然而，2D 培养条件被证明是非生理性的，因此，不符合生殖组织或器官的复杂微环境[2,3]。在 2D 条件下生长的生殖细胞缺乏身体微环境，包括细胞与细胞之间的相互作用和 ECM。大多数来自生殖器官的原代细胞或肿瘤细胞显示出同质的表型。

3D 培养是一种允许细胞生长并能与相邻的细胞或周围的 ECM 网络交流的培养环境。此外，在 2D 条件下长期培养后，其表型基因的改变和迅速丧失使其不适合重新模拟体内的微环境条件。因此，从 2D 条件下获得的研究数据可能不适合用于生殖器官的功能转化应用[2,3]。类器官是最先进的 3D 培养条件之一。因此，本章总结了女性和男性生殖器官中类器官研究的最新进展，包括细胞相互作用的原理、模拟类器官的信号通路、生殖器官的类器官类型以及生殖类器官的疾病模型。

6.1 生殖类器官的细胞来源

通常，人类生殖类器官来源于 ASCs，例如从卵泡液中分离的人类卵巢上皮细胞［图 6.1(a)］或 hPSCs［图 6.1(b)］。由于 ADCs 和 PSCs 在细胞和分子生物学方面存在差异，必须考虑制定合适的培养方案。例如，ADCs 来源的生殖类器官包含组织特异性干细胞，在长期培养后可能会失去其干细胞性。因此，通过补充细胞因子或生长因子的组织特异性混合物来调节培养基，可以维持其干细胞生态位和生理微环境[4]。另外，由于分化过程涉及多种信号通路、转录因子或 ECM，PSCs 分化为特定生殖细胞的过程更加复杂[5]，到目前为止，使用 PSCs 作为起始细胞类型可能会阻碍生殖类器官的成功培养。然而，使用造血干细胞来源生殖类器官的最大挑战之一，是来自患者特定疾病的细胞可以被获得并重新编程为人类造血干细胞，并随后生成特定疾病的类器官。hiPSC 结合类器官技术能开展体外病理疾病的模拟和研究。此外，强大的基因编辑技术 CRISPR/Cas9 的进步使得研究人员可精确地创建或修复特定的基因突变。应用 iPSCs 和基因编辑技术，如纠正导致疾病的基因突变，可以实现更有效的治疗[6]。

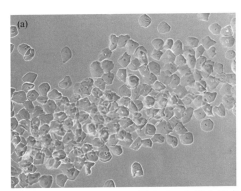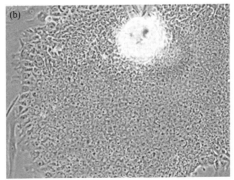

图 6.1　人类生殖类器官生成的细胞来源

可以使用从生殖器官分离的体细胞或将体细胞重编程为 hPSCs 来建立生殖类器官。
例如，在超声引导取卵期间从人卵巢卵泡液中获得的卵巢上皮细胞（a）和
由真皮成纤维细胞重编程产生的 hPSCs（b）。放大 100 倍

6.2　类器官作为女性生殖疾病模型

研究人员已经证明使用生殖类器官作为疾病模型的主要优势，包括显示一些疾病的病理过程，如卵巢癌或子宫内膜异位症[7,8]。特定疾病的类器官模型有助于理解疾病的发展和进展。此外，类器官疾病模型对开发潜在的诊断和治疗方法非常有用。

6.2.1　卵巢类器官

卵巢是位于子宫附近的性腺器官，位于腹部。卵巢产生雌性配子、卵母细胞和激素，如雌激素、孕酮和抑制素[9]。卵巢的生理是复杂的，因为它在垂

体-性腺和卵巢激素的密切控制下发挥作用。从解剖学上讲，卵巢由上皮细胞外层组成，这表明它与细胞新生和癌症有关[10]。卵巢表面上皮（OSE）覆盖着致密的结缔组织、白膜，有时与多囊卵巢综合征（PCOS）有关，这是一种涉及成熟卵泡排卵困难的综合征[11]。卵巢的两个主要部分是皮质和髓质。卵巢皮质由卵泡和基质细胞组成。卵母细胞在激素的封闭控制下在卵泡内发育。卵泡的生长是动态和复杂的。基质细胞分化为内膜和外膜在卵泡发育中起重要作用。因此，在生成卵巢类器官之前，必须了解卵巢内细胞的复杂性和动态性。由于卵巢癌主要出现在 OSE，因此许多研究集中于利用来自癌症患者的卵巢表面上皮来衍生卵巢癌类器官。在生理上，OSE 与正常上皮细胞的排卵和转化以及癌症的发展密切相关。在正常情况下，排卵后，OSE 的修复过程开始于自身的增殖、迁移，最后通过协调新的 ECM 和蛋白分解酶的分泌而使卵巢表面再生[12]。这些动态过程可以使用 3D 培养并将这些类器官接种到同时包括 ECM、胶原和 OSE 衍生 ECM 的混合培养基上进行研究[12]。卵巢癌是女性死亡率最高的癌症之一[13]。卵巢癌类器官已经被证明是临床前研究中非常有用的模型。研究人员可以从中发现癌症机制，如癌症的进展和复发以及对化疗的耐药性。因此，使用卵巢类器官的新型诊断、治疗或预防平台正在逐步完善。从技术上来说，为了获得卵巢癌类器官，必须将卵巢肿瘤活检分离成片段，嵌在支架中，并在含有信号因子、细胞因子和生长因子的培养基混合物中培养，以仅针对卵巢细胞类型进行优化。使用其他类型癌症类器官的培养基来培养卵巢癌类器官可能会限制卵巢癌类器官的生长和发育[14]。Maenhoudt 等[14]证明了在子宫内膜和子宫内膜癌的培养基中培养后卵巢类器官形成率较低。此外，如 bFGF、FGF-10、TGF-β 信号抑制剂 A83-01 等生长因子的浓度，以及添加肝细胞生长因子（HGF）或胰岛素样生长因子 1（IGF1）等也相对影响卵巢类器官的发育阶段。

采用活检肿瘤样本作为起始材料，通过细胞刷手术采集卵巢表面上皮（OSE），并在含有胎牛血清（FBS）的培养基中进行 2D 培养[15]。随后，将 OSE 转移到预先包被有 2%基质胶的培养皿中，使用含有培养基的介质进行 3D 培养，从而成功培养出 OSE 类器官。基质胶中层粘连蛋白、纤连蛋白和明胶的存在为 OSE 形成 3D 结构提供了合适的 ECM，在 48h 内呈现具有中空内腔的单层上皮[15]。此外，OSE 类器官可以根据体外培养的持续时间而发育和生长，并且可以在类器官结构形成后的几天内检测到与细胞间连接相关的 E-钙黏蛋白（ECAD）表达。

相比之下，类器官形成一周后能检测到基底膜成分Ⅳ型胶原（COL4）的表达[15]。卵巢癌类器官重现了癌症的病理生理过程。因此，优化卵巢癌类器官的培养基对于实现其最有效的生长和发育非常重要。人们普遍认为癌症类器官模型在体外和临床前研究中具有很大的潜力。从卵巢癌类器官中获得的临床前结果可以提供个体化治疗选择，并有助于临床决策[2]。

除了癌症模型，到目前为止，还缺乏其他疾病来源的卵巢类器官，例如多囊卵巢综合征（PCOS）或卵巢早衰（POI），它们不仅与成熟卵细胞的数量有关，还与代谢和内分泌并发症有关[16]。拥有 POI 或 PCOS 类器官模型将支持并提供有关疾病机制和新疗法发展的有用信息。

6.2.2　输卵管类器官

输卵管是连接卵巢和子宫的双侧器官。输卵管在女性生殖系统中扮演着关键角色，其功能涵盖了卵母细胞的成熟、配子及胚胎的运输，以及受精和胚胎发育等重要过程[17]。输卵管可分为三部分：漏斗部、壶腹部和峡部[18]。输卵管上皮包含纤毛细胞和分泌细胞。排卵后，卵母细胞被输卵管纤毛释放和捕获。卵母细胞被引导到壶腹-峡部结合处受精。随后，受精的受精卵通过纤毛的运动到达子宫。分泌细胞分泌一些必需的分泌物来支持卵母细胞或受精卵的运动[18]。输卵管的解剖或功能异常会导致多种临床疾病，例如，高级别浆液性卵巢癌[19]或不孕症[20]。进入输卵管的主要限制是技术上的侵入性，持续的长期随访几乎是不可能的。因此，输卵管器官可以提供便利并再现输卵管的体内环境。2015 年，Eddie 和他的同事[21]报道了使用藻酸盐基质成功生成 3D 人输卵管原膜，以支持离体人输卵管原膜的生长。

随后，Chang 等[22]分离了原代输卵管上皮细胞（FTEC），先在 2D 培养条件下培养，然后转入悬浮的 3D 培养条件。这使细胞能够继续增殖同时保持其干细胞性，如表达正常干细胞标记物 Lgr5、SSEA3 和 SSEA4。此外，FTEC 表达 CD24、CD44、CD117、ROR1、CD133 和 ALDH 等癌干细胞标记物。随后，研究者将 FTEC 与输卵管间质基质细胞（FTMSC）和人脐内皮静脉（HUVEC）混合，并在 3D 条件下培养，生成了类器官。他们的培养基由 DMEM 培养基、Wnt3a、RSPO1、FGF-10、EGF、Noggin、ROCK 抑制剂、烟酰胺和 TGF-β R 激酶抑制剂Ⅳ组成，在基质胶的存在下培养 21d。3D 人类输卵管原膜中的纤毛细胞和分泌细胞维持其正常结构长达 7d，证明了产生输卵管类器官的可行性。本研究建立的输卵管类器官包含了输卵管的两种重要细胞类型，即分泌细胞和纤毛细胞。

正如 Yucer 等[23]所报道的那样，尽管可以从原代细胞生成输卵管类器官，但人类 iPSCs 也可以作为起始细胞。人类 iPSCs 向输卵管上皮细胞的分化过程非常复杂。首先人类 iPSCs 必须被诱导为中胚层系，然后形成穆勒氏管，因为生殖系统与泌尿系统密切相关[24]。Yucer 等[23]证明了 iPSCs 分化为输卵管上皮细胞过程中的细胞命运决定由蛋白质和生长因子控制。中胚层的发育可由激活素 A 和 CHIR99021 诱导，通过逐步加入 BMP4 来调节中间中胚层的命运，随后加入 Wnt4 和卵泡生成素来复制穆勒氏管。因此，在每一步的培养液中加入细胞因子或生长因子，确定输卵管标记物的定位和表达也很重要。除了细胞因子或生长因子，基质胶等支架也是输卵管发展的必要条件。到目前为止，Yucer 等[23]证明了 iPSCs 来源的输卵管类器官表现出人类输卵管的解剖学和生理学，可以用雌激素和孕酮反应来证实。

此外，在输卵管类器官中还鉴定到纤毛和分泌细胞以及折叠上皮。在分子水平上，已经发现输卵管类器官中的干细胞通过激活 WNT 和 Notch 信号维持其干细胞性。Notch 信号传导的抑制会导致纤毛发生基因（如 *ARMC4*、*DNAI1*、*FOXJ1* 和 *LRRC6*）上调，从而增加 FT 类器官中的纤毛细胞数量[25]。

输卵管疾病一般是造成输卵管损伤和瘢痕形成的感染，例如盆腔炎（PID），主要由细菌感染引起。了解疾病的起始和发展过程对于开发新的诊断和治疗工具以获得有效的治疗效果是必要的。一种有前景的输卵管类器官疾病模型是高级别浆液性癌（HGSC），它们大多来自输卵管上皮分泌细胞[26,27]。如前所述，Notch 信号涉及 HGSC 的启动、进展和转移[25]。重要的是，输卵管上皮分泌细胞的分化可以通过在输卵管类器官培养条件下加入 Notch γ 分泌酶抑制剂来阻断和控制。因此，可以通过使用 HGSC 输卵管类器官进一步研究有关控制 Notch 信号传导的信息。这可能为 HGSC 患者提供一种新型、有效的治疗方法[28]。

6.2.3　子宫内膜类器官

人体子宫由三层组成，从腔面到浆膜部分依次为内膜、肌层和外膜。内膜是一种高度动态的组织，周期性地对激素和蛋白质作出反应，参与月经和胚胎着床过程[29]。许多妇科疾病与内膜有关，包括子宫内膜异位症、痛经、不孕症和癌症。其中，子宫内膜癌是女性生殖系统中常见的一种癌症[30]。

子宫内膜类器官可来源于正常子宫内膜或致病子宫内膜组织[8]。原代子宫内膜细胞首先被分离，然后被包埋在基质胶中[8,31]。与卵巢器官不同，Turco 等[8]证明了子宫内膜类器官的培养基成分可以与通常用于培养其他类器官的成分相同。与小鼠子宫内膜类器官一样[31]，人类器官表现出腺器官化、顶基极性、黏液产生和对性激素的反应[8,31]。迄今为止，建立的子宫内膜类器官已经再现了体内子宫内膜的解剖学和生理学。尽管从子宫内膜组织产生了子宫内膜类器官，但最近首次成功建立了人体 iPSCs 来源的子宫内膜类器官分化方案[32]，分化过程包括诱导人体 iPSCs 形成胚状体（EBs），随后用含有细胞因子和生长因子的分化培养基培养并处理 EBs 14d 以上，所需的细胞因子和生长因子包括 CHIR99021、GSK3B 抑制剂/CTNNB1 信号激动剂、FGF2 和 9、视黄酸、头蛋白、17 β-雌二醇以及 PDGF-BB，接下来开始产生原始条纹、体腔上皮和最终的子宫内膜基质成纤维细胞。此外，经雌二醇、醋酸甲羟孕酮和 8-溴腺苷-3′,5′-环单磷酸处理，证实了人体 iPSCs 来源的子宫内膜基质成纤维细胞的蜕膜化[32,33]。

为了研究癌症的病理生理学，Turco 等[8]利用绝经后妇女的子宫内膜腺癌衍生出子宫内膜类器官，并证明这种癌症来源的子宫内膜类器官具有腺源性，能表达包括 MUC1 和 Sox17 在内的腺标记物。尽管在这些子宫内膜腺癌类器官中观察到一些致病特征，例如高度染色细胞核的多形性细胞、子宫内膜上皮组织紊乱、基底膜分离和细胞侵入基质胶，但它们在长期培养后仍保持其染色体完整性[8]。此外，这些患者来源的子宫内膜类器官可以在冻融循环后存活和生长，使它们成为患者来源的类器官生物库的宝贵工具。患者类器官生物库的建立有助于发现新的子宫内膜癌治疗策略。

为了改善子宫内膜类器官的微环境，子宫内膜上皮可以与间质细胞共培养[34-36]。在正常子宫内膜中，间质细胞和子宫内膜上皮细胞之间存在相互作用。基质细胞负责子宫内膜上皮的增殖、分化和蜕膜化[37]。除了支持子宫内膜上皮的生长，间质细胞还可能导致一些疾病，如子宫内膜癌[34-36]和子宫内膜异位症。最近 Esfandiari 等[38]用子宫内膜异位症类器官发现了间质细胞在人类子宫内膜异位症中的重要作用。结果表明，与正常子宫内膜相比，异位/原位子宫内膜组织和异位/原位子宫内膜异位类器官中人类同源物（HOX）簇、A-D 和 HOX 辅因子的甲基化改变模式相似。此外，在他们的研究中还发现，子宫内膜异位症类器官可维持表观遗传变化，子宫内膜异位症类器官和组织中甲基化改变的保守模式能证实这一结果。

因此，子宫内膜上皮和间质细胞的复杂组织为研究体内上皮-基质相互作用提供了模型。此外，子宫内膜异位症类器官代表了一种新的疾病模型，以确定人类子宫内膜异位症的遗传和表观遗传机制，这有助于开发新的治疗平台。

6.2.4 宫颈类器官

子宫颈连接着子宫和阴道的上部。从解剖学上讲，宫颈可分为三个部分：宫颈内口、鳞-柱交接部（SCJ）和宫颈外膜。子宫颈有两种不同的上皮层，分别为位于宫颈内膜的柱状上皮，位于宫颈外膜的鳞状上皮与非角质细胞层。重要的是，在SCJ发现了转化区（TZ），即两个上皮细胞系之间的过渡区。在正常的生理条件下，SCJ在青春期、孕期和绝经期对类固醇激素的反应会发生重塑[39]。众所周知，宫颈的SCJ区域是HPV感染宫颈后出现宫颈癌的区域。因此，创建宫颈或SCJ类器官将有助于研究人员更好地了解疾病机制，并开发新的有效治疗方法。

由于获得人类宫颈组织受限，Jackson等[40]通过对商业化宫颈角质细胞、成纤维细胞和骨髓细胞系进行培养，然后成熟并纯化为朗格汉斯细胞（LC），替代性地建立了人类宫颈类器官。研究者专注于LC，因为它在宫颈黏膜中非常稀少，而且可以发现HPV感染。虽然这种人类宫颈类器官可加深对HPV感染微环境的理解，但它并不是直接来自患者。Maru等[41]首次证明了正常SCJ样本可以产生类器官。在合适的3D培养条件下，类器官表现为立方体SCJ细胞，表达SCJ标志物；更重要的是，也由类似转化区的鳞状细胞组成。有趣的是，在他们的研究中报道的类器官培养条件可以在没有任何基因修改的情况下长期培养。

区分与内子宫颈和外子宫颈特定上皮细胞特异性相关的标记是非常重要的。内子宫颈类器官表达KRT7，而外子宫颈类器官表达KRT5和TP63。此外，宫颈SCJ类器官的体外生长依赖于培养基中EGF、Noggin、Y-27632、RSPO1和Jagged-1的补充[41]。

Maru等[41]成功生成宫颈透明细胞癌（cCCC）的类器官，这是一种罕见的宫颈癌亚型。cCCC类器官生长在双层基质凝胶下。通过使用基因组分析，研究者检测了cCCC类器官和CCC区室的突变。令人感兴趣的是，这些cCCC类器官显示出对抗癌药物的敏感性，包括紫杉醇、顺铂和吉西他滨。这些结果表明cCCC类器官可能有助于cCCC患者的治疗研究。

6.2.5 滋养层类器官

在胚泡阶段，两种类型的细胞主要出现在胚胎内部，即胚胎内细胞团

（ICM）和滋养外胚层（TE）。ICM 进一步分化到体内，而 TE 产生滋养层，滋养层在胎儿胎盘形成中起关键作用。

滋养层被认为是分化成绒毛和绒毛外途径的干细胞。在绒毛途径中，滋养层细胞形成多核合体滋养层（SCT）。在绒毛外途径中，细胞滋养层细胞获得侵袭性表型并分化成（1）侵入蜕膜的间质性绒毛外滋养层，或（2）血管内绒毛外滋养层，其涉及母体血管化[42]。滋养层功能缺陷会导致许多并发症，如流产、复发性流产、先兆子痫和早产[43,44]。

已经从绒毛膜癌组织中分离和产生了永生的人胎盘细胞系，例如 BeWo、JEG-3 和 JAR[45]。尽管这些细胞系具有几个优点，如容易获得、操作其基因的复杂性较低或没有伦理争议，但其永生特性，尤其是它们的恶性转化，不能代表体内条件。通过使用编码猿猴病毒 40 号大 T 抗原的基因对原代滋养层细胞进行遗传修饰，产生了永生的滋养层细胞系[46]，克服了使用来源于癌组织的滋养层细胞系的局限性。

另外，滋养层细胞可以通过用骨形态发生蛋白 4（BMP4）处理从 hESCs 分化出来，产生与滋养层细胞相似的形态和功能[47,48]。此外，我们之前的研究表明，BMP4 可以将正常和异常核型的 hESCs 系诱导成滋养层样细胞[49]。遗憾的是，一些 hESCs 来源的滋养层细胞与那些原始滋养层细胞群所显示的滋养层细胞特异性标记、全局基因表达谱和 HLA 状态不同[50]。

最近的研究表明，与使用滋养层类器官模型的胎盘发育有关的基础和临床研究取得了进展。Sheridan 等[51]在 3 周内成功地建立和分化了来自人胎盘的滋养层类器官。有趣的是，滋养层类器官在其 3D 培养条件下可以延长培养一年以上。滋养层类器官生长的最佳培养基组成是非常重要的，补充包括 FGF2、HGF、EGF、CHIR99021 和 R-spondin-1（WNT 激活剂）、Y-27632、PGE2（cAMP/Akt 激活剂）以及 TGF-β 抑制剂的混合物影响了滋养层类器官的产生[51]。它们不仅可以生成含有合胞滋养细胞和绒毛细胞的绒毛状类器官，而且还可以延长培养时间。此外，应用细胞消化液对滋养层类器官体进行酶解，可以增强滋养层类器官的扩展和繁殖[51]。虽然关于疾病特异性滋养细胞器官的报道不多，但可以利用人类滋养细胞器官探索寨卡病毒损害胎盘屏障的机制[52]。

6.3　类器官作为男性生殖疾病模型

男性生殖系统包括外部结构（阴茎和阴囊）、内部结构（睾丸、附睾、输精管）和附属腺体（精囊、前列腺和考伯氏腺）。男性生殖器官的主要功能是产生、维持和运输精子。睾丸还产生和分泌男性雄性激素，如睾酮，以维持男性的生殖系统。

6.3.1 睾丸类器官

睾丸微环境可以通过睾丸类器官技术在体外重建，从而可以进行多种应用，如显微解剖学、生理学、药物毒性试验和疾病建模。

与雌性生殖器官相似，细胞间的相互作用和 ECM 在睾丸器官的生成中起着重要的作用。Baert 等[53]证明了睾丸细胞在脱细胞成人睾丸 ECM 上生成球形结构。尽管这些结构的形态与人类睾丸不相似，但支持细胞中紧密连接蛋白的表达以及睾酮和抑制素 B 的产生表明了它们的器官样特征。Alves-Lopes 等[54]开发了一个三层梯度系统（3-LGS）产生睾丸类器官。这三层由培养板表面基质胶组成第一层；与基质胶结合的大鼠间质和肾小管部分作为第二层；最后再用基质胶覆盖为第三层。三层梯度系统允许睾丸类器官结构和球形管状结构的细胞重组，从而再现睾丸的生态环境。

Sakib 等[55]使用微孔聚集成功产生了人类睾丸类器官。由于类器官中细胞（包括生殖细胞、支持细胞、肌样细胞和间质细胞）的相互作用，睾丸类器官重现了睾丸生态环境，紧密连接蛋白由类器官中的支持细胞表达。此外，用邻苯二甲酸单（2-乙基己基）酯（MEHP）处理后，生殖细胞自噬增加。这些结果证实睾丸类器官可以用于药物筛选试验，有利于个性化医疗的发展。

由微生物（包括病毒）引起的睾丸感染会导致睾丸组织的炎症，损害精子和激素的分泌。有研究表明，寨卡病毒感染导致精子数量和睾酮水平下降，表明寨卡病毒感染可能影响男性不育[56]。为了探讨寨卡病毒感染对睾丸功能的影响和机制，Strange 等[57]采用 2D 和 3D 相结合的方法产生睾丸类器官。首先，在 2D 条件下繁殖和培养成年原发性 LC、SC、管周细胞和精原细胞。随后，在 3D 条件下，使用超低位培养皿收获细胞并使其在含有睾丸 ECM 的富集培养基中聚集，将建立的睾丸类器官感染寨卡病毒，结果证实寨卡病毒能有效感染睾丸类器官。

此外，寨卡病毒感染会增加抗病毒基因的表达，包括 IL-6、IFN-β 和 IF-IT1[57]。目前数据表明，引起 COVID-19 的 SARS-CoV-2 可以侵入并损害人类睾丸，因为在 COVID-19 感染者的精液和睾丸组织中可以检测到病毒[58,59]。因此，睾丸类器官可以用于研究 SARS-CoV-2 感染的短期和长期影响。

6.3.2 前列腺类器官

前列腺是包围近端尿道的最大的男性附属腺体。它位于膀胱下方和直肠上方。它包括五个叶：前叶和后叶，两个侧叶和一个中叶。另外，根据胚胎起源，它可以分为三个腺区，包括中央区（CZ），周围区（PZ）和移行区（TZ）[60]。此外，在前列腺的前部有一个前纤维肌间质。这些区域有助于临床医生识别组织结构和病理障碍。显微镜下，前列腺有两种主要的细胞类型：腔分泌细胞和基底细胞，它们呈层状排列。罕见的第三种细胞类型是神经内分泌细胞[61]。前列腺产生前列腺液（精液的一部分），并提供前列腺酸性磷酸酶、蛋白水解酶、锌、纤维蛋白溶解酶和用于精子活力的前列腺特异性抗原，以保证精子的活力[62]。

良性前列腺增生（BPH）和前列腺癌（PC）是老年人常见的疾病。特别是前列腺癌，它是全球第二大致命恶性肿瘤[63]。发病率因年龄而异，随着患者年龄的增长而上升。65 岁以上人群的发病率接近 60%。死亡率在世界范围内各不相同，但随着年龄的增长而上升，几乎 55% 的死亡发生在 65 岁以上[64]。这种疾病的病因尚不清楚，但有报道称，所述激素（雌激素和雄激素）和激素受体（雄激素和雌二醇受体）涉及前列腺癌的发病和进展[65]。过去，常用动物模型对前列腺癌的病理生理进行研究。一些小鼠品系可应用于研究中，例如异种移植小鼠、裸小鼠、SCID 小鼠和转基因小鼠（如 LADY 和 TRAMP）[66]。研究人员还有替代方法来研究前列腺癌，包括 PC 细胞系（2D）、PC 球体（3D）和 PC 类器官（3D）。迄今为止，与体内研究相比，最相似的方法是前列腺类器官。

人前列腺类器官可来源于良性前列腺组织、前列腺癌组织（原发性、晚期或去势抵抗性前列腺癌组织）、患者来源的异种移植物（PDXs）模型、循环肿瘤细胞、ESCs 和 iPSCs[58,67,68]。Drost 和他的同事（2016）[69]展示了成功培养出的前列腺类器官，主要包括以下步骤：（1）将组织切割成小块（<1mm³）；（2）使用酶（如胶原酶、胰蛋白酶）消化组织；（3）将细胞重新悬浮在基质胶中，接种细胞（40μL/孔），并等待 15min 以固化基质胶；（4）加入培养前列腺器官的特定培养基，如表 6.1 所示；（5）7～14d 更换培养基，直到传代类

器官。然而，胎牛血清（FBS）来源的不确定和批次的变化可能会影响实验的一致性和结果[70]。

目前，前列腺类器官在疾病模拟和个性化医学方面的应用包括前列腺癌来源的鉴定、基因突变分析和药物筛选。研究人员证明进行基因和信号通路操作会对不同来源前列腺癌类器官产生不同程度的影响。在基底细胞源性肿瘤中，c-Myc 过表达和 PI3K/Akt 激活的组合导致高级别前列腺腺癌，而在上皮细胞源性肿瘤中导致低级别前列腺腺癌[74]。在 Gao 等[73] 的研究中，他们发现七个晚期前列腺癌器官显示了类似的基因突变模式，包括 *SPOP* 突变、*TM-PRSS2-ERG* 融合、*SPINK1* 过表达和 *CHD1* 缺失。此外，组蛋白甲基转移酶增强因子 EZH2 的过表达导致前列腺癌的增殖增加[75]。这些发现表明基因和信号通路的活化对于前列腺癌的生物学特性非常重要，可能有助于控制前列腺癌的生长和进展。

本小节对前列腺类器官的优点进行阐述，但也有一些限制需要改进。前列腺癌的不同阶段，包括良性、晚期或耐药性前列腺癌以及合适的培养条件，直接影响前列腺类器官的长期培养[69,73]。

6.4　生殖类器官在个性化药物中的应用

个性化药物是一种定制或个性化的治疗方法，使治疗方法得到改善。最近，研究人员在癌症治疗方面面临着挑战，如无效治疗和耐药性。因此，使用患者来源的类器官作为药物筛选的工具逐渐发展，以提供特异性和有效的癌症治疗。Beltran 等[76] 使用患者来源的前列腺癌类器官证明了极光激酶 A 抑制剂阿立塞替用于临床试验是有前途的。研究者发现癌症类器官对阿立塞替（alisertib）产生反应，并显示极光激酶 A 的复杂性[76]。此外，Girda 等[77] 证明，子宫内膜类器官对特定药物的反应取决于患者的遗传。在他们的研究中发现，STAT3 转录因子抑制剂纳巴卡宾（napabuca-sin）强烈抑制所有患者来源的子宫内膜类器官的生长。同时，一种选择性雌激素受体降解剂氟维司群（fluvestrant）只影响患者子宫内膜类器官的培养。

这些实例证明患者来源的生殖类器官对于开发针对个体癌症患者的药物筛选是可行的。此外，类器官模型对于临床试验评估和决策是必要的。

表 6.1　女性和男性生殖器官概述

类器官类型	细胞来源	细胞外基质	培养基成分	主要结论	参考文献
卵巢癌类器官	卵巢活检	基质胶	卵巢癌类器官培养基(OCOM)有 4 个配方是从子宫内膜类器官培养基中改良而来的	类器官衍生效率很低。有趣的是,神经调节蛋白-1(NRG1)因子是最大化 OC 器官样生长和发育的关键	Maenhoudt 等[14]
输卵管类器官	人类输卵管	基质胶	**培养基** • ADF 培养基 • 25%条件小鼠 Wnt3a 培养基 • 25%条件小鼠 RSPO1 培养基 **补充剂** • 12mmol/L HEPES • 1%谷氨酰胺(GlutaMAX) • 2% B27 • 1% N2 • 10ng/mL • 人表皮生长因子 • 100ng/mL • 人 Noggin,100ng/mL • 人 FGF-10 • 1mmol/L 烟酰胺 • 9μmol/L ROCK 抑制剂(Y-27632) • 0.5μmol/L TGF-β RI 激酶抑制剂Ⅳ(SB431542)	输卵管类器官通过增加 LIF 的产生对沙眼衣原体感染作出反应,这降低了分化表型增加了干细胞潜能。此外,细菌还增加了 DNA 的超甲基化,这表明了细胞的分子老化	Kessler 等[25]

续表

类器官类型	细胞来源	细胞外基质	培养基成分	主要结论	参考文献
输卵管类器官	iPSCs	iPSCs 培养基 • 生长因子减少的基质胶分化 • 基质胶	**iPSCs 培养基** • mTeSR®1 培养基 **输卵管分化** **第 0~2 天 原条(PS)分化** • 细胞暴露于 100ng/mL 人重组激活素 A 和 3μmol/L CHIR99021 中 • DMEM/F12 • GlutaMAX • 500U/mL 青霉素/链霉素 • 2%胎牛血清(FBS) • 10μmol/L ROCK 抑制剂 Y-27632 **第 2~4 天 中级中胚层(IM)分化** • DMEM/F12 • GlutaMAX • 0.1mmol/L 非必需氨基酸 • 500U/mL 青霉素/链霉素 • 0.55mmol/L 2-巯基乙醇 • 10%基因组血清替代 • 100ng/mL BMP4 • 3μmol/L CHIR99021 • 10μmol/L ROCK 抑制剂 Y-27632 **第 4~6 天 穆勒氏管(MD)的诱导** 输卵管培养基(FTM) • DMEM/F12 • 500 U/mL 青霉素/链霉素 • 2%重组 Ultroser G(15950-017,Pall) • 10μmol/L ROCK 抑制剂 Y-27632 用于输卵管上皮细胞(TE)的分化 • 100ng/mL 人重组 WNT4,含或不含 3μmol/L CHIR99021 • 100ng/mL 人重组 WNT3A,含或不含 3μmol/L CHIR99021 **第 6~8 天** 带补充剂的 FTM • 20ng/mL 人重组卵泡抑素 • 1ng/mL 雌激素 • 33ng/mL 孕酮	本报告通过使用各种化学物质建立了输卵管上皮细胞类器官。该模型可作为高级别浆液性卵巢癌(HGSC)的疾病模型	Yucer 等[23]

续表

类器官类型	细胞来源	细胞外基质	培养基成分	主要结论	参考文献
子宫内膜类器官	子宫内膜活检	基质胶	• DMEM/F12 • 青霉素/链霉素 1% • 谷氨酸 2mmol/L • B27 2% • N2 1% • 胰岛素-转铁蛋白-硒(ITS-G)1% • 烟酰胺 1mmol/L • EGF 50ng/mL • FGF10 50ng/mL • Noggin 100ng/mL • TGF-β/Alk 抑制剂 A83-01 0.5μmol/L • WNT 激活剂 WNT3a 200ng/mL • RSPO1 200ng/mL • N-乙酰-L-半胱氨酸 1.25mmol/L • p38 抑制剂 SB202190 10μmol/L • 17β 雌二醇(E2)2nmol/L	本研究成功地建立了子宫内膜类器官的长期培养。此外，WNT/RSPO1途径对子宫内膜类器官的生长和扩张很重要	Boretto 等[31]

续表

类器官类型	细胞来源	细胞外基质	培养基成分	主要结论	参考文献
子宫内膜类器官	子宫内膜癌组织	基质胶	**扩展培养基** • 高级 DMEM/F12 • N2 补充剂 1X • B27 补充剂减去维生素 A 1X • Primocin 100 μg/mL • N-乙酰-L-半胱氨酸 1.25mmol/L • L-谷氨酰胺 2mmol/L • 重组人 EGF 50ng/mL • 重组人头蛋白 100ng/mL • 重组人 R-spondin-1 500ng/mL • 重组人 FGF-10 100ng/mL • 重组人 HGF 50ng/mL • ALK-4、-5、-7 抑制剂、a83-01 500nmol/L • 烟酰胺 10nmol/L **用于人类子宫内膜器官分化的激素** • β-雌二醇 (E2) 10nmol/L • 孕酮 (P4) 1μmol/L • 8-溴腺苷-3′, 5′-环单磷酸 (cAMP) 1μmol/L • 催乳素 (PRL) 20ng/mL • 人胎盘泌乳素 (hPL) 20ng/mL • 人绒毛膜促性腺激素 (HCG) 1μg/mL	分泌中期分化的子宫内膜样器官的显著特征是基因 17βHSD2、SPP1 和 LIF 的上调	Turco 等[8]

续表

类器官类型	细胞来源	细胞外基质	培养基成分	主要结论	参考文献
子宫内膜类器官	iPS细胞系	**iPS培养基** • 涂有明胶的培养皿 **分化** • 超低黏附板	**iPS培养基** • DMEM/F12 • 20%血清替代物 • 1mmol/L 非必需氨基酸 • 2mmol/L 谷氨酰胺 • 0.55mmol/L 2-巯基乙醇 • 10ng/mL 重组人 FGF-2 **原条 (PS) 分化 (36h)** • DMEM/F12 • 2mmol/L 谷氨酰胺 • 100 IU/mL 青霉素, 100 mg/mL 链霉素 (P/S) • CHIR **中级中胚层 (IM) 分化 (36h)** • DMEM/F12 • 2mmol/L 谷氨酰胺 • 1×P/S • 100ng/mL FGF-2 • 1mmol/L 视黄酸 **绒毛上皮 (CE) 诱导 (2d)** • DMEM/F12 • 2.5%血清替代物 • 1mmol/L 非必需氨基酸 • 2mmol/L GlutaMAX • 0.55mmol/L 2-巯基乙醇 • 3μmol/L CHIR • 5ng/mL Noggin • 10ng/mL PDGF-BB **穆勒氏管 (MD) 诱导 (2d)** • 基本分化培养基 • 3μmol/L CHIR • 5ng/mL Noggin **子宫内膜基质成纤维细胞 (EMSFs) 培养基 (6d)** • 基本分化培养基 • 1μmol/L 5aza 2 • 3μmol/L CHIR • 10ng/mL FGF-9 • 10ng/mL PDGF-BB,持续 2d • 随后添加 10^{-8} mol/L E$_2$,持续 4d	iPSCs 可以被诱导分化成与子宫内膜异位症、子宫因素不孕症和子宫内膜癌相关的缺陷子宫内膜间质成纤维细胞(EMSFs)。这可以通过将 iPSCs 分化成 PS、IM、CE、MD 和 EMSFs 来实现	Miyazaki 等[32]

续表

类器官类型	细胞来源	细胞外基质	培养基成分	主要结论	参考文献
宫颈类器官	宫颈癌活检	基质胶	• 高级 DMEM/F12 • 50ng/mL 人表皮生长因子 • 250ng/mL 重组蛋白 1 • 100ng/mL Noggin • 10mmol/L Y27632 • 1mmol/L Jagged-1 • L-谷氨酰胺溶液 • 青霉素/链霉素 • 两性霉素 B 混悬液	宫颈透明细胞癌（cCCC）是一种罕见的子宫颈疾病，与浆液性癌（SC）相比，显示其基因组和组织学分析不同，这表明它们具有不同的发病机制	Maru 等[44]
滋养层类器官	早期人类胎盘	基质胶	• 高级 DMEM/F12 • N2 补充剂 • 补充 B27 减去维生素 A • Primocin 100 μg/mL • N-乙酰-L-半胱氨酸 1.25mmol/L • L-谷氨酰胺 2mmol/L • 重组人 EGF 50ng/mL • CHIR99021 1.5μmol/L • 重组人 R-spondin-1 80ng/mL • 重组人 FGF-2 100ng/mL • 重组人 HGF 50ng/mL • A83-01 500nmol/L • 前列腺素 E2 2.5μmol/L • Y-27633 2μmol/L	类器官的极性是肠道类有机体培养的一个主要问题，因为有机体上的附着会影响在基质胶表面培养的方向。这可以通过使用悬浮培养法来解决。这种方法在肠道类器官中是成功的	Sheridan 等[51]
睾丸类器官	睾丸组织	提取的人类睾丸 ECM	睾丸类器官形成培养基（比例为 8 : 1 : 1） • 完整的 StemPro-34 培养基 • 30% 胎牛血清 • 1 μg/mL 溶解的提取人类睾丸 ECM	睾丸类器官的培养设计是成功的，在 80% SSC、10% Sertoli 和 10% Leydig 的细胞比例下具有长期的活力和形态学变化	Pendergraft 等[71]

续表

类器官类型	细胞来源	细胞外基质	培养基成分	主要结论	参考文献
前列腺类器官	胚胎干细胞	**hESCs 菌落培养** **最终内胚层 (DE)** 的基质胶诱导 • 基质胶 • 无 **前列腺结果确定** • 无 **前列腺器官样生长和分化** • 基质胶	**hESCs 菌落培养** **最终内胚层 (DE) 的诱导 (3d)** • RPMI 1640 培养基 • 100ng/mL 激活素 A • 2mmol/L L-谷氨酰胺 • 100U/mL 青霉素 • 100μL/mL 链霉素 • 每日增加限定浓度为 0、0.2% 和 2% 的胎牛血清 **前列腺结果测定 (4d)** • RPMI 1640，含 2mmol/L L-谷氨酰胺 • 500ng/mL 人 FGF-10 • 500ng/mL 人 WNT-10b in 和 100 U/mL 青霉素 • 100μL/mL 链霉素 **前列腺组织体的生长和分化** • 将类器官收集到含有 1X B27 补充剂，100ng/mL Noggin 和 100ng/mL EGF 以及生长因子减量，无酚红的基质胶基质膜基质 • 加入到平板中并凝固 • 在含有介质的培养基中进行培养 1∶2 前列腺上皮细胞生长培养基 (PrEGM) 和基质 细胞基础培养基 (SCBM)，补充 2mmol/L L-谷氨酰胺，青霉素-链霉素，15mmol/L HEPES，500ng/mL R-Spondin-1，100ng/mL Noggin，100ng/mL EGF，1X B27 补充剂，10nmol/L ATRA 和 1.7μmol/L 睾酮	• WNT-10b/FGF-10 的暴露同对前列腺形成至关重要 • 雌激素干扰物双酚 A(BPA) 可用作老化过程中的前列腺癌发生模型	Calderon-Gierszal 和 Prins[68]

续表

类器官类型	细胞来源	细胞外基质	培养基成分	主要结论	参考文献
前列腺类器官	iPS 细胞	**人类 iPSCs 生成** • 基质胶 **最终内胚层诱导** • 基质胶 **人类 iPSCs 与大鼠泌尿生殖窦间充质（UGMS）细胞的共培养** • GFR-基质胶	**人类 iPSCs 生成** • mTeSR1 培养基 **最终内胚层诱导** • DMEM/F12 培养基 • 100ng/mL 激活素 A • 每天增加限定浓度为 0、0.2% 和 2% 的胎牛血清 **人类 iPSCs 与大鼠 UGMS 细胞的共培养** • 高级 DMEM/F12 培养基 • EGF 5～50ng/mL • 500ng/mL 重组 R-spondin-1 • 100ng/mL 重组 Noggin • TGF-β/Alk 抑制剂 A83-01 • 10ng/mL FGF-10 • 5ng/mL FGF-2 • 1μmol/L 前列腺素 E2 • SB202190(10μmol/L) • 10mmol/L 烟酰胺 • 最终浓度为 0.1～1nmol/L 的二氢睾酮	在人类前列腺培养中，经常出现基底上皮细胞的生长。UGMS 组织重组试验可以生成含有腔内细胞的前列腺组织，这些细胞可以产生基底细胞	Hepburn 等[58]

续表

类器官类型	细胞来源	细胞外基质	培养基成分	主要结论	参考文献
前列腺类器官	PDXs	低位附着板	基础培养基含有以下成分： • 10μmol/L Y-27632-HCl • 5% 胎牛血清 • 1×B-27 补充剂 • 10mmol/L 烟酰胺 • 500ng/mL R-spondin-1 • 1.25mmol/L N-Z 酰-半胱氨酸 • 10μmol/L SB202190 • 100ng/mL Noggin • 500nmol/L A83-01 • 10nmol/L 双氢睾酮 DHT • 10ng/mL Wnt-3a • 50ng/mL HGF • 50ng/mL EGF • 10ng/mL FGF-10 • 1ng/mL FGF-2 • 1μmol/L PGE2	PDX 衍生的类器官显示出与原发性肿瘤的基因组相似性，这有利于药物筛选试验	Karkampouna 等[72]

续表

类器官类型	细胞来源	细胞外基质	培养基成分	主要结论	参考文献
前列腺类器官	前列腺转移细胞和循环肿瘤细胞	• GFR-基质胶	• 高级 DMEM/F12 培养基 • 表皮生长因子(EGF)50ng/mL • R-spondin-1 5%(体积分数) • NOGGIN 10%(体积分数) • FGF-2 1ng/mL • FGF10 10ng/mL • 双氢睾酮(DHT),对于 CRPC 样本为 0.1nmol/L,对于激素敏感的样本为 1nmol/L • 烟碱胺 10mmol/L • A83-01 0.5μmol/L • Y-27632 10μmol/L • B27 1x • N-Z酰-L-半胱氨酸 1.25mmol/L • GlutaMAX 2mmol/L • HEPES 缓冲液 10mmol/L • Primocin 1:100(体积分数)	前列腺类器官提供了一个很好的机会来确定与疾病进展和转移相关的遗传改变	Gao 等[73]

6.5 结语

生殖类器官可以由 ASCs 产生，ASCs 直接由健康或致病生殖组织器官或 PSCs 产生，后者正在分化成生殖细胞。本章讨论的有关人类生殖类器官的信息强调了在模拟人类传染病、遗传疾病和导致生殖器官问题的癌症时应用类器官的优势，如表 6.1 中所示。此外，患者来源的生殖癌症类器官目前被用于生物库，类器官生物库将进一步帮助药物开发平台和个性化药物。

致谢

研究者们要感谢 Vipavee Anuphanpisit 副教授对本章的重要评论。本工作得到了 Srinakharinwirot 大学医学院和研究生院的支持。

参考文献

［1］ Rosner J，Samardzic T，Sarao MS（2020）Physiology，female reproduction. In：StatPearls［Internet］. StatPearls Publishing，Treasure Island（FL）

［2］ Liu L，Yu L，Li Z et al（2021）Patient-derived organoid（PDO）platforms to facilitate clinical decision making. J Transl Med 19（1）：40

［3］ Semertzidou A，Brosens JJ，McNeish I et al（2020）Organoid models in gynaecological oncology research. Cancer Treat Rev 90：102103

［4］ Bozorgmehr M，Gurung S，Darzi S et al（2020）Endometrial and menstrual blood mesenchymal stem/stromal cells：biological properties and clinical application. Front Cell Dev Biol 8：497

［5］ Horii M，Touma O，Bui T et al（2020）Modeling human trophoblast，the placental epithelium at the maternal fetal interface. Reproduction 160（1）：R1-R11

［6］ Alzamil L，Nikolakopoulou K，Turco MY（2021）Organoid systems to study the human female reproductive tract and pregnancy. Cell Death Differ 28：35-51

［7］ Cui Y，Zhao H，Wu S et al（2020）Human female reproductive system organoids：applications in developmental biology，disease modelling，and drug discovery. Stem Cell Rev Rep 16（6）：1173-1184

［8］ Turco MY，Gardner L，Hughes J et al（2017）Long-term，hormone-responsive organoid cultures of human endometrium in a chemically defined medium. Nat Cell Biol 19（5）：568-577

［9］ Goney MP，Wilce MCJ，Wilce JA et al（2020）Engineering the ovarian hormones inhibin A and inhibin B to enhance synthesis and activity. Endocrinology 161（8）：bqaa099

［10］ Auersperg N，Wong AS，Choi KC et al（2001）Ovarian surface epithelium：biology，endocrinology, and pathology. Endocr Rev 22(2):255-288

[11] Jelodar G, Masoomi S, Rahmanifar F (2018) Hydroalcoholic extract of flaxseed improves polycystic ovary syndrome in a rat model. Iran J Basic Med Sci 21(6):645-650

[12] Kruk PA, Auersperg N (1992) Human ovarian surface epithelial cells are capable of physically restructuring extracellular matrix. Am J Obstet Gynecol 167(5):1437-1443

[13] Torre LA, Trabert B, DeSantis CE et al (2018) Ovarian cancer statistics. CA Cancer J Clin 68 (4):284-296

[14] Maenhoudt N, Defraye C, Boretto M et al (2020) Developing organoids from ovarian cancer as experimental and pre-clinical models. Stem Cell Rep 14(4):717-729

[15] Kwong J, Chan FL, Wong KK et al (2009) Inflammatory cytokine tumor necrosis factor alpha confers precancerous phenotype in an organoid model of normal human ovarian surface epithelial cells. Neoplasia 11(6):529-541

[16] Wiwatpanit T, Murphy AR, Lu Z et al (2020) Scaffold-free endometrial organoids respond to excess androgens associated with polycystic ovarian syndrome. J Clin Endocrinol Metab 105(3):769-780

[17] Heidari-Khoei H, Esfandiari F, Hajari MA et al (2020) Organoid technology in female reproductive biomedicine. Reprod Biol Endocrinol 18:64

[18] Ezzati M, Djahanbakhch O, Arian S et al (2014) Tubal transport of gametes and embryos: a review of physiology and pathophysiology. J Assist Reprod Genet 31(10):1337-1347

[19] Salvador S, Gilks B, Köbel M et al (2009) The fallopian tube: primary site of most pelvic high-grade serous carcinomas. Int J Gynecol Cancer 19(1):58-64

[20] Pi R, Liu Y, Zhao X et al (2020) Tubal infertility and pelvic adhesion increase risk of heterotopic pregnancy after in vitro fertilisation: a retrospective study. Medicine (Baltimore) 99(46):e23250

[21] Eddie SL, Quartuccio SM, Zhu J et al (2015) Three-dimensional modeling of the human fallopian tube fimbriae. Gynec col Oncol 136(2):348-354

[22] Chang YH, Chu TY, Ding DC (2020) Human fallopian tube epithelial cells exhibit stemness features, self-renewal capacity, and Wnt-related organoid formation. J Biomed Sci 27(1):32

[23] Yucer N, Holzapfel M, Jenkins Vogel T et al (2017) Directed differentiation of human induced pluripotent stem cells into fallopian tube epithelium. Sci Rep 7(1):10741

[24] Cunha GR, Robboy SJ, Kurita T et al (2018) Development of the human female reproductive tract. Differentiation 103:46-65

[25] Kessler M, Hoffmann K, Brinkmann V et al (2015) The Notch and Wnt pathways regulate stemness and differentiation in human fallopian tube organoids. Nat Commun 6:8989

[26] Zhang W, Wei L, Li L et al (2015) Ovarian serous carcinogenesis from tubal secretory cells. Histol Histopathol 30(11):1295-1302

[27] Kurman RJ, IeM S (2010) The origin and pathogenesis of epithelial ovarian cancer: a proposed unifying theory. Am J Surg Pathol 34(3):433-443

[28] Groeneweg JW, Foster R, Growdon WB et al (2014) Notch signaling in serous ovarian cancer. J Ovarian Res 7:95

［29］ Critchley HOD，Maybin JA，Armstrong GM et al (2020) Physiology of the endometrium and reg-
ulation of menstruation. Physiol Rev 100(3):1149-1179

［30］ Morice P，Leary A，Creutzberg C et al (2016) Endometrial cancer. Lancet 387(10023):1094-1108

［31］ Boretto M，Cox B，Noben M et al (2017) Development of organoids from mouse and human endo-
metrium showing endometrial epithelium physiology and long-term expandability. Development
144(10):1775-1786

［32］ Miyazaki K，Dyson MT，Coon VJS et al (2018) Generation of progesterone-responsive endome-
trial stromal fibroblasts from human induced pluripotent stem cells: role of the WNT/CTNNB1
pathway. Stem Cell Rep 11(5):1136-1155

［33］ Campo H，Murphy A，Yildiz S et al (2020) Microphysiological modeling of the human endometri-
um. Tissue Eng Part A 26(13-14):759-768

［34］ Senol S，Sayar I，Ceyran AB et al (2016) Stromal clues in endometrial carcinoma: loss of expres-
sion of β-catenin，epithelial-mesenchymal transition regulators，and estrogen-progesterone recep-
tor. Int J Gynecol Pathol 35(3):238-248

［35］ Pineda MJ，Lu Z，Cao D et al (2015) Influence of cancer-associated endometrial stromal cells on
hormone-driven endometrial tumor growth. Horm Cancer 6(4):131-141

［36］ Arnold JT，Kaufman DG，Seppälä M et al (2001) Endometrial stromal cells regulate epithelial cell
growth in vitro: a new co-culture model. Hum Reprod 16(5):836-845

［37］ Gargett CE，Schwab KE，Deane JA (2016) Endometrial stem/progenitor cells: the first 10 years.
Hum Reprod Update 22(2):137-163

［38］ Esfandiari F，Favaedi R，Heidari-Khoei H et al (2021) Insight into epigenetics of human endome-
triosis organoids: DNA methylation analysis of HOX genes and their cofactors. Fertil Steril 115
(1):125-137

［39］ Barrios De Tomasi J，Opata MM，Mowa CN (2019) Immunity in the cervix: interphase between
immune and cervical epithelial cells. J Immunol Res 2019:7693183

［40］ Jackson R，Lukacs JD，Zehbe I (2020) The potentials and pitfalls of a human cervical organoid
model including Langerhans cells. Viruses 12(12):1375

［41］ Maru Y，Tanaka N，Ebisawa K et al (2019) Establishment and characterisation of patient-derived
organoids from a young patient with cervical clear cell carcinoma. Cancer Sci 110(9):2992-3005

［42］ Ji L，Brkič J，Liu M et al (2013) Placental trophoblast cell differentiation: physiological regulation
and pathological relevance to preeclampsia. Mol Aspects Med 34(5):981-1023

［43］ Krishna U，Bhalerao S (2011) Placental insufficiency and fetal growth restriction. J Obstet Gynae-
col India 61(5):505-511

［44］ Gagnon R (2003) Placental insufficiency and its consequences. Eur J Obstet Gynecol Reprod Biol
110(Suppl 1):S99-107

［45］ Orendi K，Kivity V，Sammar M et al (2011) Placental and trophoblastic in vitro models to study
preventive and therapeutic agents for preeclampsia. Placenta 32(Suppl):S49-54

［46］ Weber M，Knoefler I，Schleussner E et al (2013) HTR8/SVneo cells display trophoblast progen-
itor cell-like characteristics indicative of self-renewal，repopulation activity，and expression of

"stemness-" associated transcription factors. Biomed Res Int 2013:243649

[47] Xu RH，Chen X，Li DS et al (2002) BMP4 initiates human embryonic stem cell differentiation to trophoblast. Nat Biotechnol 20(12):1261-1264

[48] Li Y，Moretto-Zita M，Soncin F et al (2013) BMP4-directed trophoblast differentiation of human embryonic stem cells is mediated through a ΔNp63＋ cytotrophoblast stem cell state. Development 140(19):3965-3976

[49] Rungsiwiwut R，Numchaisrika P，Ahnonkitpanit V et al (2016) Triploid human embryonic stem cells derived from tripronuclear zygotes displayed pluripotency and trophoblast differentiation ability similar to the diploid human embryonic stem cells. J Reprod Dev 62(2):167-176

[50] Telugu BP，Adachi K，Schlitt JM et al (2013) Comparison of extravillous trophoblast cells derived from human embryonic stem cells and from first trimester human placentas. Placenta 34(7):536-543

[51] Sheridan MA，Fernando RC，Gardner L et al (2020) Establishment and differentiation of long-term trophoblast organoid cultures from the human placenta. Nat Protoc 15(10):3441-3463

[52] Parker EL，Silverstein RB，Verma S et al (2020) Viral-immune cell interactions at the maternal-fetal interface in human pregnancy. Front Immunol 11:522047

[53] Baert Y，De Kock J，Alves-Lopes JP et al (2017) Primary human testicular cells self-organise into organoids with testicular properties. Stem Cell Rep 8(1):30-38

[54] Alves-Lopes JP，Söder O，Stukenborg JB (2017) Testicular organoid generation by a novel in vitro three-layer gradient system. Biomaterials 130:76-89

[55] Sakib S，Uchida A，Valenzuela-Leon P et al (2019) Formation of organotypic testicular organoids in microwell culture. Biol Reprod 100(6):1648-1660

[56] Joguet G，Mansuy JM，Matusali G et al (2017) effect of acute Zika virus infection on sperm and virus clearance in body fluids: a prospective observational study. Lancet Infect Dis 17(11):1200-1208

[57] Strange DP，Zarandi NP，Trivedi G et al (2018) Human testicular organoid system as a novel tool to study Zika virus pathogenesis. Emerg Microbes Infect 7(1):82

[58] Hepburn AC，Sims CHC，Buskin A et al (2020) Engineering prostate cancer from induced pluripotent stem cells-new opportunities to develop pre-clinical tools in prostate and prostate cancer studies. Int J Mol Sci 21(3):905

[59] Tian Y，Zhou LQ (2021) Evaluating the impact of COVID-19 on male reproduction. Reproduction 161(2):R37-R44

[60] Lee CH，Akin-Olugbade O，Kirschenbaum A (2011) Overview of prostate anatomy，histology，and pathology. Endocrinol Metab Clin North Am 40(3):565-575

[61] Epstein JI，Zelefsky MJ，Sjoberg DD et al (2016) A contemporary prostate cancer grading system: A validated alternative to the gleason score. Eur Urol 69(3):428-435

[62] Kong HY，Byun J (2013) Emerging roles of human prostatic Acid phosphatase. Biomol Ther (Seoul) 21(1):10-20

[63] Aaron L，Franco OE，Hayward SW (2016) Review of prostate anatomy and embryology and the etiology of benign prostatic hyperplasia. Urol Clin North Am 43(3):279-288

[64] Rawla P (2019) Epidemiology of prostate cancer. World J Oncol 10(2):63-89

[65] Elbadawy M, Abugomaa A, Yamawaki H et al (2020) Development of prostate cancer organoid culture models in basic medicine and translational research. Cancers (Basel) 12(4):777

[66] Greenberg NM, DeMayo F, Finegold MJ et al (1995) Prostate cancer in a transgenic mouse. Proc Natl Acad Sci USA 92(8):3439-3443

[67] Gleave AM, Ci X, Lin D et al (2020) A synopsis of prostate organoid methodologies, applications, and limitations. Prostate 80(6):518-526

[68] Calderon-Gierszal EL, Prins GS (2015) Directed differentiation of human embryonic stem cells into prostate organoids in vitro and its perturbation by low-dose bisphenol A exposure. PLoS One 10(7):e0133238

[69] Drost J, Karthaus WR, Gao D et al (2016) Organoid culture systems for prostate epithelial and cancer tissue. Nat Protoc 11(2):347-358

[70] Gstraunthaler G, Lindl T, van der Valk J (2013) A plea to reduce or replace fetal bovine serum in cell culture media. Cytotechnology 65(5):791-793

[71] Pendergraft SS, Sadri-Ardekani H, Atala A et al (2017) Three-dimensional testicular organoid: a novel tool for the study of human spermatogenesis and gonadotoxicity in vitro. Biol Reprod 96(3):720-732

[72] Karkampouna S, De Filippo MR, Ng CKY et al (2020) Stroma transcriptomic and proteomic profile of prostate cancer metastasis xenograft models reveals prognostic value of stroma signatures. cancers (Basel) 12(12):3786

[73] Gao D, Vela I, Sboner A et al (2014) Organoid cultures derived from patients with advanced prostate cancer. Cell 159(1):176-187

[74] Park JW, Lee JK, Phillips JW et al (2016) Prostate epithelial cell of origin determines cancer differentiation state in an organoid transformation assay. Proc Natl Acad Sci USA 113(16):4482-4487

[75] Puca L, Bareja R, Prandi D et al (2018) Patient derived organoids to model rare prostate cancer phenotypes. Nat Commun 9(1):2404

[76] Beltran H, Oromendia C, Danila DC et al (2019) A Phase II Trial of the aurora kinase A inhibitor alisertib for patients with castration-resistant and neuroendocrine prostate cancer: efficacy and biomarkers. Clin Cancer Res 25(1):43-51

[77] Girda E, Huang EC, Leiserowitz GS et al (2017) The use of endometrial cancer patient-derived organoid culture for drug sensitivity testing is feasible. Int J Gynecol Cancer 27(8):1701-1707

第 7 章

软骨和骨再生间充质干细胞球体的制备与应用

Ngoc Bich Vu, Phuc Van Pham

摘要：[简介]软骨和骨组织在再生医学中应用广泛，特别是在治疗软骨和骨损伤方面。人们试图通过干细胞和支架以及结合一些生长因子和诱导因子来培养这些组织。然而，由于软骨和骨组织的复杂性，目前所取得的成果有限。本章探讨了间充质干细胞（MSC）的制备及其在软骨和骨再生中的应用。

[方法]以"间充质干细胞球体""软骨再生"和"骨再生"为关键词，在PubMed、Web of Science 以及谷歌学术等数据库中检索间充质干细胞球体用于软骨和骨再生的制备和应用数据。

[结果]通过利用 MSC 球体成软骨或骨组织模拟胚胎发育过程中软骨和骨的形成。这些微组织可以直接作为移植材料或构建模块，生成软骨和骨组织。

[结论]基于我们的研究和最近发表的文献，我们支持用间充质干细胞球体制备软骨和骨微组织并应用于软骨和骨再生。

关键词：骨工程；软骨工程；微组织；间充质干细胞；组织工程；再生医学

7.0 引言

骨和软骨缺损是临床上常见的疾病，严重影响患者的生活质量。为了治疗这些疾病，已作出许多努力。在过去二十年里，随着干细胞研究的不断深入，已开发出以干细胞为基础的一些新疗法。有文献报道干细胞移植（作为细胞悬

N. B. Vu, P. Van Pham (✉)
Stem Cell Institute, University of Science Ho Chi Minh City, Ho Chi Minh City, Vietnam e-mail: phucpham@sci. edu. vn; pvphuc@hcmus. edu. vn
Vietnam National University Ho Chi Minh City, Ho Chi Minh City, Vietnam

液）在软骨[1-5]和骨再生[6,7]方面的应用。一些基于干细胞的产品被开发并商业化用于治疗软骨损伤[8,9]。然而在损伤较大和较深的情况下，目前的治疗方法仍有不足，效果有限。为克服这些局限性，研究人员不断进行新的尝试，如干细胞以球体[10-12]、片状[13,14]的形式移植，或与生物材料[15,16]联合移植等。

球体中的干细胞也被称为干细胞的 3D 培养物，在非贴壁条件下培养以连接并形成细胞聚集体。在 3D 条件下，干细胞模仿其在人体中的自然状态，显示出在 2D 培养中不具有的特征。本章旨在介绍用于培养 MSC 球体的最新技术，并重点介绍它们在骨和软骨再生中的一些应用。

7.1 间充质干细胞球体

7.1.1 间充质干细胞

间充质干细胞是一种 ASCs，几乎存在于人类所有的血管组织中。40 多年前，Friedenstein 发现间充质干细胞，并首次在豚鼠身上培养了成骨细胞[17]。1988 年，Owen 等在大鼠身上重现了这一实验[18]。1992 年，有团队首次从人的骨髓中分离培养 MSC[19]。1993 年（并于 1995 年报道）MSC 首次应用于临床。在这项临床研究中，Lazarus 等采集了 23 例血液恶性肿瘤患者的骨髓样本，这些标本中有 15 例 MSC 成功培养了 4～7 周。这些骨髓间充质干细胞被输注回患者自身，所有移植均未观察到不良反应[20]。

骨髓、脂肪组织、外周血、月经血、脐带、脐带血、胎盘、乳汁等体组织中均可检测到 MSC 并可对其进行分离。不同组织来源的 MSC 在生物学特性上有所不同，但根据 Dominici 等与国际细胞和基因治疗学会（2006）提出的标准，也可将其定义为 MSC。具体标准如下：（1）在标准培养条件下黏附在培养皿表面；（2）表达 CD73、CD90 和 CD105，缺乏 CD11b 或 CD14、CD34、CD45、CD79-α 或 CD19 和 HLA-DR 的表达；（3）在体外能诱导成脂肪细胞、成骨细胞和成软骨细胞[21]。

MSC 的治疗潜力与它们分化产生中胚层来源细胞和在某些外胚层或内胚层来源细胞中的转分化能力有关。MSC 具有强大的免疫调节和血管生成能力。借助其免疫调控能力，MSC 与以 MSC 为基础的干细胞药物可迅速进军生物技术产业。第一个干细胞药物 Prochymal 于 2012 年在加拿大批准上市，该药物可治疗移植物抗宿主病（GVHD）[22]。近期研究表明，MSC 可能通过不同的途径、显著不同的分泌因子，参与血管生成[23-26]。因此骨髓间充质干细胞移植也用于治疗 100 多种疾病以及改善健康状况，包括一些重大疾病（https：//www.clinicaltrials.gov 和综述报告）[27,28]。更重要的是，已发现的 MSC 生物学特性可指导组织工程和再生医学的应用。骨髓间充质干细胞移植将成为最受欢迎的干细胞移植方式之一。基于 MSC 的药物已经被开发出来，这也大大促进 MSC 的临床使用[29]。

MSC 除了用于干细胞治疗外，还是组织工程的基础材料，特别是在工程化的软骨和骨组织中。MSC 是组织工程的三大基本材料之一，能够与其他材料和信号因子结合生成工程化组织，如软骨和骨组织。组织工程中使用的 MSC 较为复杂，形式不同，可将其作为单个细胞、球体或颗粒加载到支架中。

7.1.2　间充质干细胞球体概述

MSC 球体是一种细胞聚集体形式的细胞结构，在框架内的细胞之间具有生理联系。与通过机械力或自发将细胞连接在一起的细胞颗粒或细胞团块不同，球体中的 MSC 在一定时间后通过 ECM 蛋白连接在一起，可在球体内形成三个区域。因此，MSC 球体或细胞球体只能通过器官培养产生。球体一词最初在肿瘤学中用于解释可以形成肿瘤球体或球体的癌细胞。MSC 球体从结构上根据培养条件可分为两到三个区（外区、中区和坏死核）。实验中的 MSC 球体通常包括两个区域：外区和内区。内区的 MSC 所需的氧气以及营养物质少于外区的 MSC。此外，内区 MSC 被其他 MSC 包围，而外区的 MSC 则部分被 ECM 和其他细胞覆盖（图 7.1）。

一些研究表明，单层培养的 MSC（2D）和球形培养的 MSC（3D）在生物学上有很大的不同。首先，与单层细胞培养相比，MSC 的体积减小了，有报道显示 MSC 的体积缩小了 75%[30-32]。球体内 MSC 的细胞特性还受到 2D 和 3D 培养物之间机械物理差异的影响。在 2D 平台中，MSC 将附着在培养容器的表面，并将剩余部分暴露在培养介质中；而在 3D 平台中，MSC 黏附在 ECM 及其周围的细胞中。细胞周围材料的杨氏可塑性模量导致了细胞生理特性的一些差异，特别是细胞分化[33,34]。可塑性模量可作为 2D 和 3D 培养之间的分界点，2D 培养的可塑性模量达到吉帕斯卡（GPa）级，而 3D 培养可塑性模量数小于 0.1kPa[32]。这些差异改变了 MSC 的表观遗传学。

Potapova 等发现，与 2D 培养模式相比，3D 培养中的 MSC 有 1731 个基因上调，1387 个基因下调[35]。3D 培养 MSC 中几乎所有上调的基因都与缺

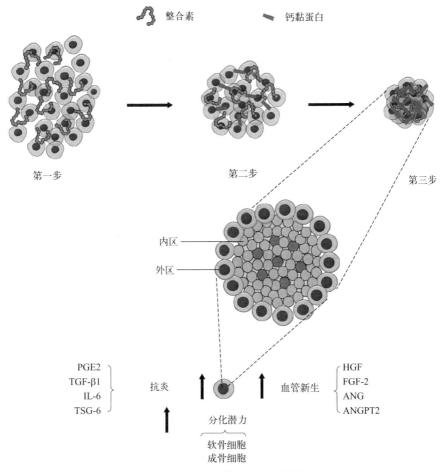

图 7.1 MSC 球体的形成和结构

通过三步法制备具有内区和外区两种结构的 MSC 球体。球体培养的 MSC 可上调某些抗炎
细胞因子（PGE2、TGF-β1、IL-6 和 TSG-6）、促进血管生成因子（HGF、FGF-2、
ANG 和 ANGPT2）的产生以及有向软骨母细胞和成骨细胞分化的潜能

氧、血管生成和炎症有关[35]，并且 MSC 的免疫调节潜力也增加。Bartosh 等
观察到 3D 培养的 MSC 能使 TNAIP6/TSG-6 这两种蛋白表达增加，MSC 的
血管生成能力也增强[31]。3D 培养的 MSC 中与血管生成相关基因如血管生成
素、FGF-2、HGF 和 VEGF 在 MSC 中也会上调[35-37]。

　　球形培养的 MSC 软骨分化能力会增强。Johnstone 等发现，在相同的诱
导条件下，通过提高 ⅡA 型和 ⅡB 型胶原（在 mRNA 水平上）的碱性磷酸酶
活性，MSC 可以更有效地诱导成软骨细胞[38]。同样，Yoo 等也注意到骨髓来
源的 MSC 球体中 Ⅰ 型、Ⅱ 型和 Ⅹ 型胶原的表达情况相同。更值得注意的是，

这些研究者还发现聚集蛋白和连接蛋白在细胞球体提取物中表达[39]，并且最近的许多研究也证实了该发现[40-42]。

此外，球形培养的 MSC 成骨分化标志物的表达也有所增加[34,43-45]。Yamaguchi 等在大鼠 MSC 球体的体内外成骨实验中观察到了这一点。在体外，在相同的成骨条件下，球形培养的 MSC 钙沉积要优于 2D 培养。体内研究的结果也表明，在大鼠颅骨缺损模型中，球形培养的 MSC 用于骨再生效果优于 2D 培养物[43]。Kim 和 Adachi 最近的一项研究证明，与传统的 2D 培养相比，MSC 球体培养在诱导后仅需两天内即可形成类骨细胞。研究表明，球状体的细胞凝聚状态决定了 MSC 向骨细胞分化的命运[45]。

7.1.3　骨髓间充质干细胞球体的制备方法

有多种方法可用于从 MSC 形成 MSC 球体，似乎缺乏一种特殊的培养基来促进 MSC 球体的形成。事实上，几乎所有的方法都是基于血清的 2D 培养条件，这些条件都可以产生 MSC 球体。此外，我们也研究了培养基对 MSC 球体形成的影响。由于几乎所有研究的 MSC 球体都是在以胎牛血清为基础的培养基中产生的，因此 MSC 球体在临床应用时有一定的安全问题，如阮病毒暴露、毒理学和免疫学等[46,47]。鉴于此，研究者们开发了无异源物培养基以及化学合成培养基来扩增 MSC。Ylostao 等发现，一些商业培养基无法形成致密球体，而添加人白蛋白血清的培养基则能促进致密球体的形成[48]。

相比之下，Domnina 等使用血清培养基可从子宫内膜 MSC 中产生 MSC 球体[49]。在另一项利用无血清培养基制备 MSC 球体的研究中，Zhao 等尝试利用 TeSR-E8 培养基（一种用于 PSC 的化学合成的无血清培养基）制备 MSC 球体。结果显示，3～5 天后培养基中可形成 MSC 球体[50]。

不同来源的 MSC，如骨髓[51,52]、脂肪组织[53,54]、牙龈组织[55]、子宫内膜组织[49]、脐带组织[56]、牙髓组织[57]，在合适的条件下均可形成 MSC 球体。不同种类 MSC 在类球体形成能力上的差异尚未深入研究。Fennama 等将源于骨髓组织的 MSC 球体与源于脂肪组织和 SVF 的 MSC 球体进行了比较。研究发现，BM-MSCs 和脂肪干细胞（ADSC）均可形成致密的球体，但程度较小，而 SVF 的球体形成效果则较差[58]。

MSC 球体的形成涉及三个步骤：①分散细胞整合素和 ECM 形成松散的细胞团；②聚集体内的钙黏蛋白逐渐积累形成更紧密的聚集体并积聚在膜表面；③MSC 间钙黏蛋白-钙黏蛋白紧密连接形成致密球体[59]（图 7.1）。Robinson 等（2003）证明钙黏蛋白和整合素的表达在球体形成过程中起着重要作用[60]。

如上所述，球体形成的第一步非常关键。目前的所有方法似乎都是为了帮助 MSC 在下一步触发钙黏蛋白的过度表达之前，利用细胞表面的整合素以协助 MSC 接触和相互作用。成熟的球体制备技术包括悬滴法、非黏附培养法、旋转烧瓶法、旋转培养器法、外力辅助法和基质包埋法（图 7.2），这些方法各有优缺点。悬滴法是利用球体内部细胞-细胞的天然连接来制备标准球体的最常用方法。然而，该方法价格昂贵，很难实现大规模生产。

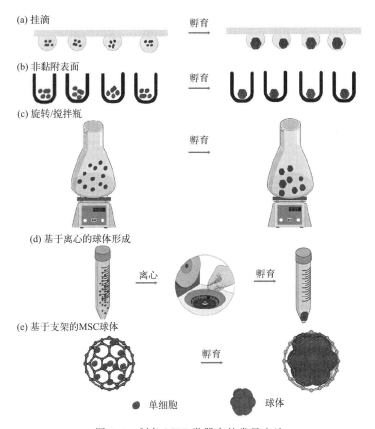

图 7.2　制备 MSC 类器官的常见方法

7.1.3.1　悬滴法

悬滴法由来已久，在微生物学中应用广泛，主要用于生产蒸发速度小、液滴不易扩散的培养基。悬滴法在 20 世纪用于动物和人类神经组织细胞的培养[61,62]。该技术现用于培养干细胞[63-65]，并从 ESCs 或 PSCs 中形成胚状体。

其原理简单：将每 $15\sim40\mu L$ 含有 $300\sim3000$ 个细胞的细胞悬液培养基沉积在组织培养皿/板盖的底部。然后，盖子倒置，液滴通过表面张力固定在盖子上。受重力的影响，液滴中的自由细胞可以集中并促进松散聚集体的形成。这种技术可以控制球体的大小以及细胞数量，且容易应用于特殊板材，如 Perfecta3D 96 孔悬挂滴板和结晶板。这些耗材还显著提升了悬滴法的可操作性和可重复性。

7.1.3.2　非黏附培养法

非黏附培养法操作简单，无需额外设备。平板或培养皿很容易制备 MSC 球体。一些非黏附或低黏附平板或培养皿，如培养板可以用琼脂糖薄膜、疏水性聚合物或乳糖酰胺涂覆，已被开发并实现商业化。总的来说，该技术制备的 MSC 球体大小、形状均匀。在某些情况下，所获得的聚集体并不是球形。

近年来，一些新技术被用来制备非黏附性微孔以调整 MSC 球体的形状和结构。这些新技术可以通过微孔的尺寸来控制球体的尺寸和形状。微孔可以使用微尺度技术利用微模塑细胞非黏性惰性材料如琼脂糖或聚乙二醇（PEG）来制造。将 MSC 悬浮液装载到制造的装置中，细胞将自动组装成球体。

7.1.3.3　旋转生物反应器

旋转烧瓶或滚轮瓶可用于此技术。球体直径可以根据细胞密度、培养基成分、纺丝速率和培养时间来控制。不同于悬滴法或非黏附培养法的静态培养，MSC 是以动态方式培养的，其所面临的强烈剪切力会影响其生理机能或细胞活性。

7.1.3.4　使用外力辅助方法形成球体

这种方法是使用外力从细胞悬浮液中形成细胞聚集体。常见形成细胞聚集体的方法有低速离心以及介电电泳、磁场和超声驻波阱等方法。这些方法能增强球体形成过程的第一步。在外力作用下形成细胞聚集体后，在合适的条件下培养细胞聚集体，促进第二步和第三步形成致密的球体。

7.1.3.5　基于支架制备 MSC 球体

该技术需要使用水凝胶和惰性基质这类特殊材料和 MSC 来制备 MSC 球体。基质胶含有交联聚合物链网络，可以吸收和保留水分。惰性基质包括由聚苯乙烯制成的海绵状膜，可形成允许 MSC 在内部结合和生长的孔。使用基质胶（matrigel，海藻酸盐和 qgel matrix），MSC 与基质胶混合后，将这些复合物接种在合适的表面以形成球体。

7.2　间充质干细胞球体产生骨和软骨微组织

7.2.1　间充质干细胞球体软骨组织的生成

2002 年，Anderer 和 Libera 首次报道利用间充质干细胞（MSC）球体制备工程化软骨。迄今为止，许多文献报道中也采用这种方式来制备软骨组织。似乎所有制备间充质干细胞球体的方法都可以用于软骨微组织的制备。在首次报道中，Anderer 和 Libera 使用非黏附培养法来增强聚集体的形成，在孔板表面涂上 2% 琼脂糖，抑制细胞附着在表面，通过整合素相互作用促进聚集[66]。Markway 等使用离心机将 $2×10^5$ 个细胞凝聚成细胞球，然后用软骨形成培养基将细胞小球诱导入软骨中，成功利用 MSC 球体制备出软骨组织[67]。Vu 和 Nguyen 等开发了一种简单实用的方法，用于软骨和骨组织工程生产 MSC 球体[68]。该方法采用 V 形底 96 孔板，促进细胞聚集体的形成。而 Tu 等采用悬滴法制备 MSC 球体，然后将其诱导成软骨。培养 21d 后，MSC 球体强烈表达软骨表型，包括聚集蛋白聚糖、糖胺聚糖和Ⅱ型胶原。它们还在 mRNA 水平上表达一些软骨基因，包括 Sox9、Col2、Col1 和 Acan[69]。

Le 等将悬滴法制得的 MSC 球体加载到多孔支架上以制备软骨大组织。MSC 球体和支架复合物在诱导软骨形成 21d 后表达软骨表型[56]。此外，这些结构在番红 O 染色、阿尔新蓝染色和Ⅱ型胶原染色中呈阳性，Sox9、Col2 和 aggrecan 在 mRNA 水平上显著表达[56]。这些复合物移植到动物体内后可以形成成熟软骨[56]。De Moor 等成功地从 MSC 球体制备工程化软骨。他们先是利用微孔制备 MSC 球体，其次将这些球体在氧气含量为 5% 的软骨形成培养基中诱导 42d，软骨原球体随后被用于生物打印以生成大组织[70]。

7.2.2　骨髓间充质干细胞球体生成骨组织

早期研究中，Cerwinka 等利用多孔明胶支架从 BM-MSCs 制备 MSC 球体[71]。然后用成骨介质诱导 MSC 球体向成骨方向分化 10d。10d 后，球体表现出具有强钙化、碱性磷酸酶表达和维生素 D 受体存在的骨表型[71]。同样，Laschke 等在聚氨酯支架中利用 ADSC 制备 MSC 球体，成功地将其诱导成 Kossa 染色呈强阳性的骨微组织[72]。

2017 年，Lee 等利用凹微孔技术研究与牙龈组织有关的 MSC 和骨前体细胞制成球体的成骨潜能[55]。这些球体在培养 5d 后表达骨组织表型，并且存在碱性磷酸酶，沉积矿化 ECM 染色及茜素红染色均呈阳性[55]。Fennema 等比较了由 ADSC 和 BM-MSCs 制成的 MSC 球体在小鼠体内的成骨潜能，结果发现这两种细胞（来自 BM-MSCs 和 ADSC 的球体）都能在小鼠体内形成异位骨[58]。

2018 年，Tae 等研究了由两种 MSC（牙龈和骨髓来源）混合制成的 MSC 球体的成骨潜力。研究者将牙龈 MSC 和骨髓 MSC 按特定比例混合，并使用凹微孔技术形成球体。体外分析表明，球体中碱性磷酸酶的表达增强，Runx2 和骨钙素 mRNA 的表达增加[73]。最近，Aguilar 等利用 MSC 球体成功生成骨微组织[74]。他们利用低速离心机生产 MSC 球体来制造聚集体，并在成骨培养基中培养 28d，使其分化为骨微组织。诱导后，球体内的细胞对分化培养基表现出强烈的成骨反应，其中碱性磷酸酶、Ⅰ型胶原和骨钙素的 mRNA 水平均高于分化前的水平。研究者认为，离心法比重力法更能有效地形成 MSC 球体[74]。

球体作为模块单元以构建更大的结构。Ahmad 等利用 MSC 球体成功制备大型骨组织结构。第一步，利用 ADSC 和聚（L-乳酸）纳米纤维制备 MSC 球体。MSC 与引发 ADSC 成骨的纳米纤维的相互作用可以通过在无成骨因子的培养基中培养 7d 后表达骨细胞标记物来检测。随后使用这些球体作为模块单元构建大型骨结构[75]。Heo 等利用该方法制备骨组织，他们从 MSC 和人脐静脉内皮细胞中产生球体，并诱导球体 10d，形成骨微组织，随后将其与水凝胶基质胶结合，并使用吸气辅助生物打印技术以生产大型骨结构。生物打印骨组织表现出与肌动蛋白细丝形成的相互联系，以及与骨细胞和内皮细胞相关基因的高表达[76]。

7.3　间充质干细胞球体及其衍生软骨在骨再生中的应用

已发表的研究表明，MSC 球体和来自 MSC 球体的软骨都可用于治疗软骨和骨损伤的动物模型。Sekiya 等在兔模型中制造软骨缺损，并通过滑膜来源的 MSC 球体治疗软骨缺损[77]，12 周后，发现 MSC 球体附着在软骨缺损处。与 Le 等使用悬滴法从 ADSC 中制备的 MSC 球体一致，通过低速离心将这些 MSC 球体负载到多孔支架中，再通过诱导培养基进行软骨诱导，形成的 MSC 球体-支架复合物可用于治疗大鼠后肢膝关节软骨损伤[56]。12 周后，结果显示缺损处形成的软骨的番红 O 染色呈强阳性[56]。Zhang 等利用功能化支架原位转染 TGFβ1 制备 MSC 球体，这些球体移植在动物体内 8 周后成为成熟软骨[78]。

在大鼠颅骨缺损模型中，Yamaguchi 等通过微型计算机断层扫描和组织学分析证实 MSC 球体移植可促进骨再生[43]。Suenaga 等利用 MSC 球体治疗大鼠颅骨缺损[10]。研究者对比了 MSC 球体移植、β-磷酸三钙以及 β-磷酸三钙与MSC 球体联合移植的治疗效果。结果证实，只有 MSC 球体能够支持缺损骨再生[10]。Murata 等在大型动物模型中使用来自 ADSC 的 MSC 球体治疗猪骨软骨缺损，该试验使用 96 孔板在非黏附表面上培育 MSC 球体，每个 MSC 球体平均含 5×10^4 个细胞。随后，将 760 个球体放在圆柱形模具中，以形成适合猪缺陷的大型组织结构。这些大型组织结构在培养 7d 后移植到猪体内，以便球体之间产生连接。12 个月后，骨软骨缺损再生为软骨和软骨下骨的原始结构[79]。Murata 团队利用一定数量的猪重复这项研究，结果证实在 12 个月内从 ADSC 中移植的无支架 MSC 球体成功诱导了透明软骨和软骨下骨结构再生[12]。

Yanagihara 等使用转基因的 MSC 构建 MSC 球体[11]。在这项研究中，MSC 增强了 Runx2 的表达以刺激成骨，随后将其移植到脂肪性股骨的骨缺损中。结果表明，球形培养模式比单层培养更能促进骨再生[11]。同样，Moritani 等在比较牙周膜来源的 MSC 和 MSC 球体在治疗小鼠颅骨缺陷模型中的效果时发现了相同的结果[80]。MSC 球体形式的 MSC 在骨再生方面的作用也优于细胞悬液形式的 MSC。

在最近的一项研究中，Findeisen 等使用 MSC 球体来治疗裸鼠的临界大小的骨缺损。micro-CT 显示，MSC 球体移植组的骨材料密度明显高于MSC 组[81]。

综上，软骨类器官适用于个性化医疗。

7.4　结语

骨损伤，尤其是软骨损伤，其自我修复能力低。几十年来，干细胞移植已成为刺激软骨和骨再生的新方法，疗效甚好。但近期一篇文章表明，干细胞移植的应用在损伤大而严重的情况下疗效不佳。

本章总结了几种制备球体的方法以及这些球体在骨和软骨再生中的应用。MSC 球体尚未在软骨和骨再生中得到临床应用，但动物的体外和临床前数据表明，无论是否分化，MSC 球体都可直接或通过生产大组织用于骨和软骨再生。

致谢

本研究由 Vietnam National University Ho Chi Minh City（VNU-HCM）资助，批准号 TX2018-18-02。

参考文献

[1] Goldberg A，Mitchell K，Soans J，Kim L，Zaidi R（2017）The use of mesenchymal stem cells for cartilage repair and regeneration：a systematic review. J Orthop Surg Res 12(1)：39

[2] Colombini A，Perucca Orfei C，Kouroupis D，Ragni E，De Luca P，ViganÒ M，Correa D，de Girol amo L（2019）Mesenchymal stem cells in the treatment of articular cartilage degeneration：new biological insights for an old-timer cell. Cytotherapy 21(12)：1179-1197

[3] Toh WS，Foldager CB，Pei M，Hui JH（2014）Advances in mesenchymal stem cell-based strategies for cartilage repair and regeneration. Stem Cell Rev Rep 10(5)：686-696

[4] Pak J，Lee JH，Pak N，Pak Y，Park KS，Jeon JH，Jeong BC，Lee SH（2018）Cartilage regeneration in humans with adipose tissue-derived stem cells and adipose stromal vascular fraction cells：updated status. Int J Mol Sci 19(7)

[5] Kim YS，Chung PK，Suh DS，Heo DB，Tak DH，Koh YG（2020）Implantation of mesenchymal stem cells in combination with allogenic cartilage improves cartilage regeneration and clinical outcomes in patients with concomitant high tibial osteotomy. Knee surgery，sports traumatology，arthroscopy. Off J ESSKA 28(2)：544-554

[6] Jin YZ，Lee JH（2018）Mesenchymal stem cell therapy for bone regeneration. Clin Orthop Surg 10(3)：271-278

[7] Bolte J，Vater C，Culla AC，Ahlfeld T，Nowotny J，Kasten P，Disch AC，Goodman SB，Gelinsky M，Stiehler M et al（2019）Two-step stem cell therapy improves bone regeneration compared to concentrated bone marrow therapy. J Orthopaed Res Off Publ Orthopaed Res Soc 37(6)：1318- 1328

[8] Lim HC，Park YB，Ha CW，Cole BJ，Lee BK，Jeong HJ，Kim MK，Bin SI，Choi CH，Choi CH et al（2021）Allogeneic umbilical cord blood-derived mesenchymal stem cell implantation versus microfracture for large，full-thickness cartilage defects in older patients：a multicenter randomized clinical trial and extended 5-year clinical follow-up. Orthop J Sports Med 9(1)：2325967120973052

[9] Park YB，Ha CW，Lee CH，Yoon YC，Park YG（2017）Cartilage regeneration in osteoarthritic patients by a composite of allogeneic umbilical cord blood-derived mesenchymal stem cells and hyaluronate hydrogel：results from a clinical trial for safety and proof-of-concept with 7 years of extended follow-up. Stem Cells Transl Med 6(2)：613-621

[10] Suenaga H，Furukawa KS，Suzuki Y，Takato T，Ushida T（2015）Bone regeneration in calvarial

defects in a rat model by implantation of human bone marrow-derived mesenchymal stromal cell spheroids. J Mater Sci Mater Med 26(11):254

[11] Yanagihara K，Uchida S，Ohba S，Kataoka K，Itaka K（2018）Treatment of bone defects by transplantation of genetically modified mesenchymal stem cell spheroids. Mol Therapy Meth Clin Dev 9:358-366

[12] Murata D，Akieda S，Misumi K，Nakayama K（2018）Osteochondral regeneration with a scaffold-free three-dimensional construct of adipose tissue-derived mesenchymal stromal cells in pigs. Tissue Eng Regener Med 15(1):101-113

[13] Chen M，Xu Y，Zhang T，Ma Y，Liu J，Yuan B，Chen X，Zhou P，Zhao X，Pang F et al（2019）Mesenchymal stem cell sheets：a new cell-based strategy for bone repair and regeneration. Biotech Lett 41(3):305-318

[14] Lin J，Shao J，Juan L，Yu W，Song X，Liu P，Weng W，Xu J，Mehl C（2018）Enhancing bone regeneration by combining mesenchymal stem cell sheets with β-TCP/COL-I scaffolds. J Biomed Mater Res B Appl Biomater 106(5):2037-2045

[15] Liu Q，Wang J，Chen Y，Zhang Z，Saunders L，Schipani E，Chen Q，Ma PX（2018）Suppressing mesenchymal stem cell hypertrophy and endochondral ossification in 3D cartilage regeneration with nanofibrous poly(l-lactic acid) scaffold and matrilin-3. Acta Biomater 76:29-38

[16] Xu J，Feng Q，Lin S，Yuan W，Li R，Li J，Wei K，Chen X，Zhang K，Yang Y et al（2019）Injectable stem cell-laden supramolecular hydrogels enhance in situ osteochondral regeneration via the sustained co-delivery of hydrophilic and hydrophobic chondrogenic molecules. Biomaterials 210:51-61

[17] Friedenstein AJ，Chailakhjan RK，Lalykina KS（1970）The development of fibroblast colonies in monolayer cultures of guinea-pig bone marrow and spleen cells. Cell Tissue Kinet 3(4):393- 403

[18] Owen M，Friedenstein AJ（1988）Stromal stem cells：marrow-derived osteogenic precursors. Ciba Found Symp 136:42-60

[19] Haynesworth SE，Goshima J，Goldberg VM，Caplan AI（1992）Characterization of cells with osteogenic potential from human marrow. Bone 13(1):81-88

[20] Lazarus H，Haynesworth S，Gerson S，Rosenthal N，Caplan A（1995）Ex vivo expansion and subsequent infusion of human bone marrow-derived stromal progenitor cells（mesenchymal progenitor cells）：implications for therapeutic use. Bone Marrow Transplant 16(4):557-564

[21] Dominici M，Le Blanc K，Mueller I，Slaper-Cortenbach I，Marini F，Krause D，Deans R，Keating A，Prockop D，Horwitz E（2006）Minimal criteria for defining multipotent mesenchymal stromal cells. The International Society for Cellular Therapy position statement. Cytotherapy 8(4):315-317

[22] Cyranoski D（2012）Canada approves stem cell product. Nat Biotechnol 30(7):571-572

[23] Wu Y，Chen L，Scott PG，Tredget EE（2007）Mesenchymal stem cells enhance wound healing through differentiation and angiogenesis. Stem cells 25(10):2648-2659

[24] Beckermann B，Kallifatidis G，Groth A，Frommhold D，Apel A，Mattern J，Salnikov A，Moldenhauer G，Wagner W，Diehlmann A（2008）VEGF expression by mesenchymal stem cells con-

tributes to angiogenesis in pancreatic carcinoma. Br J Cancer 99(4):622-631

[25] Vu NB, Le HT-N, Dao TT-T, Phi LT, Phan NK (2017) Allogeneic adipose-derived mesenchymal stem cell transplantation enhances the expression of Angiogenic factors in a mouse acute Hindlimb ischemic model. In: Stem cells: biology and engineering. Springer, pp 1-17

[26] Dao TT-T, Vu NB, Phi LT, Le HT-N, Phan NK, Van Pham P (2016) Human adipose-derived mesenchymal stem cell could participate in angiogenesis in a mouse model of acute hindlimb ischemia. Biomed Res Therapy 3(8):1-10

[27] Van Pham P (2016) Mesenchymal stem cells in clinical applications. In: Stem cell processing. Springer, pp 37-69

[28] Squillaro T, Peluso G, Galderisi U (2016) Clinical trials with mesenchymal stem cells: an update. Cell Transplant 25(5):829-848

[29] Vu NB, Le PT-B, Truong NC, Van Pham P (2018) Off-the-shelf mesenchymal stem cell technology. Stem cell drugs-a new generation of biopharmaceuticals, pp 119-141

[30] Tsai AC, Liu Y, Yuan X, Ma T (2015) Compaction, fusion, and functional activation of three- dimensional human mesenchymal stem cell aggregate. Tissue Eng Part A 21(9-10):1705-1719

[31] Bartosh TJ, Ylöstalo JH, Mohammadipoor A, Bazhanov N, Coble K, Claypool K, Lee RH, Choi H, Prockop DJ (2010) Aggregation of human mesenchymal stromal cells (MSCs) into 3D spheroids enhances their antiinflammatory properties. Proc Natl Acad Sci USA 107(31):13724- 13729

[32] Baraniak PR, Cooke MT, Saeed R, Kinney MA, Fridley KM, McDevitt TC (2012) Stiffening of human mesenchymal stem cell spheroid microenvironments induced by incorporation of gelatin microparticles. J Mech Behav Biomed Mater 11:63-71

[33] Wen JH, Vincent LG, Fuhrmann A, Choi YS, Hribar KC, Taylor-Weiner H, Chen S, Engler AJ (2014) Interplay of matrix stiffness and protein tethering in stem cell differentiation. Nat Mater 13 (10):979-987

[34] Murphy WL, McDevitt TC, Engler AJ (2014) Materials as stem cell regulators. Nat Mater 13 (6):547-557

[35] Potapova IA, Gaudette GR, Brink PR, Robinson RB, Rosen MR, Cohen IS, Doronin SV (2007) Mesenchymal stem cells support migration, extracellular matrix invasion, proliferation, and survival of endothelial cells in vitro. Stem Cells 25(7):1761-1768

[36] Yeh HY, Liu BH, Sieber M, Hsu SH (2014) Substrate-dependent gene regulation of selfassembled human MSC spheroids on chitosan membranes. BMC Genom 15(1):10

[37] Potapova IA, Brink PR, Cohen IS, Doronin SV (2008) Culturing of human mesenchymal stem cells as three-dimensional aggregates induces functional expression of CXCR4 that regulates adhesion to endothelial cells. J Biol Chem 283(19):13100-13107

[38] Johnstone B, Hering TM, Caplan AI, Goldberg VM, Yoo JU (1998) In vitro chondrogenesis of bone marrow-derived mesenchymal progenitor cells. Exp Cell Res 238(1):265-272

[39] Yoo JU, Barthel TS, Nishimura K, Solchaga L, Caplan AI, Goldberg VM, Johnstone B (1998) The chondrogenic potential of human bone-marrow-derived mesenchymal progenitor cells. J Bone Joint Surg Am 80(12):1745-1757

[40] Huang GS，Dai LG，Yen BL，Hsu SH（2011）Spheroid formation of mesenchymal stem cells on chitosan and chitosan-hyaluronan membranes. Biomaterials 32(29):6929-6945

[41] Wang W，Itaka K，Ohba S，Nishiyama N，Chung UI，Yamasaki Y，Kataoka K（2009）3D spheroid culture system on micropatterned substrates for improved differentiation efficiency of multipotent mesenchymal stem cells. Biomaterials 30(14):2705-2715

[42] Arufe MC，De la Fuente A，Fuentes-Boquete I，De Toro FJ，Blanco FJ（2009）Differentiation of synovial CD-105(+) human mesenchymal stem cells into chondrocyte-like cells through spheroid formation. J Cell Biochem 108(1):145-155

[43] Yamaguchi Y，Ohno J，Sato A，Kido H，Fukushima T（2014）Mesenchymal stem cell spheroids exhibit enhanced in-vitro and in-vivo osteoregenerative potential. BMC Biotechnol 14:105-105

[44] Sankar S，Sharma CS，Rath SN（2019）Enhanced osteodifferentiation of MSC spheroids on patterned electrospun fiber mats—an advanced 3D double strategy for bone tissue regeneration. Mater Sci Eng，C Mater Biol Appl 94:703-712

[45] Kim J，Adachi T（2021）Cell-fate decision of mesenchymal stem cells toward osteocyte differentiation is committed by spheroid culture. Sci Rep 11(1):13204-13204

[46] Mendicino M，Bailey AM，Wonnacott K，Puri RK，Bauer SR（2014）MSC-based product characterization for clinical trials: an FDA perspective. Cell Stem Cell 14(2):141-145

[47] Karnieli O，Friedner OM，Allickson JG，Zhang N，Jung S，Fiorentini D，Abraham E，Eaker SS，Yong TK，Chan A et al（2017）A consensus introduction to serum replacements and serum-free media for cellular therapies. Cytotherapy 19(2):155-169

[48] Ylostalo JH，Bazhanov N，Mohammadipoor A，Bartosh TJ（2017）Production and administration of therapeutic mesenchymal stem/stromal cell（MSC）spheroids primed in 3-D cultures under xeno-free conditions. J Vis Exp JoVE（121）

[49] Domnina A，Alekseenko L，Kozhukharova I，Lyublinskaya O，Shorokhova M，Zenin V，Fridlyanskaya I，Nikolsky N（2021）Generation of therapeutically potent spheroids from human endometrial mesenchymal stem/stromal cells. J Person Med 11(6)

[50] Zhao Y，Xiao E，Lv W，Dong X，He L，Wang Y，Zhang Y（2020）A chemically defined serum-free culture system for spontaneous human mesenchymal stem cell spheroid formation. Stem Cells Int 2020:1031985-1031985

[51] Ryu NE，Lee SH，Park H（2019）Spheroid culture system methods and applications for mesenchymal stem cells. Cells 8(12)

[52] Joshi J，Brennan D，Beachley V，Kothapalli CR（2018）Cardiomyogenic differentiation of human bone marrow-derived mesenchymal stem cell spheroids within electrospun collagen nanofiber mats. J Biomed Mater Res，Part A 106(12):3303-3312

[53] Hoefner C，Muhr C，Horder H，Wiesner M，Wittmann K，Lukaszyk D，Radeloff K，Winnefeld M，Becker M，Blunk T et al（2020）Human adipose-derived mesenchymal stromal/stem cell spheroids possess high adipogenic capacity and acquire an adipose tissue-like extracellular matrix pattern. Tissue Eng Part A 26(15-16):915-926

[54] Colle J，Blondeel P，De Bruyne A，Bochar S，Tytgat L，Vercruysse C，Van Vlierberghe S，Dubru-

el P，Declercq H（2020）Bioprinting predifferentiated adipose-derived mesenchymal stem cell sphe-roids with methacrylated gelatin ink for adipose tissue engineering. J Mater Sci Mater Med 31(4)：36

[55] Lee SI，Ko Y，Park JB（2017）Evaluation of the shape，viability，stemness and osteogenic differ-entiation of cell spheroids formed from human gingiva-derived stem cells and osteoprecursor cells. Exp Ther Med 13(6)：3467-3473

[56] Le Thi-Ngan H，Bich VuN，Dang-Ngoc Nguyen P，Thi-Thanh Dao T，Hoang-Viet To X，Van Pham P（2021）In vitro cartilage differentiation of human adipose-derived mesenchymal stem cell spheroids cultured in porous scaffolds. Front Biosci（Landmark Edition）26：266-285

[57] Zheng Y，Jiang LI，Yan M，Gosau M，Smeets R，Kluwe L，Friedrich RE（2021）Optimizing con-ditions for spheroid formation of dental pulp cells in cell culture. In Vivo（Athens，Greece）35(4)：1965-1972

[58] Fennema EM，Tchang LAH，Yuan H，van Blitterswijk CA，Martin I，Scherberich A，de Boer J（2018）Ectopic bone formation by aggregated mesenchymal stem cells from bone marrow and adi-pose tissue：a comparative study. J Tissue Eng Regen Med 12(1)：e150-e158

[59] Lin RZ，Chou LF，Chien CC，Chang HY（2006）Dynamic analysis of hepatoma spheroid forma-tion：roles of E-cadherin and beta1-integrin. Cell Tissue Res 324(3)：411-422

[60] Robinson EE，Zazzali KM，Corbett SA，Foty RA（2003）Alpha5beta1 integrin mediates strong tis-sue cohesion. J Cell Sci 116(Pt 2)：377-386

[61] Blevins SM，Bronze MS（2010）Robert Koch and the "golden age" of bacteriology. Int J Infect Dis IJID Off Publ Int Soc Infect Dis 14(9)：e744-751

[62] Harrison RG，Greenman M，Mall FP，Jackson C（1907）Observations of the living developing nerve fiber. Anat Rec 1(5)：116-128

[63] Hodge AJ，Zhong J，Lipke EA（2016）Enhanced stem cell-derived cardiomyocyte differentiation in suspension culture by delivery of nitric oxide using S-nitrosocysteine. Biotechnol Bioeng 113(4)：882-894

[64] Aberdam D（2003）Derivation of keratinocyte progenitor cells and skin formation from embryonic stem cells. Int J Dev Biol 48(2-3)：203-206

[65] Schmal O，Seifert J，Schäffer TE，Walter CB，Aicher WK，Klein G：Hematopoietic stem and pro-genitor cell expansion in contact with mesenchymal stromal cells in a hanging drop model uncovers disadvantages of 3D culture. *Stem cells international* 2016，2016.

[66] Anderer U，Libera J（2002）In vitro engineering of human autogenous cartilage. J Bone Min Res Off J Am Soc Bone Miner Res 17(8)：1420-1429

[67] Markway BD，Tan GK，Brooke G，Hudson JE，Cooper-White JJ，Doran MR（2010）Enhanced chondrogenic differentiation of human bone marrow-derived mesenchymal stem cells in low oxygen environment micropellet cultures. Cell Transpl 19(1)：29-42

[68] Vu NB（2020）Nguyen MT-N：a simple and scalable method to generate spheroids from human mesenchymal stem cells for use in tissue engineering. Biomed Res Therapy 7(12)：4139-4151

[69] Tu VT-K，Le HT-N，To XH-V，Nguyen PD-N，Huynh PD，Le TM，Vu NB（2020）Method for

in production of cartilage from scaffold-free spheroids composed of human adipose-derived stem cells. Biomed Res Therapy 7(4):3697-3708

[70] De Moor L, Fernandez S, Vercruysse C, Tytgat L, Asadian M, De Geyter N, Van Vlierberghe S, Dubruel P, Declercq H (2020) Hybrid bioprinting of chondrogenically induced human mesenchymal stem cell spheroids. Front Bioeng Biotechnol 8:484

[71] Cerwinka WH, Sharp SM, Boyan BD, Zhau HE, Chung LW, Yates C (2012) Differentiation of human mesenchymal stem cell spheroids under microgravity conditions. Cell Regener (London, England) 1(1):2

[72] Laschke MW, Schank TE, Scheuer C, Kleer S, Shadmanov T, Eglin D, Alini M, Menger MD (2014) In vitro osteogenic differentiation of adipose-derived mesenchymal stem cell spheroids impairs their in vivo vascularization capacity inside implanted porous polyurethane scaffolds. Acta Biomater 10(10):4226-4235

[73] Tae JY, Lee H, Lee H, Ko Y, Park JB (2018) Osteogenic potential of cell spheroids composed of varying ratios of gingiva-derived and bone marrow stem cells using concave microwells. Exp Ther Med 16(3):2287-2294

[74] Aguilar IN, Olivos DJ, 3rd, Brinker A, Alvarez MB, Smith LJ, Chu TG, Kacena MA, Wagner DR (2019) Scaffold-free bioprinting of mesenchymal stem cells using the Regenova printer: Spheroid characterization and osteogenic differentiation. Bioprinting (Amsterdam, Netherlands) 15

[75] Ahmad T, Shin HJ, Lee J, Shin YM, Perikamana SKM, Park SY, Jung HS, Shin H (2018) Fabrication of in vitro 3D mineralized tissue by fusion of composite spheroids incorporating biomineral-coated nanofibers and human adipose-derived stem cells. Acta Biomater 74:464- 477

[76] Heo DN, Ayan B, Dey M, Banerjee D, Wee H, Lewis GS, Ozbolat IT (2020) Aspiration-assisted bioprinting of co-cultured osteogenic spheroids for bone tissue engineering. Biofabrication

[77] Suzuki S, Muneta T, Tsuji K, Ichinose S, Makino H, Umezawa A, Sekiya I (2012) Properties and usefulness of aggregates of synovial mesenchymal stem cells as a source for cartilage regeneration. Arthritis Res Ther 14(3):1-13

[78] Zhang K, Fang H, Qin Y, Zhang L, Yin J (2018) Functionalized scaffold for in situ efficient gene transfection of mesenchymal stem cells spheroids toward chondrogenesis. ACS Appl Mater Interf 10(40):33993-34004

[79] Murata D, Tokunaga S, Tamura T, Kawaguchi H, Miyoshi N, Fujiki M, Nakayama K, Misumi K (2015) A preliminary study of osteochondral regeneration using a scaffold-free three-dimensional construct of porcine adipose tissue-derived mesenchymal stem cells. J Orthop Surg Res 10:35

[80] Moritani Y, Usui M, Sano K, Nakazawa K, Hanatani T, Nakatomi M, Iwata T, Sato T, Ariyoshi W, Nishihara T et al (2018) Spheroid culture enhances osteogenic potential of periodontal ligament mesenchymal stem cells. J Periodontal Res 53(5):870-882

[81] Findeisen L, Bolte J, Vater C, Petzold C, Quade M, Müller L, Goodman SB, Zwingenberger S (2021) Cell spheroids are as effective as single cells suspensions in the treatment of critical-sized bone defects. BMC Musculoskelet Disord 22(1):401

第 8 章

类器官开发中的生物材料

Asmak Abdul Samat, Badrul Hisham Yahaya

摘要：[简介] 长期以来，采用动物模型和传统的 2D 细胞培养方法从生物学和病理学层面阐明细胞功能。然而，这两种技术都没有精准地呈现出细胞功能，如体内的细胞与细胞间、细胞与 ECM 间的相互作用，以及器官内和器官间的相互作用。类器官是一种 3D 细胞培养系统，可模拟器官的许多结构和功能特征。体内的微环境和信号对体内外干细胞的发育具有深刻影响，类器官培育基质的范围包括从自然产生到具有不同生物物理性质的合成生物材料。本章重点讨论指导干细胞决策的细胞-基质相互作用的调节，包括用于可控制类器官培育的各类生物材料。

[方法] 利用谷歌学术、PubMed、Scopus 等数据库，选择关键词为类器官；ECM；细胞相互作用和调控；生物材料；天然和合成基质。

[结果] 类器官为常见疾病的模型化和潜在药物筛选及毒性测试策略提供了可靠的工具。然而，很难控制干细胞向特定的细胞类型增殖分化。干细胞的命运由许多因素决定，尤其是在类器官的多阶段发育和随后体内繁殖过程中，所需的适宜基质至关重要。

A. Abdul Samat，B. H. Yahaya (✉)
Lung Stem Cell and Gene Therapy Group，Regenerative Medicine Cluster，Advanced Medical and Dental Institute (IPPT)，Universiti Sains Malaysia，13200 Kepala Batas，Penang，Malaysia
e-mail：badrul@usm. my

A. Abdul Samat
e-mail：asmakas@iium. edu. my

A. Abdul Samat
Department of Fundamental Dental and Medical Sciences，Kulliyyah of Dentistry，International Islamic University Malaysia，25200 Kuantan，Pahang，Malaysia

[结论] 类器官可用于体外研究人体生理学，但其成熟取决于干细胞形成高度组织结构的能力。干细胞的发育和类器官基质的基本设计参数受到各种材料性质的影响，包括细胞结合配体的呈现、基质动力学、结构几何构造和可降解性。定制 3D ECM 可以优化影响细胞生长的结构和代谢特性。

关键词：类器官；生物材料；细胞外基质；基质

8.0　引言

人类疾病和治疗研究主要依赖于体外细胞培养和动物模型。传统体外细胞培养模型采用 2D 塑料培养板，可以从生物学和病理学层面解释细胞功能等。然而，细胞性能与体内相应组织器官存在显著不同，且模型没有呈现出体内的细胞与细胞间、细胞与 ECM 间的相互作用，以及器官内和器官间的相互作用。另外，动物模型虽允许在生命体中开展实验，但它们昂贵且耗时。人体器官的网络关系复杂，具有物理（基质微观结构和刚度）、机械（流体力和机械应变）和生化（生长因子和细胞因子）特性。这些结构和生理特征对器官的发育和功能有重要影响。类器官是由 ASCs 或 PSCs 在体外 3D 空间中自发分化形成的细胞球形聚集体。类器官模拟正常、发育或疾病模型中相应的器官，为器官和组织特性的体外建模提供一定的基础[1,2]。

与 2D 细胞培养模式相比，类器官培养不仅为我们在 3D 层面上了解近似于人类生理特征的器官及组织提供了可能，同时也为获取多态性组织提供了高水平的可利用性和易处理性，这是体内实验无法实现的[3]。已经有创建并培养多种类器官的方法。然而，典型的模式包括增殖、分化、细胞分选、细胞谱系定型和形态变化[4,5]。干细胞具有分化和形成组织并定位于特异性生态位的能力。研究表明，类器官倾向于在位于干细胞所在的某个组织特定的宏观和微观环境中发展，即生态位（organ-specific niche）[6-8]。这些生态位参与调控和促进复杂信号通路引导细胞的命运。尽管干细胞并非源于周围的组织或器官，但它最终会根据其培养的生态位进行分化[9]。例如，单一的神经和牙上皮细胞可以被重新编程为乳腺上皮细胞，当这些细胞被移植到乳腺微环境中，可以再生乳腺上皮[10,11]。根据组织的不同，生态位成分可以源自细胞，也可以通过 ECM 基质、小信号分子、生长因子和机械力（如张力、刚度甚至流动流体）外源性整合到系统中[7,12]。成分间复杂的相互作用在空间和时间上创造了一个具有结构功能组织化的动态环境，促进干细胞再生/分化。类器官细胞自组装并维持组织稳态，这对干细胞的功能至关重要。经证明，表型可以通过细胞与 ECM 间的相互作用取代基因型，因此这种作用很重要[13,14]。细胞受体可以识别 ECM 的任何变化，提供最终决定基因表达的线索[15-17]。

采用具有特定机械和/或生化特性以支持细胞黏附和发育的生物材料替代利用天然 ECM 制成的传统类器官培养支架，这种方法持续受到大众关注[18]。生物材料的特性已被证明可以引导谱系间充质干细胞[19,20]。机械微环境会影响细胞的关键结构和功能，导致细胞形态、迁移性、增殖和分化状态改变[21]。本章讨论采用多种方式和不同类型的生物材料作为类器官发展的基质来调控细胞性能。

8.1　细胞外基质和类器官

现有多种方法应用于类器官培养，包括 ECM 或基质胶培养[22,23]、生物反应器培养、3D 生物打印和微流控技术[24]。在所有的方法中，首先是选择需要扩增的细胞类型，然后在有或没有分化信号的均质培养基中进一步培养细胞[25]。一般来说，使用市售的形态发生素和信号抑制剂来激活或抑制调节发育模式的关键信号通路。培养物的生长方式使它们能够进行 3D 扩展，要么将细胞聚集成 3D 结构，要么将培养物整合到 3D 矩阵中[26]。干细胞活动方式受其局部生态位获得的外部信号的影响，这些信号包括可溶性生长因子和激素、细胞间相互作用，以及 ECM 的局部影响[27,28]。总的来说，所有变量都是协同作用的。因此，干细胞通过维持自身条件并长期有效发挥其再生活性功能，维持细胞整个生命周期。促进类器官 3D 特征最常见的方法是使用固体 ECM 来促进细胞的黏附和生长。

细胞的生长和分化高度依赖于物理和生化刺激[29,30]，这使类器官培育个体组织成为可能[31]。当在 3D 环境中培养时，细胞的特征是与其他细胞或 ECM 成分相互作用。细胞-基质的相互作用是影响细胞发育的交互信号级联。ECM 的多种功能包括作为整合素等细胞受体的配体与细胞持续相互作用，局部释放生长因子如 EGF、FGF 等信号分子。ECM 裂解释放的 ECM 成分不仅影响其结构还调控细胞性能[32]。此外细胞分泌的 ECM 成分可以动态重塑 ECM，而 ECM 的物理和生化特性分别调节与黏附相关的细胞功能，并各自通过与细胞表面受体的相互作用影响细胞命运[33,34]。这些复杂过程开启了对细胞功能的调节，促进了细胞的存活、变形、迁移、增殖和分化，导致体内发生形态和生理改变[35]。ECM 成分任何变化都预期会显著影响 ECM 的生物力学和物理学特性，引起网络紊乱，最终丧失器官的稳态和功能[36]。本质上，所有的属性都是密切相关的，并且相互影响。

　　天然的 ECM 是蛋白质和蛋白多糖的复杂集合，它通过包裹细胞提供稳定性并调节细胞生长因子的信号传递[9,37-40]。过去，人们只认为 ECM 是对其结构功能、稳定及其所包裹细胞的支撑。但是很明显，它还具有基本功能，通过发现基质糖蛋白的特定受体，尤其是通过产生各种复杂的信号在分子水平上影响细胞[41]。ECM 的另一个主要成分是非胶原糖蛋白。这是一种黏附糖蛋白，由来自 ECM 家族的各种大分子组成，黏附在细胞表面，有几个结合区域可以与胶原和蛋白聚糖相互作用[42,43]，纤维连接蛋白、层粘连蛋白、玻璃体蛋白、血栓反应蛋白和肌腱蛋白也在其中。此外，整合素与细胞表面表达的其他受体和胶原蛋白或其他 ECM 成分发生某些相互作用[44]，病理和健康环境中广泛的组织和不同细胞群的功能与差异表达仍未完全了解。

　　尽管在理解细胞微环境的细节方面存在困难，但模拟整体 ECM 宏观环境的生物材料已得到广泛应用，并已成功应用于促进体内外细胞和类器官的发展。它们主要由 3D 聚合物支架和基质凝胶组成，支持细胞黏附和营养传递、生物相容性、与天然整体 ECM 的结构相似性，以及后续讨论的可定制的生物化学和生物物理特性。

　　基质微环境通过多种方式调控细胞性能，包括由附着在细胞表面受体上的细胞黏附配体形成的细胞-基质关系，机械性能，如刚度、压力松弛、压力硬化、几何构造和基质降解，如下所述。

8.2　细胞黏附配体

　　天然的 ECM 由许多细胞黏附配体组成，为细胞提供结合位点[45,46]。细胞黏附配体的结合作用引起细胞骨架发生改变，导致细胞扩散[47]和迁移[48]。虽然对周围环境的主动拉拽作用会引起 ECM 重排和细胞表面受体聚集，但细胞内的信号位点往往会改变基因表达[44,49]。所有的作用都会影响细胞性能，比如细胞运动[50]、扩散[51]、分化和血管再生[52]。天然蛋白如纤维连接蛋白、层粘连蛋白和胶原蛋白衍生肽整合到工程支架中，提供了细胞黏附配体，增强了细胞表型[9]。

8.3　力学性能

　　除了生化刺激外，组织的力学性能在指导细胞性能中也起着重要的作用[53,54]。不同的组织由不同的 ECM 成分和细胞组成，受到调节的组织使每个器官对机械刺激产生不同反应。基于此，器官具有适合其生物学作用的刚度值。

ECM 的刚度在组织发育和病理过程中起着至关重要的作用，因为它影响多种细胞性能，如细胞黏附、扩散、增殖、分化和凋亡[9,55]。组织的刚度被细胞表面受体转导为生化信号，这些受体与邻近细胞上相同类型的分子发生精确的相互作用，如钙黏蛋白，或在 ECM 中加入整合素[56]。机体组织微环境的刚度各不相同，有质软的大脑和肺，也有刚性的软骨和骨骼。损伤会影响组织的稳态稳定性、结构和功能[151,152]。如果微环境异常坚硬，机械控制可引起细胞功能障碍。过量的 ECM 成分积聚在损伤组织中，使其比正常组织更加坚硬，导致组织功能障碍，如纤维化疾病、肿瘤和慢性炎症等[153]。心脏病发作后，刚性瘢痕组织生长，导致心脏移植后骨髓间充质干细胞分化率异常低[154]。骨髓间充质干细胞和其他类型的干细胞增殖后，迁移到损伤区域，并根据周围基质的刚度进行分化[19,155]。我们可以通过调整 ECM 的刚度来模拟目标组织的特性，在不影响细胞活性的情况下，ECM 高度依赖于不同聚合物（天然和合成）主要成分的浓度和交联剂的水平[15]。根据不同的支架制造方法，刺激物可以直接作用于生物材料，促使反应在时间和空间上均能进行调节，从而根据需要精确控制细胞反应。

天然 ECM 的黏弹性使得所施加压力的能量能够发生与时间有关的消耗，从而引起基质的重新组织，称为应力松弛。相比之下，在弹性材料中，能量可以在每个周期中被"存储"和"恢复"，因此，压力会随着时间的推移保持不变[57]。据报道，3D 培养基中培养的间充质干细胞对应力松弛率敏感，相较于慢松弛基质，在快速松弛 3D 基质凝胶中，无论材料刚度如何，其分布、增殖和成骨分化均增加[51,58]。

应力硬化是在 3D 微环境中支配干细胞命运的另一个重要因素[59]。天然纤维性 ECM 表现出应力-硬化性能，这意味着当增加的应力达到临界值时，它们会变得更硬。在临界应力值下，基质不能进行进一步的结构重排，额外的应力分散在纤维基质中[25]。尽管大多数合成基质凝胶自然状态下尚没有应力硬化，但应力硬化基质可以通过特定的刚度和捆绑特性进行重构，如在螺旋低聚（乙烯）乙二醇聚异氰多肽水凝胶中所进行的过程一般[60-62]。此外，人工合成的 3D 基质可以在维持基质刚度和配体密度的同时，通过改变聚合物链的长度，将精确地使人类间充质干细胞从成脂分化转向成骨分化[59]。

8.4　基质几何构造

孔隙度、孔隙大小和连通性影响基体的功能。高孔隙率、开放和连通的孔隙，也直接受到孔隙大小的影响，是使细胞浸润或增殖的必要条件[63]。此外，组织血管化和新组织的发育显著加快[64]。天然的 ECM 由孔隙大小近似细胞大小的纤维网络组成，允许营养物质运输和细胞迁移生长[9]。

其结构可以在类器官培养中产生，并利用物理和化学交联技术获得最适合的生物材料以适应特定组织形成[65]。不同形式的 3D 细胞培养基质可以根据其几何构造分类。像 ECM 和基质凝胶这种天然纤维基质，由纤维蛋白组成，其孔径大小近似细胞大小。交联基质的间距决定了网格大小，并在网格状结构的交联水凝胶中产生比通常细胞小得多的空泡[25]。这种紧密的网格在没有降解或其他类型材料重塑的情况下，将阻止细胞增殖和运动[66]。

材料中纤维的方向和直径决定了细胞的性能。例如，与随机排列的纤维相比，纤维有序排列有助于人体肌腱干细胞选择性形成[67]。然而，与肌腱干细胞相比，骨髓间充质干细胞在纤维直径方向上更倾向于肌腱细胞的形成[68]。这些变化也可能是由细胞类型或材料的化学成分差异造成的。

8.5　基质降解和重构

天然 ECM 的不断重构受到细胞对 ECM 组分降解和生成的调节。该生物材料的降解速率对细胞活性具有重要影响。一般来说，生物材料的降解可以是细胞介导的，也可以是非细胞介导的[25]。细胞介导的降解是通过酶切割特定的氨基酸序列来降解基质，如蛋白水解酶。相比之下，非细胞介导的材料降解分别由材料内与材料间化学键的水解和物理交联的破坏引起。例如，海藻酸盐生物聚合物通过钙离子进行离子交联，通过去除钙离子破坏并降解海藻酸盐基质[69,70]。细胞产生的 ECM 消化酶通过表达新的聚合物来促进微环境的重排[71]。可以设计适宜比例的生物材料提供给允许嵌入细胞进行降解和重构的基质。表 8.1 总结了基质微环境调控细胞性能的各种方式。

表 8.1　通过基质微环境调控细胞性能的总结

基质的特征	对细胞的影响
细胞表面配体	改变细胞骨架,导致细胞扩散和迁移; 主动牵引其周围环境,导致 ECM 的重排和细胞表面受体的聚集,改变细胞核内基因的表达

续表

基质的特征	对细胞的影响
刚度	组织的刚度通过细胞表面受体转导为生化信号； 影响多种细胞的特性，如细胞黏附、扩散、增殖、分化和凋亡
应力松弛	允许施加应力的能量通过与时间相关的过程消耗，从而重组基质
应力硬化	当外力达临界值，纤维状 ECM 变得更坚硬，从而抑制基质此时发生进一步结构重排
几何构造	开放相通的孔隙直接受孔径大小的影响，允许细胞浸润或增殖
基质降解	由细胞介导的降解是通过酶切割特定的氨基酸序列来降解基质，如蛋白水解酶

8.6　应用于类器官发育的生物材料作基质

研究发现，将天然 ECM 转化为水凝胶，能显著改善其在体外和体内的应用。水凝胶是一种高度水合的高分子材料，其含水量（以质量计）超过 30%，通过聚合物链的物理和化学交联来保持结构的完整性[23]。这些聚合物链作为 ECM 的生物材料被广泛研究，可以模拟天然干细胞生态位本身复杂且功能化的微环境，分为自然衍生、合成或两者的复合材料[72]。此外，能够定制细胞微环境中的生物化学和物理参数，如力学性能或渗透性，是组织构建中使用合成生物材料的一个显著优势[73]。下面列举一些常用于类器官发育的生物材料。

8.7　天然细胞外基质

8.7.1　去细胞细胞外基质和水凝胶

去细胞化是一个以物理、化学和酶法去除细胞成分和抗原，同时保持细胞外基质（ECM）蛋白的基本结构和功能及黏性多糖的天然结构的过程。因此，天然的、生物相容性好的结构在移植物部位不存在不良反应，如炎性反应和免疫排斥。但是，该过程会损伤 ECM 蛋白，因此需要在充分去细胞和保护 ECM 完整性之间保持平衡。ECM 经去细胞处理后，可通过多种方式加工成水凝胶。水凝胶形成的核心理念是通过酸和酶溶解 ECM 蛋白。其中胃蛋白酶被广泛应用，因为它可以切割胶原蛋白三螺旋结构之外的非螺旋蛋白区域，负责胶原纤维之间的分子内连接，产生单体成分。胃蛋白酶在生理 pH 条件下被中和失活，水凝胶通过基于胶原的自组装技术在 37 ℃或更低温度下形成[74,75]。

　　关于人体移植的临床前研究和实验研究表明，去细胞的 ECM 不仅为体内组织的有效再生提供了结构支持，还提供了其必需的生物化学信号，包括 ECM 组织特异性蛋白，以及吸附在 ECM 蛋白网络内部的可溶性因子[74-79]。

　　基质胶（matrigel）是从 Engelbreth-Holm-Swarm（EHS）中纯化所得的天然 ECM，是一种小鼠肉瘤的可溶液基底膜提取物，主要用于开发类器官[31]。EHS 基质中含有与许多天然 ECM 不同的成分，如层粘连蛋白（laminin）、IV 型胶原（collagen IV）和巢蛋白等[80,81]。此外，还添加了 bFGF、EGF、胰岛素样生长因子 1、TGF-β、血小板衍生生长因子和神经生长因子等，这些生物因子为嵌入的细胞提供了一个动态环境，利于细胞附着，并被类器官中的酶降解和重构[82]。类器官开发成功的例子较少，包括肠道[83]、脑[84,85]、肝脏[86]和乳腺类器官。尽管如此，据报道，使用基质胶仍有一些缺点。通常正常组织的刚性范围约为 $100\sim100000$ Pa，与之相比，EHS 基质作为软材料其刚度范围约为 $20\sim450$ Pa[87,88]，这种物理特性无法改变。此外，EHS 的成分尚未确定，与生产质量管理规范（GMP）不相容，并且批次间不均一，影响产品的稳定性[31,72]。由于 EHS 来源于小鼠肉瘤，这限制了在 EHS 基质中培养的类器官转化到临床应用[89]。

8.7.2　其他天然生物材料

　　已有研究将其他蛋白质和多糖用于天然生物材料，以开发新的功能性组织和更有效的类器官模型。在肠道类器官构建中，将 I 型胶原蛋白等单组分蛋白水凝胶基质与基底胶相比较。Jabaji 等[90]的研究表明，从健康的肠隐窝中生成的 I 型胶原水凝胶可以作为一种明确的 ECM，用于可重复和长期的体外维持及扩展完整的人类肠上皮功能。此外，基于胶原的基质产生了经典的体外上皮结构（即小肠类器官）和在基质胶中没有观察到的新的片状生长模式。Jee 等[148]的另一项研究显示，使用 I 型胶原蛋白、Ham's F12 营养物质混合物和碳酸氢盐，小鼠小肠来源的类器官、胃源性类器官和人结肠来源的类器官在胶原基质中成功生长，并且与在基质胶中培养的类器官具有相似的性质。其他蛋白质利用中，将基于纤维蛋白的水凝胶作为基质用于类器官发育的研究，并添加了 IV 型胶原蛋白、肝素和层粘连蛋白。除了物理支持外，支架上天然存在的 Arg-Gly-Asp（RGD）黏附结构域，补充层粘连蛋白，是小鼠和人类上皮类器官形成和扩展所需的关键参数[91]。

　　明胶来源于水解胶原蛋白，为宿主的各种细胞提供合适的化学和生物学线索[92]。由于明胶与天然组织中的 ECM 的化学相似性，以及其生物相容性、生物可降解性、低抗原性、成本效益、丰度和可用的官能团，这些特性使得明胶能够与其他生物材料或生物分子进行化学修饰，因此它是一种具有治疗和再生性能的支架材料[93]。然而，明胶因其力学性能差、酶降解快、在浓缩水基质[94,95]中溶解度低等缺点而受到限制。因此，明胶通常与其他天然或合成生物材料交联以增强其性能。例如，市售的杂化水凝胶基质与甲基丙烯酰明胶（GelMA）发生光引发自由基聚合，含有大部分甲基丙烯酰胺基团和少数甲基丙烯酸酯基团[96,97]。通过调节甲基丙烯酰取代基的比例，微调 GelMA 的力学性能，为其在类器官以及作为生物墨水在 3D 生物打印技术中的应用提供了可能[98-100]。此外，明胶与其他生物材料如多糖或合成聚合物结合，如聚己内酯（PCL）[101]、聚（乳酸-聚羟基乙酸）共聚物（PLGA）[102]和聚（L-乳酸）（PLLA）[103]，以增强复杂的杂化聚合物框架[93]。研究发现成纤维细胞被包裹在明胶水凝胶中超过 28d，产生大量的细胞质扩散和细胞网络发展。当明胶水凝胶与其他聚合物如聚乙二醇二丙烯酸酯（PEGDA）交联时，28d 后被包裹的成纤维细胞表现出更广泛的细胞质扩散和细胞网络的形成[104]。

多糖基材料包括壳聚糖、透明质酸（HA）[105]和藻酸盐[106,107]，它们来源于动物、植物或微生物。这些天然材料的组成使得细胞表面的受体与其邻近的细胞和基质之间发生多分子相互作用，致使细胞黏附、增殖和分化[32,43,108,109]。这些复杂的相互作用在提供黏附和结构基质方面发挥着关键作用，使整合素和其他黏附细胞受体能够结合，从而参与启动和调控促生存信号级联。此外，一些生物反应分子可以通过细胞-细胞和细胞-ECM 相互作用提供调节细胞黏附、细胞分化和细胞生长的信号（束缚形式或不溶性形式）[110]。

壳聚糖是源于甲壳动物甲壳素的部分脱乙酰基的线型多糖，其氨基和羟基具有一些截然不同的物理化学性质。这些反应性基团有助于功能化的灵活性和易用性[111]。天然 ECM 中，壳聚糖与糖胺聚糖（GAGs）在结构和功能上存在相似性。壳聚糖具有生物相容性，主要用于软骨工程[112,113]。壳聚糖水凝胶由于其可注射性、酶降解性和高生物相容性[114,115]，已被证明是一种在组织工程和再生医学中具有吸引力的生物材料。除了通过介导趋化因子募集和 ROS 清除促进 ADSC 的植入、存活和归巢外，该水凝胶还通过增强胶原蛋白的产生促进棕色脂肪干细胞（BADSCs）的心脏分化[116]。

透明质酸（HA），俗称乙酰透明质酸，是由交替的 α-1,4-D-葡萄糖醛酸和 β-1,3-N-乙酰-D-葡萄糖胺二糖组成的线型多糖，通过 β(1,3) 键连接[117]。

在结构上，HA 带有负电荷，是软骨、人眼玻璃体、脐带和滑膜液等大多数结缔组织细胞间基质的重要大分子部分[118]。由于 HA 具有丰富的亲水基团，如羟基、羧基、乙酰氨基等，所以易通过形成氢键进一步形成水凝胶。通过羟基将甲基丙烯酸酯基团插入到 HA 主链中，可以产生光交联的甲基丙烯酸酯化 HA（MeHA）水凝胶。HA 可以促进细胞分化、增殖和基质分泌[119]，并被证实可以为干细胞分化为软骨细胞谱系提供有效的微环境[120-123]。据报道，来源于人脂肪组织和胎盘的骨髓间充质干细胞在壳聚糖膜上形成 3D 球体。当使用壳聚糖-HA 膜时，球体形成比单独使用壳聚糖更快、更大[105]。

海藻酸盐是从褐藻中提取的天然多糖家族中的一种阴离子聚合物，虽然它没有内在的细胞特性，但能促进人类肠道类器官的生长，并引起与基质胶几乎无法区分的上皮分化。此外，在体内移植时，海藻酸盐生长的 HIOs 成熟程度与基质胶生长的类器官相似，两者都类似于人类胎儿肠道。该海藻酸盐基质可以支持至少 90d 的人 iPSCs 来源的肠道类器官的体外发育，这表明在没有其他 ECM 信号的情况下，机械支持对于此类类器官培养是足够的。类器官在培育过程中形成了它们的生态位[106]使这成为可能。此外，海藻酸盐可以通过其功能性氨基酸和表面电荷与纤连蛋白等主要 ECM 蛋白中存在的 RGD（Arg-Gly-Asp）肽序列进行功能化，以实现 ECM 的相互作用和信号传递[18]。具有 I 型胶原蛋白和 TGFβ1 的海藻酸盐小球在旋转生物反应器中，与人肺成纤维细胞和基于 iPSCs 的间充质细胞共育，海藻酸盐小球的功能化形成了紧密堆积的结构，从而限制了细胞在小球之间的黏附和增殖，导致培养物内无细胞区域的形成，模拟用于 IPF 模型的肺的肺泡结构[124]。

工程化基质是一种有前途的传统类器官培养支架的替代品，因为它们提供了良好的可调性，可以完全被化学定义，易于采用标准技术生产，能够模拟天然 ECM 的关键特征。

8.8　合成基质

由于天然基质的局限性，科学家们尝试构建人工基质来解决临床转化中的挑战，例如小鼠[125]和人体[126]类器官。此外，还可以通过与其他生物材料共价交联来设计和修饰合成基质，形成大分子链式聚合，以优化其物理和生物性能。

聚乙二醇（PEG）是类器官发育应用中最广泛使用的合成生物材料之一，尤其在生物医学领域。PEG 在水介质中具有高溶解度、生物相容性和强耐受性，以及可调的机械和化学性质[127]。此外，美国食品和药物管理局（FDA）

已批准 PEG 偶联药物在人体内安全使用[128-131]。PEG 大分子末端的羟基可以与反应端基团功能化，如乙烯基砜、丙烯酸酯、胺和马来酰亚胺端基，从而发生一系列交联化学作用[132,133]。此外，将具有生物特征的物质如整合素结合肽添加到 PEG 大分子中，可以产生促进细胞黏附的微环境[132]。生物可降解 PEG 水凝胶也能通过与其他聚合物，如 PLA、PLGA、聚富马酸丙二醇酯以及其他天然存在的生物材料透明质酸、纤维蛋白原和壳聚糖等的共聚产生。据报道，用几种类型的结合肽功能化的 PEG 大分子可以支持人体肠内肠类器官和子宫内膜类器官[134]，而 hPSCs 来源类器官（HOs）的植入进一步加速了结肠损伤修复[135]。开发的交联转谷氨酰胺酶（TG-PEG/HA）杂化水凝胶[136]可以维持、扩增或分化人骨髓来源的基质细胞和人造血干/祖细胞。与纯 PEG 或纯 HA 相比，TG-PEG/HA 杂化水凝胶在材料处理、结构稳定性和减少体内巨噬细胞渗透方面具有优越的性能。

聚（乳酸-聚羟基乙酸）共聚物（PLGA）是由其组成单体乳酸（LA）和乙醇酸（GA）按不同比例合成的线型脂肪族共聚物。PLGA 在体内可水解降解产生内源性单体，也可通过 Krebs 循环进行生理代谢，其疏水性聚合物可被网状内皮系统识别，并通过吞噬作用被肝脏或脾脏清除[137-139]。PLGA 的使用符合低毒性。因此，它已成为最理想的生物材料之一，美国 FDA 和欧洲药品管理局（EMA）[140,141]批准将其作为药物递送载体、缝合线和其他组织工程用于人类应用。

同时，聚己内酯（PCL）是一种由己酸重复单元组成的脂肪族聚酯聚合物。由于其较低的熔融温度，优异的共混相容性，疏水性和易处理性，使之成为主要用于生物医学领域的聚合物[142]。PCL 以其缓慢的降解速率而被用于制备长期植入物。此外，它的支架通过模拟天然物质的 ECM，支持组织构建和再生医学中的 3D 细胞培育[143]。

PLGA 纤维微丝已被应用于大脑类器官，并表现出增强神经外胚层形成和改善皮质生长的作用[144]。此外，移植的微孔 PLGA 支架接种人肺类器官（HLO），显示增强的上皮结构和组织细胞类同天然成人肺[145]。

采用 PLGA、PEG 和 PCL 三种微孔聚合物支架研究免疫低下小鼠 HLO 发展的各个阶段，PLGA 和 PCL 移植的 HLO 均呈现出更多的未成熟肺祖细胞，而 PEG 支架则呈现出发育及成熟过程缓慢[146]。此外，与传统可溶性组相比，将 hPSCs 来源的肝样细胞与附加生长因子接种的杂合 PLGA 支架显示出相似的肝细胞标记物表达水平、超微结构和功能特征[147]。表 8.2 总结了用于类器官发育的基质类型。

表 8.2　用于类器官发育的基质类型

细胞来源	基质	基质的性质	参考文献
猪小肠去细胞黏膜下层	去细胞 ECM	天然物	Hirota 等[74]
猪小肠去细胞黏膜/黏膜下层	去细胞 ECM	天然物	Giobbe 等[23]
胃肠	I 型胶原蛋白	天然物	Jee 等[148]
猪胃肠	I 型胶原蛋白	天然物	Jabaji 等[90]
人脂肪和胎盘干细胞	壳聚糖和壳聚糖-透明质酸	天然物	Huang 等[105]
肠	藻酸盐	天然物	Gjorevski 等[125]
肠	藻酸盐	天然物	Capeling 等[106]
上皮类器官	纤维蛋白/层粘连蛋白	天然物	Broguiere 等[91]
骨髓	TG-PEG/HA	混合物	Vallmajo-Martin 等[136]
人肺	PLGA	混合物	Dye 等[145]
猪肝胰岛	PLGA 微球	混合物	Gibly 等[149]
脑	PLGA	合成物	Lancaster 等[144]
人体肠道和子宫内膜	PEG 8	合成物	Hernandez-Gordillo 等[134]
胰腺祖细胞	基质胶	合成/半合成	Greggio 等[150]
肠	PEG 4	合成/半合成	Cruz-Acuña 等[135]

合成聚合物无法提供与细胞"通信"所需的生化信号是使用它们作为 ECM 模拟物的构建单元的关键缺点。然而，通过引入信号生物分子，可以对合成聚合物进行功能化，以解决这一限制（图 8.1）。

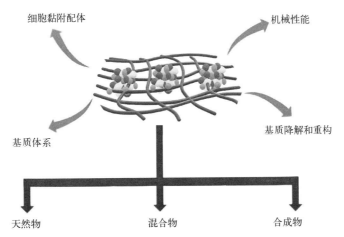

图 8.1　基质微环境和类器官发育中使用的基质类型对细胞行为的调节

8.9 建议和意见

源于 hPSCs 的类器官为广泛的疾病模型和潜在的药物筛选以及毒性测试策略提供了可靠的工具。另外，控制干细胞以促进其增殖和分化为特定细胞类型仍然是挑战。干细胞的去向由细胞或组织来源，使用的方案、生长因子和成形素，用于维持预定器官结构和功能特性的介质组成，以及最终用于类器官发育的多个阶段和随后的体内繁殖所需的适当基质决定。其中最困难的一个方面是设计一个能够精确地将信号的空间呈现复制到细胞的支架。传统的3D 培养充斥着生化信号，没有时空控制，导致体内和体外器官发生的差异显著。单一类型的基质无法长时间支持类器官的发育，因此，将体外培养中驱动类器官形成的生态位成分整合到能够模拟体内细胞与 ECM 进行相互作用的 3D 培养支架中是至关重要的。另外，也可以通过使患者来源的组织或细胞去细胞化来创建一个生态位特异性基质，以匹配各自器官的独特构造。它可以进一步与可定制的合成基质结构交联，以增强其在体内移植时的特性，促进类器官的发育。事实上，世界各地已经进行了广泛的研究来解决这些限制。

8.10 结语

类器官提供了在体外研究人体生理学的可能性，但类器官培养物的成熟取决于干细胞创造高度有序结构的能力。许多材料特性，包括细胞结合配体的呈现、基质动力学、结构几何构造和可降解性，影响干细胞的发育和类器官基质的关键设计参数。3D ECM 可以被设计用来微调影响细胞命运的各种结构和生化参数。良好地理解 ECM 在不同组织、病理甚至不同个体中的功能，再加上制造极其复杂的 3D 生物材料的能力，可以促进人工器官的发展和排除使用动物模型的可能性。

致谢

研究者致谢马来西亚高等教育部的原型研究资助计划（PRGS）（项目编号 PRGS/1/2021/SKK07/USM/02/1）。此外，还要感谢高等教育部和马来西亚国际伊斯兰大学通过 Asmak Abdul Samat 学术人员培训计划（ASTS）提供的支持。

参考文献

[1]　De Souza N (2018) Organoids. Nat Meth 15(1):23. https://doi.org/10.1038/nmeth.4576

[2]　Edington CD，Chen WLK，Geishecker E，Kassis T，Soenksen LR，Bhushan BM，Freake D，Kirschner J，Maass C，Tsamandouras N，Valdez J，Cook CD，Parent T，Snyder S，Yu J，Suter E，Shockley M，Velazquez J，Velazquez JJ，Griffith LG et al (2018) Interconnected microphysiological systems for quantitative biology and pharmacology studies. Sci Rep 8(1). https://doi.org/10.1038/s41598-018-22749-0

[3]　Hoang P，Ma Z (2021) Biomaterial-guided stem cell organoid engineering for modeling development and diseases. Acta Biomater. https://doi.org/10.1016/j.actbio.2021.01.026

[4]　Lancaster MA，Knoblich JA (2014) Organogenesis in a dish：Modeling development and disease using organoid technologies. Science 345(6194). https://doi.org/10.1126/science.1247125

[5]　Rossi G，Manfrin A，Lutolf MP (2018) Progress and potential in organoid research. Nat Rev Genet 19(11):671-687. https://doi.org/10.1038/s41576-018-0051-9

[6]　Kaplan RN，Psaila B，Lyden D (2007) Niche-to-niche migration of bone-marrow-derived cells. Trends Mol Med 13(2):72-81. https://doi.org/10.1016/j.molmed.2006.12.003

[7]　Murrow LM，Weber RJ，Gartner ZJ (2017) Dissecting the stem cell niche with organoid models：an engineering-based approach. Development (Cambridge) 144(6):998-1007. https://doi.org/10.1242/dev.140905

[8]　Simian M，Bissell MJ (2017) Organoids：a historical perspective of thinking in three dimensions. J Cell Biol 216(1):31-40. https://doi.org/10.1083/jcb.201610056

[9]　Nicolas J，Magli S，Rabbachin L，Sampaolesi S，Nicotra F，Russo L (2020) 3D extracellular matrix mimics：fundamental concepts and role of materials chemistry to influence stem cell fate. Biomacromol 21(6):1968-1994. https://doi.org/10.1021/acs.biomac.0c00045

[10]　Booth BW，Mack DL，Androutsellis-Theotokis A，McKay RDG，Boulanger CA，Smith GH (2008) The mammary microenvironment alters the differentiation repertoire of neural stem cells. Proc Natl Acad Sci USA 105(39):14891-14896. https://doi.org/10.1073/pnas.0803214105

[11]　Jimenez-Rojo L，Pagella P，Harada H，Mitsiadis TA (2019) Dental epithelial stem cells as a source for mammary gland regeneration and milk producing cells in vivo. Cells 8(10). https://doi.org/10.3390/cells8101302

[12]　Huang G，Li F，Zhao X，Ma Y，Li Y，Lin M，Jin G，Lu TJ，Genin GM，Xu F (2017) Functional and biomimetic materials for engineering of the three-dimensional cell microenvironment. Chem Rev 117(20):12764-12850. https://doi.org/10.1021/acs.chemrev.7b00094

[13]　Ceafalan LC，Enciu AM，Fertig TE，Popescu BO，Gherghiceanu M，Hinescu ME，Radu E (2018) Heterocellular molecular contacts in the mammalian stem cell niche. Eur J Cell Biol 97(6):442-461. https://doi.org/10.1016/j.ejcb.2018.07.001

[14]　Domingues MJ，Cao H，Heazlewood SY，Cao B，Nilsson SK (2017) Niche extracellular matrix components and their influence on HSC. J Cell Biochem 118(8):1984-1993. https://doi.org/10.

1002/jcb. 25905

[15] Caliari SR, Burdick JA (2016) A practical guide to hydrogels for cell culture. Nat Methods 13(5): 405-414. https://doi. org/10. 1038/nmeth. 3839

[16] Edmondson R, Broglie JJ, Adcock AF, Yang L (2014) Three-dimensional cell culture systems and their applications in drug discovery and cell-based biosensors. Assay Drug Dev Technol 12(4):207-218. https://doi. org/10. 1089/adt. 2014. 573

[17] Langhans SA (2018) Three-dimensional in vitro cell culture models in drug discovery and drug repositioning. Front Pharmacol 9. https://doi. org/10. 3389/fphar. 2018. 00006

[18] Thakuri PS, Liu C, Luker GD, Tavana H (2018) Biomaterials-based approaches to tumor spheroid and organoid modeling. Adv Healthcare Mater 7(6). https://doi. org/10. 1002/adhm. 201700980

[19] Engler AJ, Sen S, Sweeney HL, Discher DE (2006) Matrix elasticity directs stem cell lineage specification. Cell 126(4):677-689. https://doi. org/10. 1016/j. cell. 2006. 06. 044

[20] Leach JK, Whitehead J (2018) Materials-directed differentiation of mesenchymal stem cells for tissue engineering and regeneration. ACS Biomater Sci Eng 4(4):1115-1127. https://doi. org/10. 1021/acsbiomaterials. 6b00741

[21] Janmey PA, Fletcher DA, Reinhart-King CA (2020) Stiffness sensing by cells. Physiol Rev 100 (2):695-724. https://doi. org/10. 1152/physrev. 00013. 2019

[22] Devarasetty M, Mazzocchi AR, Skardal A (2018) Applications of bioengineered 3D tissue and tumor organoids in drug development and precision medicine: current and future. BioDrugs 32(1): 53-68. https://doi. org/10. 1007/s40259-017-0258-x

[23] Giobbe GG, Crowley C, Luni C, Campinoti S, Khedr M, Kretzschmar K, De Santis MM, Zambaiti E, Michielin F, Meran L, Hu Q, van Son G, Urbani L, Manfredi A, Giomo M, Eaton S, Cacchiarelli D, Li VSW, Clevers H, De Coppi P (2019) Extracellular matrix hydrogel derived from decellularised tissues enables endodermal organoid culture. Nat Commun 10(1):1-14. https://doi. org/10. 1038/s41467-019-13605-4

[24] Velasco V, Shariati SA, Esfandyarpour R (2020) Microtechnology-based methods for organoid models. Microsyst Nanoeng 6(1). https://doi. org/10. 1038/s41378-020-00185-3

[25] Kratochvil MJ, Seymour AJ, Li TL, Pașca SP, Kuo CJ, Heilshorn SC (2019) Engineered materials for organoid systems. Nat Rev Mater 4(9):606-622. https://doi. org/10. 1038/s41 578-019-0129-9

[26] Kim J, Koo BK, Knoblich JA (2020) Human organoids: model systems for human biology and medicine. Nat Rev Mol Cell Biol 21(10):571-584. https://doi. org/10. 1038/s41580-020- 0259-3

[27] Dalby MJ, Gadegaard N, Oreffo ROC (2014) Harnessing nanotopography and integrin- matrix interactions to influence stem cell fate. Nat Mater 13(6):558-569. https://doi. org/10. 1038/ nmat3980

[28] Watt FM, Huck WTS (2013) Role of the extracellular matrix in regulating stem cell fate. Nat Rev Mol Cell Biol 14(8):467-473. https://doi. org/10. 1038/nrm3620

[29] Kshitiz P, J., Kim, P., Helen, W., Engler, A. J., Levchenko, A., & Kim, D. H. (2012) Control of stem cell fate and function by engineering physical microenvironments. Integr Biol (U-

nited Kingdom) 4(9):1008-1018. https://doi.org/10.1039/c2ib20080e

[30] Moore KA, Lemischka IR (2006) Stem cells and their niches. Science 311(5769):1880-1885. https://doi.org/10.1126/science.1110542

[31] Brassard JA, Lutolf MP (2019) Engineering stem cell self-organisation to build better organoids. Cell Stem Cell 24(6):860-876. https://doi.org/10.1016/j.stem.2019.05.005

[32] Bonnans C, Chou J, Werb Z (2014) Remodelling the extracellular matrix in development and disease. Nat Rev Mol Cell Biol 15(12):786-801. https://doi.org/10.1038/nrm3904

[33] Schlie-Wolter S, Ngezahayo A, Chichkov BN (2013) The selective role of ECM components on cell adhesion, morphology, proliferation and communication in vitro. Exp Cell Res 319(10):1553-1561. https://doi.org/10.1016/j.yexcr.2013.03.016

[34] Unlu G, Levic DS, Melville DB, Knapik EW (2014) Trafficking mechanisms of extracellular matrix macromolecules: insights from vertebrate development and human diseases. Int J Biochem Cell Biol 47(1):57-67. https://doi.org/10.1016/j.biocel.2013.11.005

[35] Hussey GS, Dziki JL, Badylak SF (2018) Extracellular matrix-based materials for regenerative medicine. Nat Rev Mater 3(7):159-173. https://doi.org/10.1038/s41578-018-0023-x

[36] Gattazzo F, Urciuolo A, Bonaldo P (2014) Extracellular matrix: A dynamic microenvironment for stem cell niche. Biochim Biophys Acta Gen Subj 1840(8):2506-2519. https://doi.org/10.1016/j.bbagen.2014.01.010

[37] Ge C, Xiao G, Jiang D, Franceschi RT (2007) Critical role of the extracellular signal-regulated kinase-MAPK pathway in osteoblast differentiation and skeletal development. J Cell Biol 176(5):709-718. https://doi.org/10.1083/jcb.200610046

[38] Geiger B, Bershadsky A, Pankov R, Yamada KM (2001) Transmembrane extracellular matrix-cytoskeleton crosstalk. Nat Rev Mol Cell Biol 2(11):793-805. https://doi.org/10.1038/35099066

[39] Rozario T, DeSimone DW (2010) The extracellular matrix in development and morphogenesis: a dynamic view. Dev Biol 341(1):126-140. https://doi.org/10.1016/j.ydbio.2009.10.026

[40] Xiao G, Jiang D, Gopalakrishnan R, Franceschi RT (2002) Fibroblast growth factor 2 induction of the osteocalcin gene requires MAPK activity and phosphorylation of the osteoblast transcription factor, Cbfa1/Runx2. J Biol Chem 277(39):36181-36187. https://doi.org/10.1074/jbc.M206057200

[41] Multhaupt HAB, Leitinger B, Gullberg D, Couchman JR (2016) Extracellular matrix component signaling in cancer. Adv Drug Deliv Rev 97:28-40. https://doi.org/10.1016/j.addr.2015.10.013

[42] Browning KN (2018) Extracellular matrix proteins in the gastrointestinal tract: more than a supporting role. J Physiol 596(17):3831-3832. https://doi.org/10.1113/JP276661

[43] Dzamba BJ, DeSimone DW (2018) Extracellular matrix (ECM) and the sculpting of embryonic tissues. In: Current topics in developmental biology, vol 130. Academic Press Inc, pp 245-274. https://doi.org/10.1016/bs.ctdb.2018.03.006

[44] Kim SH, Turnbull J, Guimond S (2011) Extracellular matrix and cell signalling: The dynamic cooperation of integrin, proteoglycan and growth factor receptor. J Endocrinol 209(2):139-151. https://doi.org/10.1530/JOE-10-0377

［45］ Hynes RO (2009) The extracellular matrix: not just pretty fibrils. Science 326(5957):1216-1219. https://doi. org/10. 1126/science. 1176009

［46］ Parsons JT, Horwitz AR, Schwartz MA (2010) Cell adhesion: Integrating cytoskeletal dynamics and cellular tension. Nat Rev Mol Cell Biol 11(9):633-643. https://doi. org/10. 1038/nrm2957

［47］ Huttenlocher A, Horwitz AR (2011) Integrins in cell migration. Cold Spring Harb Perspect Biol 3 (9):1-16. https://doi. org/10. 1101/cshperspect. a005074

［48］ Vicente-Manzanares M, Choi CK, Horwitz AR (2009) Integrins in cell migration—the actin connection. J Cell Sci 122(2):199-206. https://doi. org/10. 1242/jcs. 018564

［49］ Schwartz MA (2010) Integrins and extracellular matrix in mechanotransduction. Cold Spring Harbor Perspect Biol 2(12). https://doi. org/10. 1101/cshperspect. a005066

［50］ Maheshwari G, Brown G, Lauffenburger DA, Wells A, Griffith LG (2000) Cell adhesion and motility depend on nanoscale RGD clustering. J Cell Sci 113(10):1677-1686

［51］ Chaudhuri O, Gu L, Darnell M, Klumpers D, Bencherif SA, Weaver JC, Huebsch N, Mooney DJ (2015) Substrate stress relaxation regulates cell spreading. Nat Commun 6. https://doi. org/10. 1038/ncomms7365

［52］ Chaudhuri O, Gu L, Klumpers D, Darnell M, Bencherif SA, Weaver JC, Huebsch N, Lee HP, Lippens E, Duda GN, Mooney DJ (2016) Hydrogels with tunable stress relaxation regulate stem cell fate and activity. Nat Mater 15(3):326-334. https://doi. org/10. 1038/nmat4489

［53］ Eyckmans J, Boudou T, Yu X, Chen CS (2011) A Hitchhiker's guide to mechanobiology. Dev Cell 21(1):35-47. https://doi. org/10. 1016/j. devcel. 2011. 06. 015

［54］ Vianello S, Lutolf MP (2019) Understanding the mechanobiology of early mammalian development through bioengineered models. Dev Cell 48(6):751-763. https://doi. org/10. 1016/j. devcel. 2019. 02. 024

［55］ Bose S, Dasbiswas K, Gopinath A (2021) Matrix stiffness modulates mechanical interactions promotes contact between motile cells. Biomedicines 9(4). https://doi. org/10. 3390/biomed icines9040428

［56］ Yim EKF, Sheetz MP (2012) Force-dependent cell signaling in stem cell differentiation. Stem Cell Res Therapy 3(5). https://doi. org/10. 1186/scrt132

［57］ Chaudhuri O, Cooper-White J, Janmey PA, Mooney DJ, Shenoy VB (2020) Effects of extracellular matrix viscoelasticity on cellular behaviour. Nature 584(7822):535-546. https://doi. org/10. 1038/s41586-020-2612-2

［58］ Nam S, Stowers R, Lou J, Xia Y, Chaudhuri O (2019) Varying PEG density to control stress relaxation in alginate-PEG hydrogels for 3D cell culture studies. Biomaterials 200:15-24. https://doi. org/10. 1016/j. biomaterials. 2019. 02. 004

［59］ Das RK, Gocheva V, Hammink R, Zouani OF, Rowan AE (2016) Stress-stiffening-mediated stem-cell commitment switch in soft responsive hydrogels. Nat Mater 15(3):318-325. https://doi. org/10. 1038/nmat4483

［60］ de Almeida P, Jaspers M, Vaessen S, Tagit O, Portale G, Rowan AE, Kouwer PHJ (2019) Cytoskeletal stiffening in synthetic hydrogels. Nat Commun. https://doi. org/10. 1038/s41 467-019-

08569-4

[61]　Jaspers M，Dennison M，Mabesoone MFJ，MacKintosh FC，Rowan AE，Kouwer PHJ（2014）Ultra-responsive soft matter from strain-stiffening hydrogels. Nat Commun 5. https://doi. org/10. 1038/ncomms6808

[62]　Kouwer PHJ，Koepf M，Le Sage VAA，Jaspers M，Van Buul AM，Eksteen-Akeroyd ZH，Woltinge T，Schwartz E，Kitto HJ，Hoogenboom R，Picken SJ，Nolte RJM，Mendes E，Rowan AE（2013）Responsive biomimetic networks from polyisocyanopeptide hydrogels. Nature 493（7434）：651-655. https://doi. org/10. 1038/nature11839

[63]　Pina S，Ribeiro VP，Marques CF，Maia FR，Silva TH，Reis RL，Oliveira JM（2019）Scaffolding strategies for tissue engineering and regenerative medicine applications. Materials 12（11）. https://doi. org/10. 3390/ma12111824

[64]　Xiao X，Wang W，Liu D，Zhang H，Gao P，Geng L，Yuan Y，Lu J，Wang Z（2015）The promotion of angiogenesis induced by three-dimensional porous beta-tricalcium phosphate scaffold with different interconnection sizes via activation of PI3K/Akt pathways. Sci Rep 5. https://doi. org/10. 1038/srep09409

[65]　Spicer CD，Pashuck ET，Stevens MM（2018）Achieving controlled biomolecule-biomaterial conjugation. Chem Rev 118（16）：7702-7743. https://doi. org/10. 1021/acs. chemrev. 8b00253

[66]　Lutolf MP，Lauer-Fields JL，Schmoekel HG，Metters AT，Weber FE，Fields GB，Hubbell JA（2003）Synthetic matrix metalloproteinase-sensitive hydrogels for the conduction of tissue regeneration：engineering cell-invasion characteristics. Proc Natl Acad Sci USA 100（9）：5413-5418. https://doi. org/10. 1073/pnas. 0737381100

[67]　Yin Z，Chen X，Chen JL，Shen WL，Hieu Nguyen TM，Gao L，Ouyang HW（2010）The regulation of tendon stem cell differentiation by the alignment of nanofibers. Biomaterials 31（8）：2163-2175. https://doi. org/10. 1016/j. biomaterials. 2009. 11. 083

[68]　Cardwell RD，Dahlgren LA，Goldstein AS（2014）Electrospun fibre diameter，not alignment，affects mesenchymal stem cell differentiation into the tendon/ligament lineage. J Tissue Eng Regen Med 8（12）：937-945. https://doi. org/10. 1002/term. 1589

[69]　Kong HJ，Smith MK，Mooney DJ（2003）Designing alginate hydrogels to maintain viability of immobilised cells. Biomaterials 24（22）：4023-4029. https://doi. org/10. 1016/S0142-961 2（03）00295-3

[70]　Lee KY，Mooney DJ（2012）Alginate：properties and biomedical applications. Progr Polym Sci（Oxford）37（1）：106-126. https://doi. org/10. 1016/j. progpolymsci. 2011. 06. 003

[71]　Lu P，Takai K，Weaver VM，Werb Z（2011）Extracellular matrix degradation and remodeling in development and disease. Cold Spring Harbor Perspect Biol 3（12）. https://doi. org/10. 1101/cshperspect. a005058

[72]　D'Costa K，Kosic M，Lam A，Moradipour A，Zhao Y，Radisic M（2020）Biomaterials and culture systems for development of organoid and organ-on-a-chip models. Ann Biomed Eng 48（7）：2002-2027. https://doi. org/10. 1007/s10439-020-02498-w

[73]　Wan ACA（2016）Recapitulating cell-cell interactions for organoid construction—are biomaterials

dispensable? Trends Biotechnol 34(9):711-721. https://doi.org/10.1016/j.tibtech.2016.02.015

[74] Hirota A, AlMusawi S, Nateri AS, Ordóñez-Moran P, Imajo M (2021) Biomaterials for intestinal organoid technology and personalised disease modelling. Acta Biomater. https://doi.org/10.1016/j.actbio.2021.05.010

[75] Simsa R, Rothenbücher T, Gürbüz H, Ghosheh N, Emneus J, Jenndahl L, Kaplan DL, Bergh N, Serrano AM, Fogelstrand P (2021) Brain organoid formation on decellularized porcine brain ECM hydrogels. PLoS ONE 16(1). https://doi.org/10.1371/journal.pone.0245685

[76] Badylak SF (2004) Xenogeneic extracellular matrix as a scaffold for tissue reconstruction. Transpl Immunol 12(3-4):367-377. https://doi.org/10.1016/j.trim.2003.12.016

[77] Badylak SF, Weiss DJ, Caplan A, MacChiarini P (2012) Engineered whole organs and complex tissues. The Lancet 379(9819):943-952. https://doi.org/10.1016/S0140-673 6(12)60073-7

[78] Gilbert TW, Sellaro TL, Badylak SF (2006) Decellularisation of tissues and organs. Biomaterials 27(19):3675-3683. https://doi.org/10.1016/j.biomaterials.2006.02.014

[79] Parmaksiz M, Elcin AE, Elcin YM (2017) Decellularisation of bovine small intestinal submucosa and its use for the healing of a critical-sized full-thickness skin defect, alone and in combination with stem cells, in a small rodent model. J Tissue Eng Regen Med 11(6):1754-1765. https://doi.org/10.1002/term.2071

[80] Kleinman HK, McGarvey ML, Hassell JR, Star VL, Cannon FB, Laurie GW, Martin GR (1986) Basement membrane complexes with biological activity. Biochemistry 25(2):312-318. https://doi.org/10.1021/bi00350a005

[81] Kleinman HK, McGarvey ML, Liotta LA, Robey PG, Tryggvason K, Martin GR (1982) Isolation and characterisation of type IV procollagen, laminin, and heparan sulfate proteoglycan from the EHS sarcoma. Biochemistry 21(24):6188-6193. https://doi.org/10.1021/bi0 0267a025

[82] Vukicevic S, Kleinman HK, Luyten FP, Roberts AB, Roche NS, Reddi AH (1992) Identification of multiple active growth factors in basement membrane matrigel suggests caution in interpretation of cellular activity related to extracellular matrix components. Exp Cell Res 202(1):1-8. https://doi.org/10.1016/0014-4827(92)90397-Q

[83] Sato T, Vries RG, Snippert HJ, Van De Wetering M, Barker N, Stange DE, Van Es JH, Abo A, Kujala P, Peters PJ, Clevers H (2009) Single Lgr5 stem cells build crypt-villus structures in vitro without a mesenchymal niche. Nature 459(7244):262-265. https://doi.org/10.1038/nature07935

[84] Lancaster MA, Renner M, Martin CA, Wenzel D, Bicknell LS, Hurles ME, Homfray T, Penninger JM, Jackson AP, Knoblich JA (2013) Cerebral organoids model human brain development and microcephaly. Nature 501(7467):373-379. https://doi.org/10.1038/nature 12517

[85] Qian X, Nguyen HN, Song MM, Hadiono C, Ogden SC, Hammack C, Yao B, Hamersky GR, Jacob F, Zhong C, Yoon KJ, Jeang W, Lin L, Li Y, Thakor J, Berg DA, Zhang C, Kang E, Chickering M, Ming GL (2016) Brain-region-specific organoids using mini-bioreactors for modeling ZIKV exposure. Cell 165(5):1238-1254. https://doi.org/10.1016/j.cell.2016.04.032

[86] Garnier D, Li R, Delbos F, Fourrier A, Collet C, Guguen-Guillouzo C, Chesné C, Nguyen TH (2018) Expansion of human primary hepatocytes in vitro through their amplification as liver pro-

genitors in a 3D organoid system. Sci Rep 8(1). https://doi. org/10. 1038/s41598- 018-26584-1

[87]　Chaudhuri O, Koshy ST, Branco Da Cunha C, Shin JW, Verbeke CS, Allison KH, Mooney DJ (2014) Extracellular matrix stiffness and composition jointly regulate the induction of malignant phenotypes in mammary epithelium. Nat Mater 13(10):970-978. https://doi. org/10. 1038/nmat4009

[88]　Soofi SS, Last JA, Liliensiek SJ, Nealey PF, Murphy CJ (2009) The elastic modulus of Matrigel^{TM} as determined by atomic force microscopy. J Struct Biol 167(3):216-219. https://doi. org/10. 1016/j. jsb. 2009. 05. 005

[89]　Villa-Diaz LG, Ross AM, Lahann J, Krebsbach PH (2013) Concise review: the evolution of human pluripotent stem cell culture: from feeder cells to synthetic coatings. Stem Cells 31(1):1-7. https://doi. org/10. 1002/stem. 1260

[90]　Jabaji Z, Brinkley GJ, Khalil HA, Sears CM, Lei NY, Lewis M, Stelzner M, Martín MG, Dunn JCY (2014) Type I collagen as an extracellular matrix for the in vitro growth of human small intestinal epithelium. PLoS ONE 9(9). https://doi. org/10. 1371/journal. pone. 0107814

[91]　Broguiere N, Isenmann L, Hirt C, Ringel T, Placzek S, Cavalli E, Ringnalda F, Villiger L, Züllig R, Lehmann R, Rogler G, Heim MH, Schüler J, Zenobi-Wong M, Schwank G (2018) Growth of epithelial organoids in a defined hydrogel. Adv Mater 30(43). https://doi. org/10. 1002/adma. 201801621

[92]　Gomez-Guillen MC, Gimenez B, Lopez-Caballero ME, Montero MP (2011) Functional and bioactive properties of collagen and gelatin from alternative sources: a review. Food Hydrocolloids 25(8):1813-1827. https://doi. org/10. 1016/j. foodhyd. 2011. 02. 007

[93]　Afewerki S, Sheikhi A, Kannan S, Ahadian S, Khademhosseini A (2019) Gelatin- polysaccharide composite scaffolds for 3D cell culture and tissue engineering: Towards natural therapeutics. Bioeng Transl Med 4(1):96-115. https://doi. org/10. 1002/btm2. 10124

[94]　Song JH, Kim HE, Kim HW (2008) Production of electrospun gelatin nanofiber by water- based co-solvent approach. J Mater Sci Mater Med 19(1):95-102. https://doi. org/10. 1007/s10856-007-3169-4

[95]　Su K, Wang C (2015) Recent advances in the use of gelatin in biomedical research. Biotech Lett 37(11):2139-2145. https://doi. org/10. 1007/s10529-015-1907-0

[96]　Yue K, Trujillo-de Santiago G, Alvarez MM, Tamayol A, Annabi N, Khademhosseini A (2015) Synthesis, properties, and biomedical applications of gelatin methacryloyl (GelMA) hydrogels. Biomaterials 73:254-271. https://doi. org/10. 1016/j. biomaterials. 2015. 08. 045

[97]　Zhu M, Wang Y, Ferracci G, Zheng J, Cho NJ, Lee BH (2019) Gelatin methacryloyl and its hydrogels with an exceptional degree of controllability and batch-to-batch consistency. Sci Rep 9(1):1-13. https://doi. org/10. 1038/s41598-019-42186-x

[98]　Chen YC, Lin RZ, Qi H, Yang Y, Bae H, Melero-Martin JM, Khademhosseini A (2012) Functional human vascular network generated in photocrosslinkable gelatin methacrylate hydrogels. Adv Func Mater 22(10):2027-2039. https://doi. org/10. 1002/adfm. 201101662

[99]　Cuvellier M, Ezan F, Oliveira H, Rose S, Fricain JC, Langouët S, Legagneux V, Baffet G (2021)

3D culture of HepaRG cells in GelMa and its application to bioprinting of a multicellular hepatic model. Biomaterials 269. https://doi.org/10.1016/j.biomaterials.2020.120611

[100] Ding H, Illsley NP, Chang RC (2019) 3D Bioprinted GelMA based models for the study of trophoblast cell invasion. Sci Rep 9(1):1-13. https://doi.org/10.1038/s41598-019-55052-7

[101] Jung JW, Lee H, Hong JM, Park JH, Shim JH, Choi TH, Cho DW (2015) A new method of fabricating a blend scaffold using an indirect three-dimensional printing technique. Biofabrication 7 (4). https://doi.org/10.1088/1758-5090/7/4/045003

[102] Zhao X, Sun X, Yildirimer L, Lang Q, Lin ZY, (William), Zheng, R., Zhang, Y., Cui, W., Annabi, N., &. Khademhosseini, A. (2017) Cell infiltrative hydrogel fibrous scaffolds for accelerated wound healing. Acta Biomater 49:66-77. https://doi.org/10.1016/j.actbio.2016.11.017

[103] Song K, Ji L, Zhang J, Wang H, Jiao Z, Mayasari L, Fu X, Liu T (2015) Fabrication and cell responsive behavior of macroporous PLLA/gelatin composite scaffold with hierar- chical micro-nano pore structure. Nanomaterials 5(2):415-424. https://doi.org/10.3390/nan o5020415

[104] Fu Y, Xu K, Zheng X, Giacomin AJ, Mix AW, Kao WJ (2012) 3D cell entrapment in cross-linked thiolated gelatin-poly(ethylene glycol) diacrylate hydrogels. Biomaterials 33(1):48- 58. https://doi.org/10.1016/j.biomaterials.2011.09.031

[105] Huang GS, Dai LG, Yen BL, Hsu S, hui. (2011) Spheroid formation of mesenchymal stem cells on chitosan and chitosan-hyaluronan membranes. Biomaterials 32(29):6929-6945. https://doi.org/10.1016/j.biomaterials.2011.05.092

[106] Capeling MM, Czerwinski M, Huang S, Tsai YH, Wu A, Nagy MS, Juliar B, Sundaram N, Song Y, Han WM, Takayama S, Alsberg E, Garcia AJ, Helmrath M, Putnam AJ, Spence JR (2019) Nonadhesive alginate hydrogels support growth of pluripotent stem cell-derived intestinal organoids. Stem Cell Rep 12(2):381-394. https://doi.org/10.1016/j.stemcr.2018.12.001

[107] Godugu C, Patel AR, Desai U, Andey T, Sams A, Singh M (2013) AlgiMatrix^{TM} based 3D cell culture system as an in-vitro tumor model for anticancer studies. PLoS ONE 8(1). https://doi.org/10.1371/journal.pone.0053708

[108] Naba A, Clauser KR, Ding H, Whittaker CA, Carr SA, Hynes RO (2016) The extracellular matrix: tools and insights for the "omics" era. Matrix Biol 49:10-24. https://doi.org/10.1016/j.matbio.2015.06.003

[109] Xin T, Greco V, Myung P (2016) Hardwiring stem cell communication through tissue structure. Cell 164(6):1212-1225. https://doi.org/10.1016/j.cell.2016.02.041

[110] Iozzo RV, Schaefer L (2015) Proteoglycan form and function: a comprehensive nomenclature of proteoglycans. Matrix Biol 42:11-55. https://doi.org/10.1016/j.matbio.2015.02.003

[111] Tseng TC, Wong CW, Hsieh FY, Hsu SH (2017) Biomaterial substrate-mediated multicellular spheroid formation and their applications in tissue engineering. Biotechnol J 12(12). https://doi.org/10.1002/biot.201700064

[112] Griffon DJ, Sedighi MR, Schaeffer DV, Eurell JA, Johnson AL (2006) Chitosan scaffolds: interconnective pore size and cartilage engineering. Acta Biomater 2(3):313-320. https://doi.org/10.1016/j.actbio.2005.12.007

[113] Whu SW，Tsai CL，Hsu SH (2009) Evaluation of human bone marrow mesenchymal stem cells seeded into composite scaffolds and cultured in a dynamic culture system for neocartilage regeneration in vitro. J Med Biol Eng 29(2):52-58

[114] Liao X，Yang X，Deng H，Hao Y，Mao L，Zhang R，Liao W，Yuan M (2020) Injectable hydrogel-based nanocomposites for cardiovascular diseases. Front Bioeng Biotechnol 8. https://doi.org/10.3389/fbioe.2020.00251

[115] Wang H，Shi J，Wang Y，Yin Y，Wang L，Liu J，Liu Z，Duan C，Zhu P，Wang C (2014) Promotion of cardiac differentiation of brown adipose derived stem cells by chitosan hydrogel for repair after myocardial infarction. Biomaterials 35(13):3986-3998. https://doi.org/10.1016/j.biomaterials.2014.01.021

[116] Liu Z，Wang H，Wang Y，Lin Q，Yao A，Cao F，Li D，Zhou J，Duan C，Du Z，Wang Y，Wang C (2012) The influence of chitosan hydrogel on stem cell engraftment，survival and homing in the ischemic myocardial microenvironment. Biomaterials 33(11):3093-3106. https://doi.org/10.1016/j.biomaterials.2011.12.044

[117] Laurent TC，Laurent UBG，Fraser JR (1995) Functions of hyaluronan. Ann Rheum Dis 54(5):429-432. https://doi.org/10.1136/ard.54.5.429

[118] Liao YH，Jones SA，Forbes B，Martin GP，Brown MB (2005) Hyaluronan：Pharmaceutical characterisation and drug delivery. Drug Deliv J Deliv Target Therapeut Agents 12(6):327-342. https://doi.org/10.1080/10717540590952555

[119] Schmidt S，Friedl P (2010) Interstitial cell migration：Integrin-dependent and alternative adhesion mechanisms. Cell Tissue Res 339(1):83-92. https://doi.org/10.1007/s00441-009-0892-9

[120] Hwang NS，Varghese S，Theprungsirikul P，Canver A，Elisseeff J (2006) Enhanced chondrogenic differentiation of murine embryonic stem cells in hydrogels with glucosamine. Biomaterials 27(36):6015-6023. https://doi.org/10.1016/j.biomaterials.2006.06.033

[121] Lisignoli G，Cristino S，Piacentini A，Toneguzzi S，Grassi F，Cavallo C，Zini N，Solimando L，Mario Maraldi N，Facchini A (2005) Cellular and molecular events during chondrogenesis of human mesenchymal stromal cells grown in a three-dimensional hyaluronan based scaffold. Biomaterials 26(28):5677-5686. https://doi.org/10.1016/j.biomaterials.2005.02.031

[122] Toh WS，Lee EH，Guo XM，Chan JKY，Yeow CH，Choo AB，Cao T (2010) Cartilage repair using hyaluronan hydrogel-encapsulated human embryonic stem cell-derived chondrogenic cells. Biomaterials 31(27):6968-6980. https://doi.org/10.1016/j.biomaterials.2010.05.064

[123] Wu SC，Chang JK，Wang CK，Wang GJ，Ho ML (2010) Enhancement of chondrogenesis of human adipose derived stem cells in a hyaluronan-enriched microenvironment. Biomaterials 31(4):631-640. https://doi.org/10.1016/j.biomaterials.2009.09.089

[124] Wilkinson DC，Alva-Ornelas JA，Sucre JMS，Vijayaraj P，Durra A，Richardson W，Jonas SJ，Paul MK，Karumbayaram S，Dunn B，Gomperts BN (2017) Development of a three-dimensional bioengineering technology to generate lung tissue for personalized disease modeling. Stem Cells Transl Med 6(2):622-633. https://doi.org/10.5966/sctm.2016-0192

[125] Gjorevski N，Sachs N，Manfrin A，Giger S，Bragina ME，Ordóñez-Morán P，Clevers H，Lutolf

MP (2016) Designer matrices for intestinal stem cell and organoid culture. Nature 539(7630): 560-564. https://doi.org/10.1038/nature20168

[126] Cruz-Acuña R, Quirós M, Farkas AE, Dedhia PH, Huang S, Siuda D, García-Hernández V, Miller AJ, Spence JR, Nusrat A, García AJ (2017) Synthetic hydrogels for human intestinal organoid generation and colonic wound repair. Nat Cell Biol 19(11):1326-1335. https://doi.org/10.1038/ncb3632

[127] Tibbitt MW, Anseth KS (2009) Hydrogels as extracellular matrix mimics for 3D cell culture. Biotechnol Bioeng 103(4):655-663. https://doi.org/10.1002/bit.22361

[128] Alconcel SNS, Baas AS, Maynard HD (2011) FDA-approved poly(ethylene glycol)-protein conjugate drugs. Polym Chem 2(7):1442-1448. https://doi.org/10.1039/c1py00034a

[129] Bré LP, Zheng Y, Pêgo AP, Wang W (2013) Taking tissue adhesives to the future: From traditional synthetic to new biomimetic approaches. Biomater Sci 1(3):239-253. https://doi.org/10.1039/c2bm00121g

[130] Suk JS, Xu Q, Kim N, Hanes J, Ensign LM (2016) PEGylation as a strategy for improving nanoparticle-based drug and gene delivery. Adv Drug Deliv Rev 99:28-51. https://doi.org/10.1016/j.addr.2015.09.012

[131] Veronese FM, Pasut G (2005) PEGylation, successful approach to drug delivery. Drug Discov Today 10(21):1451-1458. https://doi.org/10.1016/S1359-6446(05)03575-0

[132] Lutolf MP, Hubbell JA (2003) Synthesis and physicochemical characterisation of end-linked poly(ethylene glycol)-co-peptide hydrogels formed by Michael-type addition. Biomacromol 4(3):713-722. https://doi.org/10.1021/bm025744e

[133] Morpurgo M, Veronese FM, Kachensky D, Harris JM (1996) Preparation and characterisation of poly(ethylene glycol) vinyl sulfone. Bioconjug Chem 7(3):363-368. https://doi.org/10.1021/bc9600224

[134] Hernandez-Gordillo V, Kassis T, Lampejo A, Choi GH, Gamboa ME, Gnecco JS, Brown A, Breault DT, Carrier R, Griffith LG (2020) Fully synthetic matrices for in vitro culture of primary human intestinal enteroids and endometrial organoids. Biomaterials 254. https://doi.org/10.1016/j.biomaterials.2020.120125

[135] Cruz-Acuña R, Quirós M, Huang S, Siuda D, Spence JR, Nusrat A, García AJ (2018) PEG-4MAL hydrogels for human organoid generation, culture, and in vivo delivery. Nat Protoc 13(9):2102-2119. https://doi.org/10.1038/s41596-018-0036-3

[136] Vallmajo-Martin Q, Broguiere N, Millan C, Zenobi-Wong M, Ehrbar M (2020) PEG/HA hybrid hydrogels for biologically and mechanically tailorable bone marrow organoids. Adv Funct Mater 30(48). https://doi.org/10.1002/adfm.201910282

[137] Parent M, Nouvel C, Koerber M, Sapin A, Maincent P, Boudier A (2013) PLGA in situ implants formed by phase inversion: critical physicochemical parameters to modulate drug release. J Control Release 172(1):292-304. https://doi.org/10.1016/j.jconrel.2013.08.024

[138] Semete B, Booysen L, Lemmer Y, Kalombo L, Katata L, Verschoor J, Swai HS (2010) In vivo evaluation of the biodistribution and safety of PLGA nanoparticles as drug delivery systems.

Nanomed Nanotechnol Biol Med 6(5):662-671. https://doi.org/10.1016/j.nano.2010.02.002

[139] Sequeira JAD, Santos AC, Serra J, Veiga F, Ribeiro AJ (2018) Poly(lactic-co-glycolic acid) (PLGA) matrix implants. In: Nanostructures for the engineering of cells, tissues and organs: from design to applications, pp 375-402. https://doi.org/10.1016/B978-0-12-813665-2.000 10-7

[140] Danhier F, Ansorena E, Silva JM, Coco R, Le Breton A, Préat V (2012) PLGA-based nanoparticles: an overview of biomedical applications. J Control Release 161(2):505-522. https://doi.org/10.1016/j.jconrel.2012.01.043

[141] Makadia HK, Siegel SJ (2011) Poly Lactic-co-Glycolic Acid (PLGA) as biodegradable controlled drug delivery carrier. Polymers 3(3):1377-1397. https://doi.org/10.3390/polym3 031377

[142] Nair LS, Laurencin CT (2007) Biodegradable polymers as biomaterials. Progr Polym Sci (Oxford) 32(8-9):762-798. https://doi.org/10.1016/j.progpolymsci.2007.05.017

[143] Lowery JL, Datta N, Rutledge GC (2010) Effect of fiber diameter, pore size and seeding method on growth of human dermal fibroblasts in electrospun poly(ε-caprolactone) fibrous mats. Biomaterials 31(3):491-504. https://doi.org/10.1016/j.biomaterials.2009.09.072

[144] Lancaster MA, Corsini NS, Wolfinger S, Gustafson EH, Phillips AW, Burkard TR, Otani T, Livesey FJ, Knoblich JA (2017) Guided self-organisation and cortical plate formation in human brain organoids. Nat Biotechnol 35(7):659-666. https://doi.org/10.1038/nbt.3906

[145] Dye BR, Dedhia PH, Miller AJ, Nagy MS, White ES, Shea LD, Spence JR (2016) A bioengineered niche promotes in vivo engraftment and maturation of pluripotent stem cell derived human lung organoids. ELife 5. https://doi.org/10.7554/eLife.19732

[146] Dye BR, Youngblood RL, Oakes RS, Kasputis T, Clough DW, Spence JR, Shea LD (2020) Human lung organoids develop into adult airway-like structures directed by physico-chemical biomaterial properties. Biomaterials 234. https://doi.org/10.1016/j.biomaterials.2020.119757

[147] Heidariyan Z, Ghanian MH, Ashjari M, Farzaneh Z, Najarasl M, Rezaei Larijani M, Piryaei A, Vosough M, Baharvand H (2018) Efficient and cost-effective generation of hepatocyte-like cells through microparticle-mediated delivery of growth factors in a 3D culture of human pluripotent stem cells. Biomaterials 159:174-188. https://doi.org/10.1016/j.biomaterials.2018.01.005

[148] Jee JH, Lee DH, Ko J, Hahn S, Jeong SY, Kim HK, Park E, Choi SY, Jeong S, Lee JW, Cho HJ, Kwon MS, Yoo J (2019) Development of collagen-based 3D matrix for gastrointestinal tract-derived organoid culture. Stem Cells Int 2019(Special Issue). https://doi.org/10.1155/2019/8472712

[149] Gibly RF, Zhang X, Graham ML, Hering BJ, Kaufman DB, Lowe WL, Shea LD (2011) Extra-hepatic islet transplantation with microporous polymer scaffolds in syngeneic mouse and allogeneic porcine models. Biomaterials 32(36):9677-9684. https://doi.org/10.1016/j.biomaterials.2011.08.084

[150] Greggio C, De Franceschi F, Figueiredo-Larsen M, Gobaa S, Ranga A, Semb H, Lutolf M, Grapin-Botton A (2013) Artificial three-dimensional niches deconstruct pancreas development in vitro. Development (Cambridge) 140(21):4452-4462. https://doi.org/10.1242/dev.096628

[151] Broders-Bondon F, Nguyen Ho-Bouldoires TH, Fernandez-Sanchez ME, Farge E (2018) Mecha-

notransduction in tumor progression: The dark side of the force. J Cell Biol 217(5):1571-1587. https://doi. org/10. 1083/jcb. 201701039

[152] Handorf AM, Zhou Y, Halanski MA, Li WJ (2015) Tissue stiffness dictates development, homeostasis, and disease progression. Organogenesis 11(1):1-15. https://doi. org/10. 1080/15476278. 2015. 1019687

[153] Cox TR, Erler JT (2011) Remodeling and homeostasis of the extracellular matrix: implications for fibrotic diseases and cancer. Dis Models Mech 4(2):165-178. https://doi. org/10. 1242/dmm. 004077

[154] Li Z, Guo X, Palmer AF, Das H, Guan J (2012) High-efficiency matrix modulus-induced cardiac differentiation of human mesenchymal stem cells inside a thermosensitive hydrogel. Acta Biomater 8(10):3586-3595. https://doi. org/10. 1016/j. actbio. 2012. 06. 024

[155] Discher DE, Mooney DJ, Zandstra PW (2009) Growth factors, matrices, and forces combine and control stem cells. Science 324(5935):1673-1677. https://doi. org/10. 1126/science. 117 1643

第 9 章

对类器官基因编辑有效提高对人类疾病的认知

Binhui Zhou，Yinming Liang

　　摘要：[**简介**] CRISPR/Cas9 系统在基因组编辑中得到了广泛的应用。在应用方面，基于 CRISPR 的基因组编辑比 ZFN 和 TALEN 更具优势。尽管递送 CRISPR/Cas9 系统仍然是一个巨大的挑战，但细胞系和类器官中的基因编辑都是可行的。CRISPR/Cas9 系统是研究单基因或多基因疾病发病机制、建立遗传模型、寻找新的治疗靶点的有效工具。在本章，我们重点关注 CRISPR/Cas9 系统在各类类器官中的应用，并概述了使用该技术的效果。

　　[**方法**] 利用 PubMed 和谷歌学术，筛选以基因组编辑、CRISPR/Cas9 系统、神经球类器官为关键词的文献。

　　[**结果**] 类器官为基于 CRISPR 的基因编辑的疾病建模和治疗效果评估提供了可靠的工具。CRISPR/Cas9 系统对许多疾病的类器官进行基因编辑后，类器官的疾病表型得到了极大的改善。然而，Cas9 的脱靶效应以及如何将 sgRNA 递送到靶细胞是亟待解决的问题。

　　[**结论**] CRISPR/Cas9 系统具有优越的基因编辑效果。它对各种疾病类型的类器官中突变、缺失或过度激活的基因进行编辑，具有很好的临床治疗前

B. Zhou，Y. Liang (✉)
Laboratory of Genetic Regulators in the Immune System，Henan Collaborative Innovation Center of Molecular Diagnosis and Laboratory Medicine，Xinxiang Medical University，Henan，China
e-mail：yinming. liang@foxmail. com

Y. Liang
Henan Key Laboratory of Immunology and Targeted Therapy，School of Laboratory Medicine，Xinxiang Medical University，Henan，China

B. Zhou，Y. Liang
Laboratory of Mouse Genetics，Institute of Psychiatry and Neuroscience，Xinxiang Medical University，Henan，China

景。只要能够控制 Cas9 的脱靶效应，开发出有效的递送方法，CRISPR/Cas9 系统将在临床治疗各种疾病中发挥巨大作用。

关键词：基因组编辑；CRISPR/Cas9 系统；神经球类器官

9.1 用于神经球类器官的 CRISPR/Cas9 技术

神经干细胞是具有自我更新和多向分化能力的中枢原始细胞[1]。成年动物的胚胎组织和室管膜下区以及海马齿状回是最常见的来源[2]。神经球是在含有丝分裂原的组织培养基中体外生长的一种神经干细胞。悬浮球形细胞团中的细胞被认为维持了神经干细胞的基本增殖和分化能力。去除有丝分裂原后，所产生的原代神经球可以分布和多次传代，最重要的是可以分化为神经元和胶质细胞[1]。1992 年，Reynolds 等发表了第一种使用小鼠纹状体神经干细胞产生和培养神经球的方法[3]。由于该方法具有传代次数多、可诱导分化的双向优势，常用于神经干细胞的体外培养。神经球也被用作类器官用于研究神经精神系统疾病，如癫痫[4,5]、髓母细胞瘤[6]、原发性小头畸形[7]、神经母细胞瘤[8]，尤其是胶质母细胞瘤[9,10-14]。

癫痫是一种神经系统疾病，无诱因的癫痫发作是癫痫的症状之一。其中，由环境和遗传因素引起的局灶性癫痫是最常见的癫痫类型。Dibbens 等表明，*DEPDC5*（DEP domain-containing 5 protein）基因缺陷、外显率不足、表达量不同等促进常染色体显性局灶性癫痫[4]。Hughes 等在胎儿脑溶物营养不足的神经球和小鼠胚胎成纤维细胞中发现了 mTORC1 的过度激活[5]。因此，利用 CRISPR/Cas9 技术将杂合型 *DEPDC5* 突变体中的 mTORC1 恢复到正常活性水平可能是一种癫痫治疗的方法。

髓母细胞瘤是源于小脑的最常见青少年恶性脑肿瘤，可分为四个主要亚组：Sonic Hedgehog、Wingless、Group3 和 Group4[6]。由于 Myc 在大约 15%～20% 的病例中扩增而导致的高表达是 Group3 亚组的特征，该亚组约占所有髓母细胞瘤病例的 25%[15]。Vo BHT 等利用 CRISPR/dCas9 和组合 sgRNA，对 *Trp53* 缺失的神经球细胞进行转染，使其表达 *Myc* 基因，从而创建了 CRISPR-Myc，这是一种 Group3 髓母细胞瘤细胞模型。将这些细胞移植到小鼠脑中，发现 BET 抑制剂 JQ1 通过抑制 *Myc* 表达，减少了 CRISPR-Myc 细胞中神经球的发展[6]。

原发性小头畸形是一种先天性脑部疾病，其特征在于头部尺寸显著低于同年龄和同性别人群的平均水平，这种情况可能导致从轻度到重度的智力障碍以及预期寿命的减少。通过外显子组测序，DiStasio 等在两名患有原发性小头畸形的婴儿中发现了一种常染色体隐性突变，导致 *CopB2* 的 WD40 结构域的氨基酸发生变化。利用 CRISPR/Cas9 技术在小鼠体内构入等位基因序列，以更好地研究 *CopB2* 在大脑发育中的重要性。在胚胎发育的早期阶段，*CopB2* 基因表达是必须的，它存在两个独立的无效等位基因。皮质发生变化后，小鼠纯合突变（*CopB2*$^{R254C/R254C}$）的表型似乎与人类相同。小鼠表现出严重的表型，例如出生体重低、脑细胞凋亡增加以及在出生 7d 内死亡。*CopB2*$^{R254C/Zfn}$ 大脑的免疫组织化学表明，尽管皮层的总体细胞密度保持完整，但第 Ⅴ 层（CTIP2$^+$）神经元减少。此外，具有 *CopB2* 突变的动物产生的神经球比对照神经球有更慢的生长速度[7]。

神经母细胞瘤（NB）是儿童最危险的实体恶性肿瘤之一，它起源于神经嵴来源的交感肾上腺祖细胞[16,17]。Flahaut 等发现 ALDH1A3（乙醛脱氢酶家族 1 成员 A3）在 NB 细胞系中广泛表达，并与存活率低和高风险预后相关，特异性敲除 ALDH1A3 可降低神经母细胞瘤细胞的克隆性和肿瘤起始细胞[8]。

在成人中枢神经系统中，最常见的恶性 NE 肿瘤是多形性胶质母细胞瘤（GBM）[18]。由于其侵袭性生长和巨大异质性，患者的生存期不超过 12 个月[19]。研究人员发现多种蛋白质分子参与 GBM 的演进。例如，Ranjan 和 Srivastava 发现，利用 CRISPR/Cas9 阻断 *GLI* 家族锌指蛋白 1（*GLI1*）基因可改善抗精神病药五氟利多（penfluridol）对 GBM 细胞生长的抑制作用[9]。此外，Han 等发现敲低震动同源物（QKI）可提高 GLI1 mRNA 水平，从而维持胶质母细胞瘤干细胞的干性并增加 GBM 细胞的侵袭[10]。此外，Ali 等表明，在 *p85α* 缺失的情况下，敲除胶质母细胞瘤细胞系（LN18 和 LN229）中的共济失调毛细血管扩张突变（ATM）会阻碍癌细胞的运动和侵袭，抑制 3D 神经球的形成，并增强顺铂的化疗毒性[13]。同样，Thakur 等发现，利用 CRISPR/Cas9 敲除原代胶质母细胞瘤细胞系中的 *SAT1* 可显著抑制神经球形成[14]；Jiang 等发现，通过 CRISPR/Cas9 抑制 NFAT1 可降低体外胶质瘤干细胞样细胞的存活、侵袭和自我更新，并阻止体内肿瘤发生[11]。此外，Godoy 等发现在 U87MG 细胞中使用 CRISPR/Cas9 敲低 *NRF2* 基因导致神经球自我更新减少，细胞分化增加，并在 γ 射线照射后抑制增殖潜能[12]。

9.2　造血系统中的 CRISPR/Cas9 技术的应用

造血系统包括血液产生的成分，以及淋巴结、脾脏、骨髓和网状内皮组织，这些都是专门为人体提供巨大的细胞再生潜力而设计的。全世界有数亿人患有血液病，包括血液和造血器官问题。除血细胞恶性肿瘤外，血液系统疾病还包括罕见的遗传异常、贫血、血小板减少症、HIV 相关疾病、镰状细胞贫血症、慢性肉芽肿病、X 连锁无丙种球蛋白血症等。这些疾病大多是由单一基因引起的遗传性疾病。近年来，大量研究表明 CRISPR/Cas9 在单基因编辑方面具有高效性，被广泛应用于造血系统疾病的临床治疗。

急性髓系白血病（AML）是一种危及生命的血液系统恶性肿瘤。CD33 长期以来一直是 AML 免疫治疗的重点。然而，正常造血细胞上的 CD33 表达已被证明可引起针对白血病的非肿瘤靶向毒性，导致深度血细胞减少症引起的发病率/死亡率升高，这限制了 CD33 定向免疫疗法的使用。因此，从静息 HSPC 中清除 CD33 将成为创建靶向造血系统 CD33 治疗性耐药的绝佳方法，并使 CAR-T 细胞能够用于选择性地靶向 AML。Miriam Y Kim 等利用 CRISPR/Cas9 方法创建了 CD33 敲除的人类 HSPC，并发现 CD33$^{-/-}$ HSPC 细胞在自体移植的恒河猴中表现出正常的髓系活性。最关键的是，CD33$^{-/-}$ 细胞不受靶向 CD33 的 CAR-T 细胞的影响，因此可以进行有效的白血病治疗，并且没有毒性的风险[20]。

β-地中海贫血是一种遗传性疾病，其特征是 β-珠蛋白合成缺乏。当 β-珠蛋白合成受损时，α-/β-链比例就会失衡，进而导致红细胞（RBC）裂解。SOX6 是一种转录因子，在调节 γ-珠蛋白至 β-珠蛋白中发挥基因开关作用。Laleh Shariati 等发现使用 CRISPR/Cas9 技术突变 SOX6 基因结合区会引起 K562 细胞中 γ-珠蛋白重新激活[21]。在 HbE/β-地中海贫血中，β0 等位基因不会引起 β-珠蛋白链形成，而 GAG 到 AAG 的核苷酸突变后的 βE 等位基因能产生 HbE 珠蛋白链。基于此，研究人员利用 CRISPR/Cas9 技术成功纠正了 HbE/β-地中海贫血患者来源的 iPSCs 突变，从而纠正了 β-地中海贫血杂合子 iPSCs。未来，纠正后的 iPSCs 可以人工诱导为造血干细胞，用于患者自体移植治疗地中海贫血[22]。

HIV 会导致艾滋病，这是一种潜在的慢性致命疾病。到目前为止，2021 年全球约有 4000 万人感染了 HIV/艾滋病。目前用于治疗艾滋病的疫苗和药物主要针对病毒蛋白或阻断宿主与病毒之间的相互作用。然而，HIV 可以将其基因组整合到免疫细胞中建立潜伏感染，这给疫苗的开发带来了巨大的挑战。在此基础上，Liao 等修订了他们开发艾滋病药物的方法，他们改良 CRISPR/Cas9 技术并用于在人类细胞内抵御病毒和外源 DNA。因此，整合的病毒基因组在人类细胞中被破坏，然后拥有对新感染的病毒及其表达和复制长期的适应性抵抗力。此外，针对 HIV 的表达 CRISPR/Cas9 的人类 iPSCs 被诱导为 HIV 储存细胞并维持对 HIV-1 感染的抵抗力[23]。另有研究表明，趋化因子受体 CCR5 在 HIV 进入人类造血细胞的过程中发挥关键作用，纯合的 CCR5 突变大大增强了 HIV-1 的耐药性[24,25]。Xu 等利用 CRISPR/Cas9 技术将移植的造血细胞中 CCR5 敲除，使 CCR5 表达得以维持。更重要的是，处理后病毒浓度显著下降和 $CD4^+$ T 细胞数量的增加揭示了 HIV-1 耐受效应[26]。

X-连锁慢性肉芽肿病（X-CGD）是一种原发性免疫缺陷性疾病，其特征是吞噬细胞无法清除入侵的真菌和细菌则可引起 X-CGD。*CYBB* 基因突变可导致 X-CGD。*CYBB* 基因编码 gp91phox，它是 NADPH 氧化酶 2（NOX2）的催化中心。NOX2 是一种吞噬蛋白，可以促进超氧阴离子的产生，并发挥免疫调节和杀菌作用[27]。X-CGD 患者有发生危及生命的感染的风险，需要抗生素治疗作为预防措施。X-CGD 患者中性粒细胞中 NOX2 活性的比例可预测患者的生存率，这意味着 NOX2 功能的微小变化可能具有临床意义[27]。De Ravin 等利用 CRISPR/Cas9 技术纠正了 X-CGD 患者 $CD34^+$ HSPCs 的 *CYBB* 基因突变。有趣的是，将基因编辑的细胞移植到 NOD SCID $gc^{-/-}$ 小鼠中可以成功生成功能成熟的人类淋巴和骨髓细胞。此外，基因校正后，全外显子组测序显示只有 *CYBB* 被基因编辑[28]。

9.3　CRISPR/Cas9 技术用于治疗视网膜疾病

全世界约有 2.85 亿视障人士，其中 3900 万人失明。在发展中国家，光感受器功能障碍和/或丧失占所有视力障碍病例的一半以上。光感受器是一种具有特殊功能的神经元，在光转化为视觉的初始过程中起着关键作用。最常见的视网膜变性类型包括遗传性视网膜疾病，如 Leber 先天性黑矇（LCA）和色素性视网膜炎（RP），以及更复杂和异质性的视网膜疾病如老年性黄斑变性（AMD）[29]。

此前的研究中，CRISPR/Cas9 技术已广泛应用于视网膜疾病的治疗。RP 是一种不可逆的遗传性视网膜病变。尽管存在遗传异质性，但 RPGR（也称为 XLRP3）突变最有可能导致这种疾病。Deng 等利用 CRISPR/Cas9 技术纠正 RPGR 突变，修复光感受器结构和电生理特征，纠正睫状毛病变，并将基因表达恢复到受控水平[30]。

另外，Arno 等在常染色体隐性 RP 患者中观察到 *REEP6* 的双等位基因突变。使用 CRISPR/Cas9 基因编辑创建的 Reep6 突变敲入小鼠模型显示出类似于 RP 的临床症状，包括进行性光感受器降解和视杆细胞光感受器功能障碍[31]。RP2 突变也与严重型 XLRP 相关[32]。RP2 XLRP 动物模型无法复制严重的疾病表型。作为人类视网膜疾病模型，Lane 等利用基因编辑的等基因 $RP2^{-/-}$ iPSCs 和 RP2 患者来源的 iPSCs 开发了 3D 视网膜类器官。在 $RP2^{-/-}$ 和 RP2 患者来源的类器官中，视杆细胞的损失在第 150 天达到峰值，随后类器官外核层在第 180 天减弱。利用 CRISPR/Cas9 技术在 $RP2^{-/-}$ 类器官中表达 RP2 可逆转其退化表型[33]。

Rpe65 等多种基因的常染色体隐性突变可导致 LCA，是儿童期失明的常见原因。人类 LCA 的小鼠模型，称为 RD12，Jo 等利用 CRISPR/Cas9 修复了 *Rpe65* 中与疾病相关的无义突变。他们发现，受强光刺激时，其视网膜电信号的 a 波和 b 波可以在 7 个月的暗适应后恢复到大约 21％ 和 40％ 的 WT 小鼠的水平[34]。

在 50 岁及以上人群中，AMD 是导致永久性失明的主要原因。脉络膜新生血管（CNV）是湿性 AMD 的显著特征，主要由血管生成因子 VEGF-A 等诱导，导致视网膜功能和结构的进一步受损。Kim 等在 AMD 小鼠模型中，利用 CRISPR/Cas9 方法抑制 Vegf-A 和 Hif-1α 的表达水平，观察到激光诱导的 CNV 区域明显减少。这些发现表明，使用 Cas9 RNPs 来灭活致病 WT 基因的基因组编辑具有局部靶向治疗非遗传性退行性疾病的潜力[35]。

9.4 CRISPR/Cas9 技术用于心血管疾病

既往研究表明，CRISPR/Cas9 广泛用于治疗心血管疾病，包括冠状动脉疾病、Wolff-Parkinson White 综合征、肥厚型心肌病和钙调蛋白病性长 QT 综合征等。LDL-C 已被确定为全球心血管疾病死亡的主要原因。他汀类药物已被证明可通过抑制 LDL-C 水平来控制冠状动脉疾病的风险，但它们也有一系列不良反应，通常会导致依从性差。处于良好工作状态的 LDL 受体可以降低胆固醇水平。PCSK9 是一种在肝脏中表达的 LDL 受体拮抗剂，已成为流行的基因组靶点。该基因的获得性功能突变与更高的 LDL-C 水平以及高胆固醇血症和冠心病风险增加有关[36]。此前研究报道，*PCSK9* 基因的功能缺失性突变并未表现出不良的临床后果，但它降低了 LDL-C 含量和冠状动脉病变风险[37]。这使得科学家推测 *PCSK9* 基因疗法可以降低心血管疾病的风险。

基于此，Ding 等利用 CRISPR/Cas9 系统敲除小鼠肝脏中的 *PCSK9*，他们编辑了近一半的 *PCSK9* 等位基因，没有发现明显的脱靶。此外，他们发现，经过编辑的小鼠血浆中的 PCSK9 水平降低了近 90％，而血浆中的总胆固醇水平降低了 35％～40％[38]。同样，Ran 等使用更适合人类治疗的 AAV 载体靶向小鼠肝脏中的 PCSK9，并发现通过 NHEJ 可进行有效敲除，血液中的 PCSK9 含量降低了 95％，同时血液中的胆固醇水平也降低了 40％[39]。综上所述，这些研究和其他研究表明，利用体细胞基因编辑降低血液/血浆胆固醇水平可帮助患者降低心血管疾病风险。

迟发性成人疾病可由单个基因的常染色体显性突变引起。其中，*MYB-PC3* 基因突变可导致肥厚型心肌病。异常的心肌舒张和心室肥厚是该病的特征，最终导致舒张性心力衰竭和心律失常[40,41]。Ma 等利用 CRISPR/Cas9 技术成功修复了 4 碱基对缺失的 *MYBCP3* 基因[42]。

PRKAG2 心脏综合征（PRKAG2 cardiac syndrome，PS）是一种由 *PRKAG2* 基因突变引起的罕见常染色体显性遗传病。其主要特征包括心肌糖原储存、心肌肥厚、心室预激，患者发生心律失常和心源性猝死的风险较高。Xie 等在家族性 Wolfe-Parkinson-White 综合征患者中发现 *PRKAG2* 基因第 530 位的组氨酸突变为精氨酸，并构建了该突变的小鼠模型。该模型小鼠心脏异常肥大，糖原累积增加，提示该突变与 PRKAG2 综合征有因果关系。随后，他们使用 CRISPR/Cas9 系统结合 AAV-9 修复突变的 *PRAKG2* 等位基因，恢复正常的心脏形状和功能[43]。

钙调蛋白（calmodulin，ca）是心脏功能的关键 Ca^{2+} 感受器，其错义突变可导致钙调蛋白病。这些患者伴有与 LQTS 相关的危及生命的心律失常症状，包括心室颤动和室性心动过速。突变导致该蛋白显著高表达，引起动作电位延长。因此，Limpitikul 团队利用 CRISPR 干扰降低钙调蛋白的表达水平，从而缩短动作电位的持续时间，减弱 LQTS 的作用[44]。

9.5　CRISPR/Cas9 在肺癌治疗中的应用

肺癌是全球最常见的癌症。多种基因和信号通路在肺癌的形成中起重要作用，肺癌的临床治疗已得到广泛研究[45]。"癌症基因疗法"是指涉及活性基因改变的一种治疗方法[46]。肺癌的基因组修复和抑制某些蛋白质的表达已成为研究和治疗肺癌的可行方式。近年来，CRISPR/Cas9 技术受到广泛关注，并已被应用于肺癌的研究中。

敲除过度激活、过度表达或突变的靶癌基因具有治疗癌症的潜力。有研究人员近期在用于肺癌治疗的 CRISPR/Cas9 基因编辑背景下研究了 *CTNND2*、

FAK、*RSF1*、*EGFR* 和 *NESTIN* 等癌基因[47-54]。这些癌基因可促进肺癌的发生、发展，增强肺癌细胞的侵袭或转移能力。

利用 CRISPR/Cas9 技术敲除突变型 *EGFR* 等位基因可抑制肺癌细胞的生长和增殖[47,49]，并缩小植入肺癌细胞的异种移植小鼠的肿瘤大小[47]。利用 CRISPR/Cas9 技术敲除 KRAS 突变的 NSCLC 细胞中的 *FAK* 基因，会导致持续的 DNA 损伤和辐射增敏[50]。在肺癌细胞中，*NESTIN* 基因敲除抑制 EMT 促进细胞凋亡，抑制细胞增殖和侵袭[54]。RSF1 缺失引起肺癌细胞 G1 期阻滞，促进细胞凋亡，同时抑制细胞增殖和迁移[51]。在肺腺癌中，癌基因 *δ-catenin* 促进了肿瘤的发生。利用 CRISPR/Cas9 技术敲除肺癌细胞中的 *CT-NND2* 基因以去掉 *δ-catenin* 表达，抑制 Wnt 信号通路，从而消除癌细胞在体内的成瘤和转移能力[53]。总的来说，目前的研究表明，用 CRISPR/Cas9 技术对癌基因的编辑成为肺癌治疗中非常具有潜力的方法。

另外，抑癌基因的失活在肿瘤发生过程中也至关重要[55,56]。抑癌基因表达产物可抑制细胞增殖，增强细胞分化，抑制细胞迁移，抑制肿瘤发展[57,58]。癌基因的激活是由抑癌基因的突变、功能丧失或敲除引起的，最终导致癌变。许多癌症类型都具有某些发生改变且低水平表达的肿瘤抑制基因，使用 CRISPR/Cas9 技术对肿瘤抑制基因进行基因编辑能开发治疗的关键候选基因[26]。利用 CRISPR/Cas9 技术可以修复抑癌基因，恢复其功能和活性，从而达到预防癌症的目的。利用 CRISPR/Cas9 技术对失活的抑癌基因进行靶向校正也可用于治疗肺癌。在 Krasdriven 肺癌动物模型中，CRISPR/Cas9 敲除 Keap1 导致 Nrf2 过表达并促进肿瘤生长和存活[59]。Xu 等发现，上调 mTORC2/Akt 通路有助于细胞存活，增强细胞活力，并可通过基因敲除抑癌基因线粒体融合蛋白 2（MFN2）增加肺癌细胞的增殖、转移和侵袭[26]。通过基因敲除肿瘤抑制因子 miR-1304，可以增加血红素加氧酶-1（HO-1）的产生，促进细胞存活和扩增[60]。目前利用 CRISPR/Cas9 基因编辑技术研究肺癌抑癌基因的研究较少，应将其视为未来研究的重要方向。未来有希望利用 CRISPR/Cas9 技术修复和激活功能失调的抑癌基因，从而为肿瘤治疗提供新的思路。

9.6 CRISPR/Cas9 系统用于杜氏肌肉营养不良症

杜氏肌肉营养不良症（Duchenne muscular dystrophy，DMD）是一种由于基因异常导致肌纤维中抗肌萎缩蛋白（dystrophin）被破坏而引起的退行性肌肉疾病，且无法治愈。CRISPR/Cas9 技术已被证明是基因改造和潜在治疗的有效工具。Long 等利用 CRISPR/Cas9 系统改良了 DMD 模型小鼠的肌营养不良蛋白基因（*Dmd*）突变。他们发现，基因组修饰可以使转基因小鼠的 *Dmd* 基因校正率从 2％提升到 100％。此外，肌肉表型修复的程度优于基因修复的效果，表明校正后的细胞具有优势，有助于肌肉再生[61]。

　　另一项研究表明，通过在 DMD 模型中使用 CRISPR/Cas9 技术，成功删除了突变外显子 23 的 23kb 基因组片段，从而恢复了 mdx 小鼠中的泛素连接蛋白复合体的产生和功能[62]。Bengtsson 等在营养不良型 mdx^{4cv} 小鼠中进行了 CRISPR/Cas9 基因编辑试验，完全修复抗肌萎缩蛋白突变。他们发现，大约 70％的接受治疗的肌肉在肌内注射后表达肌营养不良蛋白并增加了力量的产生。此外，CRISPR/Cas9 技术的全身递送会引起心肌和骨骼肌中抗肌萎缩蛋白的广泛表达[63]。

　　另外，最近的研究报告指出，通过将 CRISPR/Cas9 质粒局部注射到胫骨前肌或腓肠肌中，可以有效靶向 pre-miR-29b 中的生物发生加工区域。在小鼠实验中，刺激 Akt-FOXO3A-mTOR 信号通路减少了血管紧张素Ⅱ（angiotensinⅡ，AngⅡ）诱导形成的肌肉萎缩、肌肉不活动性和肌肉失神经支配，以及 AngⅡ诱导的肌细胞凋亡，从而显著增强运动能力[64]。CRISPR/Cas9 基因编辑技术已广泛应用于治疗多种疾病并有助于深入了解人类疾病。

9.7　类器官中的 CRISPR/Cas9 技术用于未来的个性化治疗

　　人类患有约 18000 种不同的疾病，包括单基因疾病和多基因疾病。即使是同一种疾病，多基因疾病的多重突变也赋予了它们独特的异质性，在不同患者之间可能存在差异。然而，这种独一无二的变异性特征给康复治疗带来了巨大的困难。CRISPR/Cas9 技术具有简单、准确、精准的基因组编辑能力，引起了全世界科学家的兴趣。功能基因的突变、缺失、功能障碍或过度表达是造成多种疾病的原因。因此，未来可通过修复突变基因的序列使其恢复正常功能或降低靶基因的表达使其恢复至正常水平，利用 CRISPR/Cas9 基因编辑技术对患者进行个性化治疗可能有效治愈多种疾病。

9.8　结语

　　综上所述，我们阐述了 CRISPR/Cas9 编辑类器官技术在疾病模型构建和疾病治疗方面的潜力。未来，基因编辑在类器官中的应用有望扩大。然而，与

CRISPR/Cas9 技术性能相关的几个问题仍然存在，如降低 Cas9 的脱靶效应和将 sgRNA 递送到靶细胞的方法。因此，加强 Cas9 优化和减少脱靶效应至关重要。

致谢

本研究得到中国国家自然科学基金项目（No. 32000491）资助。

参考文献

[1] Lobo MV, Alonso FJ, Redondo C et al (2003) Cellular characterization of epidermal growth factor-expanded free-floating neurospheres. J Histochem Cytochem 1(51):89-103. https://doi. org/10. 1177/002215540305100111

[2] Parati EA, Bez A, Ponti D et al (2002) Human neural stem cells express extra-neural markers. Brain Res 2(925):213-221. https://doi. org/10. 1016/s0006-8993(01)03291-7

[3] Reynolds BA, Weiss S (1992) Generation of neurons and astrocytes from isolated cells of the adult mammalian central nervous system. Science 5052(255):1707-1710. https://doi. org/10. 1126/science. 1553558

[4] Dibbens LM, de Vries B, Donatello S et al (2013) Mutations in DEPDC5 cause familial focal epilepsy with variable foci. Nat Genet 5(45):546-551. https://doi. org/10. 1038/ng. 2599

[5] Hughes J, Dawson R, Tea M et al (2017) Knockout of the epilepsy gene Depdc5 in mice causes severe embryonic dysmorphology with hyperactivity of mTORC1 signalling. Sci Rep 1(7):12618. https://doi. org/10. 1038/s41598-017-12574-2

[6] Vo BT, Kwon JA, Li C et al (2018) Mouse medulloblastoma driven by CRISPR activation of cellular Myc. Sci Rep 1(8):8733. https://doi. org/10. 1038/s41598-018-24956-1

[7] DiStasio A, Driver A, Sund K et al (2017) Copb2 is essential for embryogenesis and hypomorphic mutations cause human microcephaly. Hum Mol Genet 24(26):4836-4848. https://doi. org/10. 1093/hmg/ddx362

[8] Flahaut M, Jauquier N, Chevalier N et al (2016) Aldehyde dehydrogenase activity plays a Key role in the aggressive phenotype of neuroblastoma. BMC Cancer 1(16):781. https://doi. org/10. 1186/s12885-016-2820-1

[9] Ranjan A, Srivastava SK (2017) Penfluridol suppresses glioblastoma tumor growth by Akt- mediated inhibition of GLI1. Oncotarget 20(8):32960-32976. https://doi. org/10. 18632/oncota rget. 16515

[10] Han B, Wang R, Chen Y et al (2019) QKI deficiency maintains glioma stem cell stemness by activating the SHH/GLI1 signaling pathway. Cell Oncol (Dordr) 6(42):801-813. https://doi. org/10. 1007/s13402-019-00463-x

[11] Jiang Y，Song Y，Wang R et al（2019）NFAT1-mediated regulation of NDEL1 promotes growth and invasion of glioma stem-like cells. Cancer Res 10（79）：2593-2603. https://doi. org/10. 1158/0008-5472. CAN-18-3297

[12] Godoy P，Pour Khavari A，Rizzo M et al（2020）Targeting NRF2，regulator of antioxidant system，to sensitize glioblastoma neurosphere cells to radiation-induced oxidative stress. Oxid Med Cell Longev 2020：2534643. https://doi. org/10. 1155/2020/2534643

[13] Ali R，Alabdullah M，Miligy I et al（2019）ATM regulated PTEN degradation is XIAP E3 ubiquitin ligase mediated in p85α deficient cancer cells and influence platinum sensitivity. Cells 10（8）：1271. https://doi. org/10. 3390/cells8101271

[14] Thakur VS，Aguila B，Brett-Morris A et al（2019）Spermidine/spermine N1-acetyltransferase 1 is a gene-specific transcriptional regulator that drives brain tumor aggressiveness. Oncogene 41（38）：6794-6800. https://doi. org/10. 1038/s41388-019-0917-0

[15] Roussel MF，Robinson GW（2013）Role of MYC in Medulloblastoma. Cold Spring Harb Perspect Med 11（3）. https://doi. org/10. 1101/cshperspect. a014308

[16] Maris JM（2010）Recent advances in neuroblastoma. N Engl J Med 23（362）：2202-2211. https://doi. org/10. 1056/NEJMra0804577

[17] Schleiermacher G，Janoueix-Lerosey I，Delattre O（2014）Recent insights into the biology of neuroblastoma. Int J Cancer 10（135）：2249-2261. https://doi. org/10. 1002/ijc. 29077

[18] Ostrom QT，Cioffi G，Gittleman H et al（2019）CBTRUS statistical report：primary brain and other central nervous system tumors diagnosed in the united states in 2012-2016. Neuro Oncol Suppl 5（21）：v1-v100. https://doi. org/10. 1093/neuonc/noz150

[19] Paolillo M，Boselli C，Schinelli S（2018）Glioblastoma under siege：an overview of current therapeutic strategies. Brain Sci 1（8）：15. https://doi. org/10. 3390/brainsci8010015

[20] Kim MY，Yu KR，Kenderian SS et al（2018）Genetic inactivation of CD33 in hematopoietic stem cells to enable CAR T cell immunotherapy for acute myeloid leukemia. Cell 6（173）：1439-1453 e19. https://doi. org/10. 1016/j. cell. 2018. 05. 013

[21] Shariati L，Rohani F，Heidari Hafshejani N et al（2018）Disruption of SOX6 gene using CRISPR/Cas9 technology for gamma-globin reactivation：an approach towards gene therapy of beta-thalassemia. J Cell Biochem 11（119）：9357-9363. https://doi. org/10. 1002/jcb. 27253

[22] Wattanapanitch M，Damkham N，Potirat P et al（2018）One-step genetic correction of hemoglobin E/beta-thalassemia patient-derived iPSCs by the CRISPR/Cas9 system. Stem Cell Res Ther 1（9）：46. https://doi. org/10. 1186/s13287-018-0779-3

[23] Liao HK，Gu Y，Diaz A et al（2015）Use of the CRISPR/Cas9 system as an intracellular defense against HIV-1 infection in human cells. Nat Commun 6：6413. https://doi. org/10. 1038/ncomms 7413

[24] Samson M，Libert F，Doranz BJ et al（1996）Resistance to HIV-1 infection in caucasian individuals bearing mutant alleles of the CCR-5 chemokine receptor gene. Nature 6593（382）：722-725. https://doi. org/10. 1038/382722a0

[25] Liu R，Paxton WA，Choe S et al（1996）Homozygous defect in HIV-1 coreceptor accounts for re-

sistance of some multiply-exposed individuals to HIV-1 infection. Cell 86：367-377. https://doi. org/10. 1016/s0092-8674(00)80110-5

[26] Xu L，Yang H，Gao Y et al (2017) CRISPR/Cas9-mediated CCR5 ablation in human hematopoietic stem/progenitor cells confers HIV-1 resistance in vivo. Mol Ther 8(25)：1782-1789. https://doi. org/10. 1016/j. ymthe. 2017. 04. 027

[27] Kuhns DB，Alvord WG，Heller T et al (2010) Residual NADPH oxidase and survival in chronic granulomatous disease. N Engl J Med 27(363)：2600-2610. https://doi. org/10. 1056/NEJMoa 1007097

[28] De Ravin SS，Li L，Wu X et al (2017) CRISPR-Cas9 gene repair of hematopoietic stem cells from patients with X-linked chronic granulomatous disease. Sci Transl Med 372(9)：eaah3480. https://doi. org/10. 1126/scitranslmed. aah3480

[29] Ovando-Roche P，Georgiadis A，Smith AJ et al (2017) Harnessing the potential of human pluripotent stem cells and gene editing for the treatment of retinal degeneration. Curr Stem Cell Rep 2(3)：112-123. https://doi. org/10. 1007/s40778-017-0078-4

[30] Deng WL，Gao ML，Lei XL et al (2018) Gene correction reverses ciliopathy and photoreceptor loss in iPSC-derived retinal organoids from retinitis pigmentosa patients. Stem Cell Rep 4(10)：1267-1281. https://doi. org/10. 1016/j. stemcr. 2018. 02. 003

[31] Arno G，Agrawal SA，Eblimit A et al (2016) Mutations in REEP6 cause autosomal-recessive retinitis pigmentosa. Am J Hum Genet 6(99)：1305-1315. https://doi. org/10. 1016/j. ajhg. 2016. 10. 008

[32] Breuer DK，Yashar BM，Filippova E et al (2002) A comprehensive mutation analysis of RP2 and RPGR in a North American cohort of families with X-linked retinitis pigmentosa. Am J Hum Genet 6(70)：1545-1554. https://doi. org/10. 1086/340848

[33] Lane A，Jovanovic K，Shortall C et al (2020) Modeling and rescue of RP2 retinitis pigmentosa using IPSC-derived Retinal Organoids. Stem Cell Rep 1(15)：67-79. https://doi. org/10. 1016/j. stemcr. 2020. 05. 007

[34] Jo DH，Song DW，Cho CS et al (2019) CRISPR-Cas9-mediated therapeutic editing of Rpe65 ameliorates the disease phenotypes in a mouse model of Leber congenital amaurosis. Sci Adv 10(5)：eaax1210. https://doi. org/10. 1126/sciadv. aax1210

[35] Kim K，Park SW，Kim JH et al (2017) Genome surgery using Cas9 ribonucleoproteins for the treatment of age-related macular degeneration. Genome Res 3(27)：419-426. https://doi. org/10. 1101/gr. 219089. 116

[36] Abifadel M，Varret M，Rabes JP et al (2003) Mutations in PCSK9 cause autosomal dominant hypercholesterolemia. Nat Genet 2(34)：154-156. https://doi. org/10. 1038/ng1161

[37] Cohen JC，Boerwinkle E，Mosley TH，Jr. et al (2006) Sequence variations in PCSK9，low LDL，and protection against coronary heart disease. N Engl J Med 12(354)：1264-1272. https://doi. org/10. 1056/NEJMoa054013

[38] Ding Q，Strong A，Patel KM et al (2014) Permanent alteration of PCSK9 with in vivo CRISPR-Cas9 genome editing. Circ Res 5(115)：488-492. https://doi. org/10. 1161/CIRCRESAHA. 115.

304351

[39] Ran FA，Cong L，Yan WX et al (2015) In vivo genome editing using Staphylococcus aureus Cas9. Nature 7546(520):186-191. https://doi. org/10. 1038/nature14299

[40] Carrier L，Mearini G，Stathopoulou K et al (2015) Cardiac myosin-binding protein C (MYBPC3) in cardiac pathophysiology. Gene 2(573):188-197. https://doi. org/10. 1016/j. gene. 2015. 09. 008

[41] Schlossarek S，Mearini G，Carrier L (2011) Cardiac myosin-binding protein C in hypertrophic cardiomyopathy: mechanisms and therapeutic opportunities. J Mol Cell Cardiol 4(50):613-620. https://doi. org/10. 1016/j. yjmcc. 2011. 01. 014

[42] Ma H，Marti-Gutierrez N，Park SW et al (2017) Correction of a pathogenic gene mutation in human embryos. Nature 7668(548):413-419. https://doi. org/10. 1038/nature23305

[43] Xie C，Zhang YP，Song L et al (2016) Genome editing with CRISPR/Cas9 in postnatal mice corrects PRKAG2 cardiac syndrome. Cell Res 10(26):1099-1111. https://doi. org/10. 1038/cr. 2016. 101

[44] Limpitikul WB，Dick IE，Tester DJ et al (2017) A precision medicine approach to the rescue of function on malignant calmodulinopathic long-QT syndrome. Circ Res 1(120):39-48. https://doi. org/10. 1161/CIRCRESAHA. 116. 309283

[45] Vigneswaran N，Wu J，Sacks P et al (2005) Microarray gene expression profiling of cell lines from primary and metastatic tongue squamous cell carcinoma: possible insights from emerging technology. J Oral Pathol Med 2(34):77-86. https://doi. org/10. 1111/j. 1600-0714. 2004. 00258. x

[46] Alexandrov LB，Nik-Zainal S，Wedge DC et al (2013) Signatures of mutational processes in human cancer. Nature 7463(500):415-421. https://doi. org/10. 1038/nature12477

[47] Koo T，Yoon AR，Cho HY et al (2017) Selective disruption of an oncogenic mutant allele by CRISPR/Cas9 induces efficient tumor regression. Nucleic Acids Res 13(45):7897-7908. https://doi. org/10. 1093/nar/gkx490

[48] Bu X，Kato J，Hong JA et al (2018) CD38 knockout suppresses tumorigenesis in mice and clonogenic growth of human lung cancer cells. Carcinogenesis 2(39):242-251. https://doi. org/10. 1093/carcin/bgx137

[49] Cheung AH，Chow C，Zhang J et al (2018) Specific targeting of point mutations in EGFR L858R-positive lung cancer by CRISPR/Cas9. Lab Invest 7(98):968-976. https://doi. org/10. 1038/s41374-018-0056-1

[50] Tang KJ，Constanzo JD，Venkateswaran N et al (2016) Focal adhesion kinase regulates the DNA damage response and its inhibition radiosensitizes mutant KRAS lung cancer. Clin Cancer Res 23 (22):5851-5863. https://doi. org/10. 1158/1078-0432. CCR-15-2603

[51] Chen X，Sun X，Guan J et al (2017) Rsf-1 influences the sensitivity of non-small cell lung cancer to paclitaxel by regulating NF-kappaB pathway and its downstream proteins. Cell Physiol Biochem 6 (44):2322-2336. https://doi. org/10. 1159/000486116

[52] Yi J，Wei X，Li X et al (2018) A genome-wide comprehensive analysis of alterations in driver genes in non-small-cell lung cancer. Anticancer Drugs 1(29):10-18. https://doi. org/10. 1097/CAD.

0000000000000571

[53] Huang F，Chen J，Wang Z et al（2018）delta-Catenin promotes tumorigenesis and metastasis of lung adenocarcinoma. Oncol Rep 2(39):809-817. https://doi.org/10.3892/or.2017.6140

[54] Liu F，Zhang Y，Lu M et al（2017）Nestin servers as a promising prognostic biomarker in non-small cell lung cancer. Am J Transl Res 3(9):1392-1401

[55] Chen ML，Chang JH，Yeh KT et al（2007）Epigenetic changes in tumor suppressor genes，P15，P16，APC-3 and E-cadherin in body fluid. Kaohsiung J Med Sci 10(23):498-503. https://doi.org/10.1016/S1607-551X(08)70007-X

[56] Solomon H，Brosh R，Buganim Y et al（2010）Inactivation of the p53 tumor suppressor gene and activation of the Ras oncogene：cooperative events in tumorigenesis. Discov Med 48(9):448- 454

[57] Yu X，Wang W（2017）Tumor suppressor microRNA613 inhibits glioma cell proliferation，invasion and angiogenesis by targeting vascular endothelial growth factor A. Mol Med Rep 5(16):6729-6735. https://doi.org/10.3892/mmr.2017.7422

[58] Sun H，Huang D，Liu G et al（2018）SIRT4 acts as a tumor suppressor in gastric cancer by inhibiting cell proliferation，migration，and invasion. Onco Targets Ther 11:3959-3968. https://doi.org/10.2147/OTT.S156143

[59] Romero R，Sayin VI，Davidson SM et al（2017）Keap1 loss promotes Kras-driven lung cancer and results in dependence on glutaminolysis. Nat Med 11(23):1362-1368. https://doi.org/10.1038/nm.4407

[60] Li CG，Pu MF，Li CZ et al（2017）MicroRNA-1304 suppresses human non-small cell lung cancer cell growth in vitro by targeting heme oxygenase-1. Acta Pharmacol Sin 1(38):110-119. https://doi.org/10.1038/aps.2016.92

[61] Long C，McAnally JR，Shelton JM et al（2014）Prevention of muscular dystrophy in mice by CRISPR/Cas9-mediated editing of germline DNA. Science 6201(345):1184-1188. https://doi.org/10.1126/science.1254445

[62] Xu L，Park KH，Zhao L et al（2016）CRISPR-mediated genome editing restores dystrophin expression and function in mdx mice. Mol Ther 3(24):564-569. https://doi.org/10.1038/mt.2015.192

[63] Bengtsson NE，Hall JK，Odom GL et al（2017）Muscle-specific CRISPR/Cas9 dystrophin gene editing ameliorates pathophysiology in a mouse model for Duchenne muscular dystrophy. Nat Commun 8:14454. https://doi.org/10.1038/ncomms14454

[64] Li J，Wang LJ，Hua XJ et al（2020）CRISPR-Cas9-mediated miR-29b editing as a treatment of different types of muscle atrophy in mice. Mol Ther 5(28):1359-1372. https://doi.org/10.1016/j.ymthe.2020.03.005

[65] Liu K，Fang C，Shen Y et al（2017）Hypoxia-inducible factor 1a induces phenotype switch of human aortic vascular smooth muscle cell through PI3K/AKT/AEG-1 signaling. Oncotarget 20(8):33343-33352. https://doi.org/10.18632/oncotarget.16448

[66] Xu K，Chen G，Li X et al（2017）MFN2 suppresses cancer progression through inhibition of mTORC2/Akt signaling. Sci Rep 7:41718. https://doi.org/10.1038/srep41718

第 10 章

类器官的伦理影响问题

Badrul Hisham Yahaya，Syahidatul Amali Che Shaffie，Teguh Haryo Sasongko

摘要：[简介] 在过去的十年中，创造和实施类器官技术的研究数量和曝光率急剧上升。尽管类器官技术在科学上具有潜力，但它带来了复杂的伦理挑战，可能会阻碍患者未来的转化收益。为了鼓励伦理上可接受的创新以造福患者，有必要进行类器官研究及其转化优势中不同利益相关者之间的跨学科对话。类器官技术引发了一系列重大伦理问题，包括细胞的来源、捐赠者的知情同意、类器官的法律定位、人类嵌合体问题、基因编辑、类器官移植、商业化利用、潜在的滥用风险以及生物样本库中的长期保存等，它们将成为本章的核心关注点。

[方法] 对于文献的选择，使用了 MEDLINE/Pubmed 数据库，特别是 MESH 词汇表。MEDLINE 研究中使用的关键词是类器官伦理；类器官的伦理意义；生物样本库的道德规范；类器官同意书；类器官中的基因编辑；类器官移植；类器官的法律地位。

[结果] 类器官技术对生物医学研究产生了重大影响。最重要的影响来自关于伦理问题的辩论，如动物实验、胚胎细胞的使用、类器官移植，药物发现、储存和生物库，类器官的可获得性、法律管理和遏制类器官的滥用以及对为疾病建模目的的捐献细胞的患者的遗传信息的控制。然而，类器官研究提出了

B. H. Yahaya (✉)，S. A. C. Shaffie
Lung Stem Cell and Gene Therapy Group，Regenerative Medicine Cluster，Advanced Medical and Dental Institute (IPPT)，SAINS@BERTAM，Universiti Sains Malaysia，13200 Kepala Batas，
Penang，Malaysia
e-mail：badrul@usm.my

T. H. Sasongko
School of Medicine，and Center for Research Excellence，Royal College of Surgeons in Ireland (RCSI)，Perdana University，Wisma Chase Perdana，50490 Kuala Lumpur，Malaysia

额外的伦理问题，需要重新思考并可能重新校准伦理和法律。

[结论] 创造不同类器官的进展揭示了一系列伦理问题，这些问题需要道德和监管方面的考虑。道德争论将围绕人工生命、动物人性化以及类脑器官和类原肠胚的道德地位等问题展开。监管问题凸显了就类器官的临床使用、生物库和同意达成一套规则的必要性。

关键词： 类器官；伦理问题；生物库；知情同意；精准医学

10.0　引言

类器官是一种 3D 多细胞的体外组织结构，与其相应的体内器官非常相似。因此，研究人员能够在组织培养皿中探究该器官的特征。如今，"类器官"指的是由来源于不同脏器的 PSCs 或 ASCs 在体外所产生的组织结构。体外产生这些组织的机制与体内组织的形成或维持机制相似。初始干细胞的发育能力决定了类器官的复杂性。由于部分 PSCs 来源的类器官可以保证其细胞单独存活。因此，我们可以通过组织内和随机的体内过程来设计组织。自组织发生在类器官内部，通过空间有限的谱系定型和细胞分选，需要激活由内在细胞成分或 ECM 和介质等外部环境介导的不同信号通路。

Sato 等研究表明，成人肠道干细胞表达单一的富含亮氨酸重复序列的 G 蛋白偶联受体 5（leucine-rich repeat-containing G protein-coupled receptor 5，Lgr5）。在一定的条件下可以产生不含间充质生态位的 3D 肠道类器官，并进一步发育成隐窝绒毛结构[1]。这是首次成功使用单个 ASC 进行 3D 类器官培养。表达 Lgr5 标记的成体上皮干细胞可在组织修复的条件下生长，并直接从健康和受损的器官（如胃、肝脏、肺和胰腺）中产生上皮类器官[2]。ASCs 产生的类器官则利用这些细胞来驱动组织再生过程，它们可以从正常或病理状态的上皮细胞中直接生长出来。类器官可以通过任何已建成的细胞系方法的测试。

10.0.1　类器官的发展史

将细胞放置在体外特定的 3D 环境中可以产生自组织的微型细胞簇，并分化成功能细胞，从而制造出类器官来模仿体内器官的形状和功能。由于类器官的培养物来源于干细胞，因此，可以产生各种类器官，或表达某种器官的特定功能，如产生特定类型的细胞[3-6]。Henry Van Peters Wilson 的体外生物再生试验研究首次证明，分离的海绵体细胞可以自组织化并再生成一个完整的有机体[7]。1960 年，Paul Weiss 和 A. C. Tayler 研究发现通过分化后期的鸡胚单细胞悬浮液可以重建完整的器官。他们的研究表明，从 8～14d 小鸡胚胎的肾脏、肝脏或皮肤等器官中制备的单细胞悬浮液能产生组织形态良好且成分完整的类器官。该研究表明内部"自组织化"是类器官研究发展中最基本的问题之一[8]。1981 年，科学家首次从小鼠胚胎中分离得到 PSCs，开启了干细胞研究时代[9,10]。在分离得到 PSCs 后，通过对小鼠和人类成纤维细胞进行重新编程，得到 iPSCs，这对干细胞和类器官的研究产生了重大的影响[11,12]。研究发现通过刺激体内微循环可以改善细胞的培养条件。进一步证明了 EHS（Engelbreth-Holm-Swarm）肿瘤 ECM 提取物和 ECM 基质间的细胞相互作用影响组织生长和分化[13,14]。用 3D 聚集培养法从 ESCs 生成大脑皮层组织标志着类器官培养技术从 2D 到 3D 的转化。该结果表明，成体肠道干细胞中表达的一些蛋白质可以在 ECM 基质中自组织化并分化为 3D 肠道培养物[15]。而许多类器官的培养是通过 ASCs 或者多能干细胞（pluripotent stem cells，PSCs）在其他系统上进行的，包括胃、肝、胰腺、肺、肾、脑和视网膜。例如，在小肠中发现了干细胞群，并分离了干细胞的组织宿主，使它们能够构建 3D 肠道类器官。类器官培养物包含了体内发现的所有细胞类型，添加生长激素后可以在体外维持和生长[1]。因此，ASCs 来源的类器官可以产生更多的体内系统，如胃、肝脏、胰腺等[15-19]。

10.0.2　类器官的应用

类器官技术广泛应用于发育生物学，疾病建模、精准药物治疗、再生医学、药物研发、毒理学以及生物医学中的细胞培养等领域[20-26]。此外，3D 类器官结构也应用于研究感染性病原体与其相应癌症之间的关系[27]。从不同小鼠或人类肿瘤中提取的类器官被广泛应用于研究癌症的类型。早期的研究是从肝癌患者的组织中获得细胞并改进培养条件来扩大为三种常见的细胞癌症亚型：肝细胞癌、胆管癌以及肝细胞胆管癌的组合[28]。除此之外，可以通过类器官建立生物库，并应用于临床，如癌症分层分析和精准医学的药物筛选[29,30]。微小或微型的类器官肿瘤具有较好的遗传稳定性，因为它们在连续传代后，仍能保留肿瘤的异质性和克隆动态性，这具有较大的临床价值[31]。类器官技术在精准医学和再生医学也具有非常好的发展前景。而在进入临床应用之前，重点需要关注的是类器官的安全性、伦理和法律问题。本章讨论了类器官技术伦理方面的问题并提出了具体的伦理条例和监管措施。

10.1　类器官的伦理问题

类器官在开发和应用方面的伦理问题主要在于如何获得具有与人体器官相

似功能和结构的类器官，从而代替人体器官。本章将从哲学基础、开发动物模型的优势、精准医学、合适的模型以及类脑器官和类原肠胚（gastruloid）的道德地位等方面展开讨论。

10.1.1 哲学基础

在传统的哲学结构中，无论是从生物学还是存在主义的角度，器官都是生物体的一部分。关于器官移植，有学者认为将一个人的器官移植到另一个人身上的做法不仅仅是一种机械式的器官转移，而且伴随着人格的转移。这也是人们在道德层面反对器官移植商业化的主要原因[32]。

近年来，类器官研究人员提出一种新的思路，即通过人工生物医学技术，在人体外把细胞以 3D 方式培育成器官或者将其发育成功能性的 3D 结构，然后用于临床研究。这是一种区别于通过自然胚胎过程进行器官发育的传统观点的新理念。而这种以 3D 复制方式来人工创造类器官可能会导致人工化生命体的出现[33]。此外，当涉及制造与人格和个性相关的器官（如类脑器官和类原肠胚）时，有学者认为这可能创造出人性化的生命体。而讨论这两种特殊类器官的道德地位时，则需要考虑脑和类原肠胚发展中存在的生命范畴问题。如果将人类类器官移植到动物体内以探究它们的生物学特性或药物反应。该研究则可能会引起是否会导致动物人性化的问题，特别是当涉及应用脑类器官开展的研究，如 AD 的研究[34]。

类器官的研究可能导致在生物医学研究中各个阶段出现新的伦理问题。这些伦理问题与再生医学所面临的问题相似，再生医学主要是通过细胞、组织、器官的修复、替换或再生来修复其受损的功能[35,36]。科学家们常通过动物实验研究人体组织发育、损伤、修复和人类疾病的病理生理学（包括药物测试）。这种研究中，动物模型的创建是基于疾病的研究技术的重要组成部分。由于 3R 原则（替代、减少和优化）已经被国际组织公认为动物实验的公共政策，因此需要在尊重动物的基础上开展相应的实验[37]。而类器官被认为是 3R 理念中的"代替"原则，即用其他技术代替动物。但该技术缺乏免疫细胞，不能代替机体免疫系统的相互作用。因此，必须通过动物模型去验证类器官研究所产生的基本发现或治疗方法[35]。

类器官技术在生物和医学应用方面具有很大的潜力。当从模仿真实器官的 3D 结构、细胞类型组成和某些功能基因的角度去开展类器官研究时，可以更简单、高效地获取细胞模型。而该研究主要存在两方面的技术难点：首先，调控类器官自组织化去产生特定的类器官和具有与生理相关形状和大小的类器官比较困难，这使得很难进一步延长类器官的寿命以产生成熟的、功能性的组织并达到体内平衡；其次，通过合并其他关键组织来复制多因子病理情况也存在技术难点[38]。解决这些问题需要多学科交叉应用，如引入生物医学工程。

人们目前关注的人类类器官和类原肠胚研究的伦理问题也主要有两方面。一方面关于这些研究样本的来源，另一方面则是这些研究在目前和未来的应用。其中还包括一些特殊的问题，如器官的成熟度可能通过体外或者嵌合体研究完成。然而，人类生物材料来源和基因编辑技术的使用存在基本伦理问题[39]。由于跟胚胎很像，人类类原肠胚还存在与早期人类生命产生相关的哲学和伦理问题[39,40]。如果认为人类类原肠胚在功能上与人类胚胎相同，将会引起一系列伦理和监管方面的问题，如在禁止产生和破坏胚胎去创建这些PSCs 衍生物结构是否合适。又如，人类类原肠胚蛋白成熟程度存在的限制等。

近几十年来，关于将人类癌细胞移植到小鼠体内或者将源自人体 PSCs 的细胞功能性植入嵌合体的研究并没有存在太大的争议。但将源自人体的细胞和复杂的体外结构引入动物的大脑或者生殖系统时，则可能会出现伦理问题。由于将人类性腺类器官引入动物模型，可能引起人类和非人类配子的跨物种受精。因此，当把类器官整合到生殖系统时，需要采取相应的措施确保这种嵌合生物无法繁殖[39,41]。

使用人体生物材料开展类器官研究时，必须获得捐赠者的知情许可证明并遵守当地的法律法规。美国的联邦研究条例所许可的病理或诊断标本的类器官研究要求包括：研究样本的来源是公开的，或者虽然患者信息被记录但无法直接或通过受试者身份相关信息找到他们[42]。只要所收集的组织样本匿名且患者签署过同意外科手术声明。那么无需得到患者直接同意，也可以在患者的临床治疗过程收集废弃的组织样本进行教育和研究[42]。在马来西亚，研究人员必须获得捐赠者的知情同意，包括同意进入生物库后，才能从接受定期检查或者治疗的患者那里收集组织样本。而且在开展研究前还需要先通过内部审查委员会（Internal Review Board，IRB）或者内部伦理委员会（Internal Ethics Committee，IEC）的批准[43]。

10.1.2　类器官应用于开发动物疾病模型的优势

Baertschi 等[33]认为使用类器官技术可以减少临床前研究中的动物数量。首先，类器官可以提供动物参加新药的毒理学研究或药效试验从而减少动物的使用量。其次，培育转基因动物的目的在于培育用于人类移植的类器官，因此可以通过从临床样本中产生类器官以解决异体移植的问题。但由于类器官发育过程中缺乏血管化和神经支配，因此培育人类移植的类器官仍存在较大挑战。相应的研究表明，细胞可以在适度的诱导剂刺激下重新排列成复杂的特异性组织结构。但很难获得合适的层级组织，从而无法制造具有完整功能的活体[44]。当一个复杂的血管网络在体内与组织相互渗透并相互作用后，则可允许氧气、营养物质、排泄物交换以及诱导生化交换，并提供生长的结构模板[44]。

通过类器官建立疾病模型的优势在于该模型是在器官水平模拟疾病，而不是单一细胞类型的细胞培养。此外，从人类 ASCs 或者 iPSCs 产生的类器官由于包含人类特征，从而可以作为人类疾病模型。此外，由于可以制造人类疾病类器官，相应的药物测试及其筛选得以开展。最近一个研究通过 hPSCs 来源的皮质神经祖细胞测试了药物对 Zika 病毒感染的治疗效果，并在类器官和动物模型中进行了验证[45]。这证明类器官可用来评估某种药物的疾病治疗效果。例如，一位患有高度罕见 CF 伴随跨膜传导调节因子（cystic fibrosis trans-membrane conductance regulator，CFTR）突变的患者通过类器官研究的应用筛选出阳性药物从而达到了理想的疗效[46]。

只有使用道德上可行的技术进行研究时，才应重视和尊重道德价值。Karpowicz 等已经概述了，如果遵循以下规则，神经嵌合体的伦理可行性是被允许的：（1）研究人员应该使用最小量的人类大脑干细胞去获得可信的科学结果；（2）宿主动物在形态或功能上不能和人类过于相似（以降低发展出类似人类神经网络的风险）；（3）为了避免在标本中出现的人类特质，如尊严，只能使用分离的人类干细胞[47]。Boers 等建议将类器官视为与人、物品、身体、技术、自然和商品等关系不明确的混合体。人类生物材料向类器官技术转化产生了新的内在价值、相关价值、实用价值和经济价值。这种杂交性应该呈现在整合类器官交换过程中[48]。通过衍生患者的脑类器官，研究人员们在复杂的人类神经系统疾病（如小头畸形、孤独症和 AD）的生化和遗传过程的认知方面取得了新的突破。将 hiPSC 技术与小分子高通量筛选（high-throughput screening，HTS）相结合，有助于创建新的药物治疗方法，而转录组测序则可以对患者来源的脑类器官进行转录分析。利用聚集规律分隔重复序列 CRISPR/Cas9 基因组，通过使用基因校正的 hiPSC 来调控细胞代替治疗[49]。

人类类器官近年来迅速发展，特别是大脑类器官方面的研究，已有实验室开发出具有人类大脑部分功能和特征的迷你大脑。人脑类器官可能会具有一种原始的感知能力，这种能力是与许多动物相同的体验快乐和痛苦的简单意识形态[50]。

利用类器官芯片技术和微流控技术，可以将各种类器官组装成多类器官复合物。例如，将类器官和器官芯片技术相结合，可产生复杂的多层组织模型[51]。尽管多器官复合物有利于研究员开展药物的发现、测试和定制治疗，但这些人性化的模型带来了新的问题，从而引起人们对其伦理方面的关注[52]。这种人类器官样复合体吸收和对刺激作出反应，或展现某种形式的自主活动的能力，可能引发有关其类似人类道德地位的强烈情感，因此需要进一步制定防护措施以防止损害。

10.2　干细胞或祖细胞的来源

类器官是由胎儿或成人组织、ESCs 和 iPSCs 制成。ESCs 是一种 PSCs，具有几乎无限自我更新能力并可以分化成人体任何类型细胞。因此，ESC 来源的类器官可用于研究生物学模型的体外发育过程。有研究报道通过体外受精囊胚的内细胞团分离 ESCs 并将其应用在类器官技术中，而该研究引发了关于人类生命价值和人类尊严的伦理问题。但在有知情同意和相应的授权条件下，在类器官中使用 ESCs 开展研究是符合伦理要求的。

iPSCs 是重新编程的成体细胞，具有与 ESCs 相似的功能多样性，可作为使用 ESCs 的代替方案[11]。相关研究表明，ASCs 可以在不同的类器官中复制得到实际的器官，虽然 iPSCs 可能不是类器官技术中 ESCs 的完美替代品，但它们可以避免胚胎的破坏，同时也解决了潜在的危害健康及补偿卵子捐赠者的问题从而避免了使用 ESCs 带来的伦理和法律问题。虽然 iPSCs 是干细胞治疗的宝贵工具，但它们也引发了伦理问题。例如，在 iPSCs 产生的过程中可能发生异常的基因编程以及干细胞治疗过程中可能突变成恶性肿瘤等[53]。另外，用于人类生殖克隆的 iPSCs 的无限分化潜能也是一个伦理问题，因为它有产生基因工程人类和人-动物嵌合体的风险。但主要的安全问题仍然是不必要的分化和恶性转化。

10.2.1　许可的模式

与生物库一样，类器官的应用和发展不可避免会涉及人体生物材料的获取和储存。无论是出于研究还是临床诊断的目的，获取这些材料前都需要经过个人的同意。由于少量生物材料也可以用于多种研究并维持长期储存，因此也可能具有重大的研究价值。但单次特定研究的许可不能用于开展多种研究，也不能作为未来无限制开展研究的依据。关于广泛许可和动态许可的两种方案一直存在争议。

广泛许可的模式中，样品捐赠者对于一系列研究目的提供一次性同意许可，并就如何管理样本的监管途径提供方案[55]。虽然这种许可模式目前广泛应用于生物库中，但它的不足之处在于这种广泛的许可是研究人员完全主导样本未来的使用，几乎没有给捐赠者提供自主权和参与决策的空间。因此，提出了一种采用捐赠者持续和实时参与样本研究的代替方法，即动态许可模式。动态许可模式是一个在线平台，用于促进研究人员和研究参与者即样本捐赠者之间的双向沟通。在动态许可模式中，可以在样品收集阶段获得捐赠者的广泛许可，而捐赠者在后面遇到新的研究活动则又可以参与决策[56]。但这种模式仍存在限制，对于低收入和中等收入国家很难把参与者限制在平台能够容纳的范围内。这将给研究人员和参与者带来负担，因此，该模式也被认为是不切实际的[57]。事实上，通过对捐赠者的调查结果表明，只有少数人认为需要经过他们的许可才能开展研究，并且希望对其组织的用途加以限制[58]。

10.2.2　基因修饰和精准医学

尽管目前很难从自体细胞中发展类器官，但未来仍可能在临床应用中实现。患者源性肿瘤类器官（patient-derived tumour organoids，PDOs）[59]和用于模拟 CF 的肠道类器官[60]的发展为类器官在精准医学中的应用开辟了新途径。通过该方法可以对候选药物的有效性进行测试，以确保药物对特定患者是有效的。而当使用这种方法时，保持患者和类器官研究之间的联系是至关重要的，但这显然会影响对患者隐私的保护。此外，类器官技术将提供一种新的结果形式来支撑药物对个体患者的有效性，这将对现有的获取临床证据和报销模式产生挑战[61]。

人类类器官可以与基因组或基因编辑技术一起应用于研究疾病和创造新的治疗方法。基因编辑的方法可用于改变 ESCs、iPSCs、生殖细胞、体细胞甚至人类胚胎细胞中的基因表达，这具有很大的应用前景。此外，基因编辑技术有助于探究机体发育中不常见的基因型。具有不寻常或不常见基因型的捐赠者在类器官技术中非常重要，这使得他们面临更大的伦理压力，从而必须贡献自己的细胞。脱靶效应可能导致许多基因发生意外突变，从而导致癌症，这使得人们担忧这种基因编辑方法的安全性。特别是当类器官或者由类器官产生的细胞用于体内治疗时，基因组的完整性会受到影响，从而引起严重的伦理问题[52]。

活体动物模型耗时且维护成本高，而通过细胞培养得到的这种体外 2D 模型不仅缺乏 3D 组织结构，还常包含与癌症相关的遗传变化。由于类器官研究可以弥合两者之间的问题，从而成为近几年的研究热点。该研究也可应用于疾病的建模和治疗开发，例如，通过癌症和病变组织形成类器官[62-67]。通过基因工程可精确改变生物基因组的 DNA 序列，与类器官技术结合则产生了一个"类器官遗传学"的新领域。通过对编码序列进行改变，从而引起目标蛋白质的特定变化，就可以揭示特定残基或整个蛋白质的生物学功能信息。而这个过程中必须考虑两个关键因素：遗传工具以及如何将它们运送到目标细胞。在选择分娩方式和基因工程工具时，需要检查这些考虑的因素，包括要使用的类器官的系统类型以及编辑的类型和目的[68]。基于成体干细胞（ASCs）的类器官培养目前主要应用于体外长时间培养原代的正常或病变组织。3D 类器官培养与基因编辑技术相结合，在研究人类肝脏和胰腺生物学以及疾病发生和发展背后的分子过程方面具有很大的潜力[69]。通过类器官的基因改变在体外调控 ASCs 的能力可能有助于研究人员更好地了解人类生物学，并为再生医学提供基因修复。

Arteginani B 和同事们报道的 *CRISPR-HOT* 基因是 CRISPR-Cas9-介导的无依赖同源性的类器官转基因，允许快速创建代表各种组织的敲入人类类器官。*CRISPR-HOT* 不需要进行繁琐的克隆，且相较于用于促进 HDR 介导的敲入，用于获得外源 DNA 序列与目标位点的准确整合的同源定向修复（homology-directed repair，HDR）有一定优势[70]。通过 ASCs 制造的类器官可用于模拟 CF 和癌症等遗传疾病；一种利用 CRISPR/Cas9 的基因编辑方法近年来应用于研究细菌防御机制。因此，类器官和 CRISPR/Cas9 研究技术可以作为研究器官发育和人类疾病的新方法[71]。

10.2.3　类器官生物库

近年来类器官的一个新兴用途为开发用于研究各种疾病的类器官生物库。完善的生物库使其覆盖全球人类的广泛遗传变异有助于开发复杂的筛选平台，特别是癌症的治疗方面，因为癌症的特征就是基因的无限制突变。一项研究表明，通过 20 个原发性结肠癌类器官细胞系建立了生物库，后续研究发现这些类器官的原始肿瘤的组织学和主要遗传特征基本一致[63]。此外，一项药物筛选的验证显示，具有各种突变的类器官的药理反应与原先的临床发现相匹配。建立了 55 个不同的结直肠类肿瘤生物库，涵盖了不同的组织学亚型和临床分期[72]。由于肿瘤生物库的数量正在迅速增长，常通过肠道肿瘤类器官生物库来评估患者对于某种药物的体外和临床治疗反应。

类器官是用于药物研发和精准医疗研究的前沿工具，因此受到生物技术公司和制药公司的青睐。如果类器官移植发展到临床阶段，将需要现成的类器官。类器官是与多种生物材料（如组织样本、细胞系和整个器官）相关联的复杂实体，它们与供体的遗传和功能相关。明确类器官的道德地位以及类器官如何与捐赠者联系是至关重要的，因为它们可以影响类器官生物库商业化的伦理评估。患者的知情许可证明是收集生物材料的必要条件，而其他的争议则认为将这些组织用于研究是不道德的。因此，知情同意并不是通过组织去识别的必要条件，因为不太可能会造成风险。然而，是否在人体组织层面上开展类器官的研究仍是一个争论点。关于许可方面的问题可以通过生物库解决。类器官生物库在科学研究、精准医学、再生医学等领域都是一门具有前景的新兴学科。所有的研究者都需要参加关于开发类器官适应性系统的讨论，这也包括了样本的捐赠者[73]。

脑类器官和类原肠胚在道德地位方面具有独特的挑战。脑类器官的道德地位主要取决于其与真实人脑的功能相似性。而类原肠胚的道德地位则取决于其成熟程度，即三个胚胎层（外胚层、中胚层和内胚层）都已准备好进行分化。而随着科学家对大脑各区域研究得更为透彻，未来也有可能创造接近人类的脑类器官[25]。

10.3 结语及未来发展方向

各种类器官的研究进展都引起了大量的伦理问题，需要在道德和监管方面进行讨论。道德方面围绕生命的人工化、动物的人性化以及类脑器官和类原肠胚的道德地位等问题展开；监管方面则需要在类器官的临床应用、生物库和同意许可等方面达成一致。

致谢

本研究受到马来西亚高等教育部基础研究计划（No. FRGS/1/2019/STG03/USM/02/2 资助。

参考文献

[1] Sato T，Vries RG，Snippert HJ，Van De Wetering M，Barker N，Stange DE et al（2009 May 14）

Single Lgr5 stem cells build crypt-villus structures in vitro without a mesenchymal niche. Nature 459(7244):262-265

［2］ Clevers HC (2019) Organoids: avatars for personalized medicine. Keio J Med 68(4):95. https://www. pubmed. ncbi. nlm. nih. gov/31875622/

［3］ Clevers H (2016) Modeling development and disease with organoids. Cell 165:1586-97. https://www. pubmed. ncbi. nlm. nih. gov/27315476/

［4］ Lancaster MA, Knoblich JA (2014) Organogenesisin a dish: modeling development and disease using organoid technologies. Science 345. https://www. pubmed. ncbi. nlm. nih. gov/25035496/

［5］ McCauley KB, Hawkins F, Serra M, Thomas DC, Jacob A, Kotton DN (2017 Jun 1) Efficient derivation of functional human airway epithelium from pluripotent stem cells via temporal regulation of Wnt signaling. Cell Stem Cell 20(6):844-857. e6

［6］ Jacob A, Morley M, Hawkins F, McCauley KB, Jean JC, Heins H et al (2017) Differentiation of human pluripotent stem cells into functional lung alveolar epithelial cells. Cell Stem Cell 21(4):472-488. e10. https://www. pubmed. ncbi. nlm. nih. gov/28965766/

［7］ Wilson HV (1907) A new method by which sponges may be artificially reared ［Internet］. Science 25:912-5. American Association for the Advancement of Science. https://www. sci ence. sciencemag. org/content/25/649/912

［8］ Weiss P, Taylor AC (1960) Reconstitution of complete organs from single-cell suspensions of chick embryos in advanced stages of differentiation. Proc Natl Acad Sci USA 46(9):1177. https://www. ncbi. nlm. nih. gov/pmc/articles/PMC223021/

［9］ Evans M (1981) Origin of mouse embryonal carcinoma cells and the possibility of their direct isolation into tissue culture. J Reprod Fertil62:625-31. https://www. pubmed. ncbi. nlm. nih. gov/7019433/

［10］ Martin GR (1981) Isolation of a pluripotent cell line from early mouse embryos cultured in medium conditioned by teratocarcinoma stem cells. Proc Natl Acad Sci USA 78(12 II):7634-8. https://www. pubmed. ncbi. nlm. nih. gov/6950406/

［11］ Takahashi K, Yamanaka S (2006) Induction of pluripotent stem cells from mouse embryonic and adult fibroblast cultures by defined factors. Cell 126(4):663-676

［12］ Yu J, Vodyanik MA, Smuga-Otto K, Antosiewicz-Bourget J, Frane JL, Tian S et al (2007) Induced pluripotent stem cell lines derived from human somatic cells. Science (80-) 318(5858):1917-20. https://www. pubmed. ncbi. nlm. nih. gov/18029452/

［13］ Li ML, Aggeler J, Farson DA, Hatier C, Hassell J, Bissell MJ (1987) Influence of a reconstituted basement membrane and its components on casein gene expression and secretion in mouse mammary epithelial cells. Proc Natl Acad Sci 84(1):136-40. https://www. pnas. org/content/84/1/136

［14］ Shannon JM, Mason RJ, Jennings SD (1987) Functional differentiation of alveolar type II epithelial cells in vitro: effects of cell shape, cell-matrix interactions and cell-cell interactions. BBA Mol Cell Res 931(2):143-56. https://www. pubmed. ncbi. nlm. nih. gov/3663713/

［15］ Hu H, Gehart H, Artegiani B, LÖpez-Iglesias C, Dekkers F, Basak O et al (2018) Long-term expansion of functional mouse and human hepatocytes as 3D organoids. Cell 175(6):1591- 1606. e19.

https://www.pubmed.ncbi.nlm.nih.gov/30500538/

[16] Loomans CJM，Williams Giuliani N，Balak J，Ringnalda F，van Gurp L，Huch M et al (2018 Mar 13) Expansion of adult human pancreatic tissue yields organoids harboring progenitor cells with endocrine differentiation potential. Stem Cell Rep 10(3)：712-724

[17] Huch M，Bonfanti P，Boj SF，Sato T，Loomans CJM，Van De Wetering M et al (2013) Unlimited in vitro expansion of adult bi-potent pancreas progenitors through the Lgr5/R-spondin axis. EMBO J 32(20)：2708-21. https://www.pubmed.ncbi.nlm.nih.gov/24045232/

[18] Sampaziotis F，Justin AW，Tysoe OC，Sawiak S，Godfrey EM，Upponi SS et al (2017) Reconstruction of the mouse extrahepatic biliary tree using primary human extrahepatic cholangiocyte organoids. Nat Med 23(8)：954-63. https://www.pubmed.ncbi.nlm.nih.gov/28671689/

[19] Peng WC，Logan CY，Fish M，Anbarchian T，Aguisanda F，Álvarez-Varela A et al (2018) Inflammatory cytokine TNFα promotes the long-term expansion of primary hepatocytes in 3D culture. Cell 175(6)：1607-1619. e15. https://www.pubmed.ncbi.nlm.nih.gov/30500539/

[20] Tran F，Klein C，Arlt A，Imm S，Knappe E，Simmons A et al (2020 Dec) Stem cells and organoid technology in precision medicine in inflammation：are we there yet? Front Immunol 21：3336

[21] Xu R，Zhou X，Wang S，Trinkle C (2021) Tumor organoid models in precision medicine and investigating cancer-stromal interactions. Pharmacol Ther 218. https://www.pubmed.ncbi.nlm.nih.gov/32853629/

[22] Xia X，Li F，He J，Aji R，Gao D (2019) Organoid technology in cancer precision medicine. Cancer Lett 457：20-7. https://www.pubmed.ncbi.nlm.nih.gov/31078736/

[23] Rybin MJ，Ivan ME，Ayad NG，Zeier Z (2021) Organoid models of glioblastoma and their role in drug discovery. Front Cell Neurosci 15. https://www.pubmed.ncbi.nlm.nih.gov/33613198/

[24] Takahashi T (2019) Organoids for drug discovery and personalised medicine [Internet]. Annu Rev Pharmacol Toxicol 59：447-62. https://www.pubmed.ncbi.nlm.nih.gov/30113875/

[25] Shou Y，Liang F，Xu S，Li X (2020 Oct) The application of brain organoids：from neuronal development to neurological diseases. Front Cell Dev Biol 22：1092

[26] Kim J，Koo B-K，Knoblich JA (2020) Human organoids：model systems for human biology and medicine. Nat Rev Mol Cell Biol 21(10)：571-84. https://www.nature.com/articles/s41580-020-0259-3

[27] Bartfeld S，Clevers H (2015) Organoids as model for infectious diseases：Culture of human and murine stomach organoids and microinjection of helicobacter pylori. J Vis Exp 2015(105). https://www.pubmed.ncbi.nlm.nih.gov/26650279/

[28] Broutier L，Mastrogiovanni G，Verstegen MMA，Francies HE，Gavarró LM，Bradshaw CR et al (2017) Human primary liver cancer-derived organoid cultures for disease modeling and drug screening. Nat Med 23(12)：1424-1435

[29] He A，Powell S，Kyle M，Rose M，Masmila E，Estrada V et al (2020) Cryopreservation of viable human tissues：renewable resource for viable tissue, cell lines, and organoid development. Biopreserv Biobank 18(3)：222. http://www.pmc/articles/PMC7310214/

[30] Lensink MA，Boers SN，Jongsma KR，Carter SE，van der Ent CK，Bredenoord AL (2021 May 1)

Organoids for personalised treatment of Cystic Fibrosis: professional perspectives on the ethics and governance of organoid biobanking. J Cyst Fibros 20(3):443-451

[31] Bolck HA, Corrò C, Kahraman A, von Teichman A, Toussaint NC, Kuipers J et al (2021) Tracing clonal dynamics reveals that two- and three-dimensional patient-derived cell models capture tumor heterogeneity of clear cell renal cell carcinoma. Eur Urol Focus 7(1):152-62. https://www.pubmed.ncbi.nlm.nih.gov/31266731/

[32] Schweda M, Schicktanz S (2009) The "spare parts person"? Conceptions of the human body and their implications for public attitudes towards organ donation and organ sale. Philos Ethics Humanit Med 4(1):1-10. https://www.peh-med.biomedcentral.com/articles/. https://doi.org/10.1186/1747-5341-4-4

[33] Baertschi B, Atlan H, Botbol-Baum M, Bed B, Combrisson H, Dosquet C et al (2021) Organoids research: what are the ethical issues? https://www.inserm.fr/sites/default/files/media/entity_documents/Inserm_Note_ComiteEthique

[34] Gerakis Y, Hetz C (2019) Brain organoids: a next step for humanised Alzheimer's disease models? Mol Psychiatry 24(4):474-8. https://www.nature.com/articles/s41380-018-0343-7

[35] Bredenoord AL, Clevers H, Knoblich JA (2017) Human tissues in a dish: the research and ethical implications of organoid technology, vol 355. Science, American Association for the Advancement of Science

[36] Daar AS, Greenwood HL (2007) A proposed definition of regenerative medicine. J Tissue Eng Regen Med 1(3):179-84. https://www.pubmed.ncbi.nlm.nih.gov/18038409/

[37] Strech D, Dirnagl U (2019) 3Rs missing: animal research without scientific value is unethical. BMJ Open Sci 3(1):bmjos-2018-000048. https://www.openscience.bmj.com/content/3/1/e000048

[38] Rossi G, Manfrin A, Lutolf MP (2018) Progress and potential in organoid research. Nat Rev Genet 19(11):671-87. https://www.nature.com/articles/s41576-018-0051-9

[39] Munsie M, Hyun I, Sugarman J (2017 Mar 15) Ethical issues in human organoid and gastruloid research. Dev 144(6):942-945

[40] Pera MF, De Wert G, Dondorp W, Lovell-Badge R, Mummery CL, Munsie M et al (2015) What if stem cells turn into embryos in a dish? Nat Meth 12:917-9. https://www.pubmed.ncbi.nih.gov/26418764/

[41] Hyun I (2016) Illusory fears must not stifle chimaera research. Nature 537:281. https://www.pubmed.ncbi.nlm.nih.gov/27629603/

[42] Sec. Code of Federal Regulations TITLE 45 PUBLIC WELFARE Department of Health and Human Services PART 46 PROTECTION OF HUMAN SUBJECTS SUBPART A-Basic HHS Policy for Protection of Human Research Subjects SUBPART B-Additional Protections for Pregnant Women, Human Fetuses and Neonates Involved in Research

[43] Shahnaz Murad, Goh Pik Pin, Ong Loke Meng, Jasbir S. Dhaliwal, Zubaidah Zakaria, Chang Kian Meng et al (2015) Malaysian guidelines of the use of human biological samples for research [Internet]. Kuala Lumpur: Ministry of Health Malaysia 1-14. https://www.mohre.um.edu.my/

img/files/Guideline on the Use of Human Biological Tissues for Research 2016. pdf

[44] Grebenyuk S, Ranga A (2019) Engineering Organoid vascularization. Front Bioeng Biotechnol 39

[45] Zhao H, Lu Z, Bauzon F, Fu H, Cui J, Locker J et al (2017) p27T187A knockin identifies Skp2/Cks1 pocket inhibitors for advanced prostate cancer. Oncogene

[46] Saini A (2016) Cystic fibrosis patients benefit from mini guts. Cell Stem Cell 19(4):425-7. http://www. cell. com/article/S1934590916302958/fulltext

[47] Karpowicz P, Cohen CB, van der Kooy D. Developing human-nonhuman chimeras in human stem cell research: ethical issues and boundaries. 285122

[48] Boers SN, Van Delden JJM, Bredenoord AL (2019) Organoids as hybrids: ethical implications for the exchange of human tissues. J Med Ethics 45:131-9. BMJ Publishing Group

[49] Lee CT, Bendriem RM, Wu WW, Shen RF (2017) 3D brain Organoids derived from pluripotent stem cells: promising experimental models for brain development and neurodegenerative disorders Julie Y. H. Chan. J Biomed Sci 24. https://www. pubmed. ncbi. nlm. nih. gov/28822354/

[50] Lavazza A, Pizzetti FG (2020) Human cerebral organoids as a new legal and ethical challenge. J Law Biosci 7(1). https://www. pubmed. ncbi. nlm. nih. gov/34221418/

[51] Achberger K, Probst C, Haderspeck JC, Bolz S, Rogal J, Chuchuy J et al (2019) Merging organoid and organ-on-a-chip technology to generate complex multi-layer tissue models in a human retina-on-a-chip platform. Elife 8. https://pubmed. ncbi. nlm. nih. gov/31451149/

[52] Mollaki V (2021) Ethical challenges in organoid use. BioTech 10(3):12. https://www. mdpi. com/2673-6284/10/3/12

[53] YL Z (2016) Some ethical concerns about human induced pluripotent stem cells. Sci Eng Ethics 22 (5):1277-84. https://www. pubmed. ncbi. nlm. nih. gov/26276162/

[54] Volarevic V, Markovic BS, Gazdic M, Volarevic A, Jovicic N, Arsenijevic N et al (2018 Jan 1) Ethical and safety issues of stem cell-based therapy. Int J Med Sci 15(1):36-45

[55] Mikkelsen RB, Gjerris M, Waldemar G, Sandøe P (2019) Broad consent for biobanks is best—provided it is also deep. BMC Med Ethics 20(1):1-12. https://www. bmcmedethics. biomedcentral. com/articles/. https://doi. org/10. 1186/s12910-019-0414-6

[56] Budin-Ljøsne I, Teare HJA, Kaye J, Beck S, Bentzen HB, Caenazzo L et al (2017) Dynamic consent: a potential solution to some of the challenges of modern biomedical research. BMC Med Ethics 18(1):1-10. https://www. bmcmedethics. biomedcentral. com/articles/. https://doi. org/10. 1186/s12910-016-0162-9

[57] Steinsbekk KS, Myskja BK, Solberg B (2013) Broad consent versus dynamic consent in biobank research: is passive participation an ethical problem? Eur J Hum Genet 21(9):897. http://www. pmc/articles/PMC3746258/

[58] Lipworth W, Forsyth R, Kerridge I (2011) Tissue donation to biobanks: a review of sociological studies. Sociol Health Illn 33(5):792-811. https://www. onlinelibrary. wiley. com/doi/full/. https://doi. org/10. 1111/j. 1467-9566. 2011. 01342. x

[59] Lo Y-H, Karlsson K, Kuo CJ (2020) Applications of organoids for cancer biology and precision medicine. Nat Cancer 1(8):761. http://www. pmc/articles/PMC8208643/

［60］ Mourik P van，Beekman JM，Ent CK van der（2019）Intestinal organoids to model cystic fibrosis. Eur Respir J 54(1). https://www. erj. ersjournals. com/content/54/1/1802379

［61］ Sugarman J，Bredenoord A（2019）Reflections on organoid ethics: Jeremy Sugarman and Annelien Bredenoord. Cell Stem Cell 24(6)：849-51. http://www. cell. com/article/S19345909 19302140/fulltext

［62］ Batchelder CA，Martinez ML，Duru N，Meyers FJ，Tarantal AF（2015）Three dimensional culture of human renal cell carcinoma organoids. PLoS One 10(8). https://www. pubmed. ncbi. nlm. nih. gov/26317980/

［63］ Van De Wetering M，Francies HE，Francis JM，Bounova G，Iorio F，Pronk A et al（2015）Prospective derivation of a living organoid biobank of colorectal cancer patients. Cell 161(4)：933-45. https://www. pubmed. ncbi. nlm. nih. gov/25957691/

［64］ Li Z，Qian Y，Li W，Liu L，Yu L，Liu X et al（2020）Human lung adenocarcinoma-derived organoid models for drug screening. iScience 23(8). https://www. pubmed. ncbi. nlm. nih. gov/32771979/

［65］ Kim SK，Kim YH，Park S，Cho SW（2021）Organoid engineering with microfluidics and biomaterials for liver, lung disease, and cancer modeling. Acta Biomater. https://www. pub med. ncbi. nlm. nih. gov/33711526/

［66］ Tan H-Y，Cho H，Lee LP（2020）Human mini-brain models. Nat Biomed Eng 5(1)：11-25. https://www. nature. com/articles/s41551-020-00643-3

［67］ Linkous A，Balamatsias D，Snuderl M，Edwards L，Miyaguchi K，Milner T et al（2019）Modeling patient-derived glioblastoma with cerebral organoids. Cell Rep 26(12):3203- 3211. e5. https://www. pubmed. ncbi. nlm. nih. gov/30893594/

［68］ Teriyapirom I，Batista-Rocha AS，Koo B-K（2021）Genetic engineering in organoids. J Mol Med (Berl) 99(4):555. http://www. pmc/articles/PMC8026415/

［69］ Broutier L，Andersson-Rolf A，Hindley CJ，Boj SF，Clevers H，Koo BK et al（2016）Culture and establishment of self-renewing human and mouse adult liver and pancreas 3D organoids and their genetic manipulation. Nat Protoc 11(9)：1724-43. https://www. pubmed. ncbi. nlm. nih. gov/27560176/

［70］ Artegiani B，Hendriks D，Beumer J，Kok R，Zheng X，Joore I et al（2020）Fast and efficient generation of knock-in human organoids using homology-independent CRISPR-Cas9 precision genome editing. Nat Cell Biol 22(3):321-31. https://www. pubmed. ncbi. nlm. nih. gov/321 23335/

［71］ Driehuis E，Clevers H. CRISPR/Cas 9 genome editing and its applications in organoids. Am J Physiol Gastrointest Liver Physiol 312：G257-65. https://www. pubmed. ncbi. nlm. nih. gov/281 26704/

［72］ Fujii M，Shimokawa M，Date S，Takano A，Matano M，Nanki K et al（2016）A colorectal tumor organoid library demonstrates progressive loss of niche factor requirements during tumorigenesis. Cell Stem Cell 18(6):827-38. https://www. pubmed. ncbi. nlm. nih. gov/27212702/

［73］ Boers SN，Delden JJ，Clevers H，Bredenoord AL（2016 Jul）Organoid biobanking: identifying the ethics. EMBO Rep 17(7):938-941

本书缩略词表

英文缩写	英文全称	中文全称
2D	two dimensional	二维
3D	three dimensional	三维
3-LGS	three-layer gradient system	三层梯度系统
AADC	1-amino acid decarboxylase	1-氨基酸脱羧酶
aCap	aerocyte capillary	气泡毛细血管
AD	Alzheimer disease	阿尔茨海默病
ADSC	adipose-derived stem cell	脂肪干细胞
AFE	anterior foregut endoderm	前肠前段内胚层
AKT	protein kinase B	蛋白激酶 B
ALDH	aldehyde dehydrogenases	乙醛脱氢酶
ALI	acute lung injury	急性肺损伤
ALS	amyotrophic lateral sclerosis	肌萎缩侧索硬化症
AMD	age-related macular degeneration	老年性黄斑变性
AML	acute myelogenous leukemia	急性髓系白血病
Ang Ⅱ	angiotensin Ⅱ	血管紧张素 Ⅱ
APP	amyloid precursor protein	淀粉样前体蛋白
ARDS	acute respiratory distress syndrome	急性呼吸窘迫综合征
ARM4	armadillo repeat containing 4	蛋白质重复序列 4
ASCs	adult stem cells	成体干细胞
ASD	autism spectrum disorder	孤独症
AT1	alveolar epithelial type 1	肺泡上皮 1 型
AT2	alveolar epithelial type 2	肺泡上皮 2 型
AT2-s	AT2 signaling	AT2 信号传导
AT Ⅱ	alveolar type Ⅱ cells	肺泡 Ⅱ 型细胞
ATM	ataxia telangiectasia-mutated	共济失调毛细血管扩张突变
Aβ	amyloid β	淀粉样 β 蛋白
BADSCs	brown adipose-derived mesenchymal stem cells	棕色脂肪干细胞
BAECs	bronchial artery endothelial cells	支气管动脉内皮细胞

英文缩写	英文全称	中文全称
bFGF	basic fibroblast growth factor	碱性成纤维细胞生长因子
BM	bone marrow	骨髓
BME	basement membrane extract	基底膜提取物
BMP	bone morphogenetic protein	骨形态发生蛋白
BMP4	bone morphogenetic protein 4	骨形态发生蛋白 4
BMVECs	bronchial microvascular endothelial cells	支气管微血管内皮细胞
bp	base pair	碱基对
BPA	bisphenol A	雌激素干扰物双酚 A
BPH	benign prostatic hyperplasia	良性前列腺增生症
ca	calmodulin	钙调蛋白
cAMP	cyclic adenosine monophosphate	环状腺苷单磷酸酯
CAR-T	chimeric antigen receptor T-cell	嵌合抗原受体 T 细胞
cCCC	cervical clear cancer cell carcinoma	宫颈透明细胞癌
CCR5	C-C chemokine receptor type 5	C-C 趋化因子受体 5 型
CD	cluster of differentiation	分化群
CD33	sialic acid-binding immunoglobulin-like receptors	唾液酸结合免疫球蛋白样受体 3
CD33$^{-/-}$	CD33 knockout	CD33 敲除
CDH	congenital diaphragmatic hernia	先天性膈疝
CE	chorionic epithelium	绒毛膜上皮
CF	cystic fibrosis	囊性纤维化
CFTR	cystic fibrosis transmembrane conductance regulator	囊性纤维化跨膜传导调节因子
CHD1	chromodomain helicase DNA binding protein 1	染色质结域螺旋酶 DNA 结合蛋白 1
CHIR	CHIR99021	CHIR99021
CHIR99021	GSK3 inhibitor	GSK3 抑制剂
CNTF	ciliary neurotrophic factor	睫状神经营养因子
COL4	collagen type Ⅳ	Ⅳ 型胶原蛋白
COPD	chronic obstructive pulmonary disease	慢性阻塞性肺疾病
COVID-19	coronavirus disease of 2019	新型冠状病毒感染
CRISPR	clustered regularly interspaced short palindromic repeats	簇状规则间隔短回文重复序列

续表

英文缩写	英文全称	中文全称
CRISPR/Cas9	clustered regularly interspaced short palindromic repeats/caspase9	成簇规律间隔短回文重复序列/Caspase9
CTNNB1	catenin beta 1	连环蛋白 β1
CZ	central zone	中央区
DAT	dopamine transporter	多巴胺转运体
DATPs	damage-associated transient progenitors	损伤相关瞬时前体细胞
DE	definitive endoderm	确定性内胚层
DIP	desquamative interstitial pneumonitis	脱屑性间质性肺炎
DMD	Duchenne muscular dystrophy	杜氏肌肉营养不良症
DMEM	Dulbecco's modified Eagle Medium	杜尔贝克改良伊格尔培养基
DNA	deoxyribonucleic acid	脱氧核糖核酸
DNAI1	dynein axonemal Intermediate chain 1	动力蛋白轴突中间链 1
E	embryonic	胚胎期
E2	estradiol	雌二醇
EBs	embryoid bodies	胚状体
ECAD	E-cadherin	E-钙黏蛋白
ECM	extracellular matrix	细胞外基质
EGF	epidermal growth factor	表皮生长因子
EGFR	epidermal growth factor receptor	表皮生长因子受体
EMA	European Medicine Agency	欧洲药品管理局
EMSFs	endometrial stromal fibroblasts	子宫内膜间质成纤维细胞
EMT	epithelial-to-mesenchymal transition	上皮间质转化
ERG	erythroblast transformation-specific (ETS) related gene	成红细胞转化特异性相关基因
ESCs	embryonic stem cells	胚胎干细胞
EZH2	enhancer of zeste 2	zeste2 增强剂
FAD	familial Alzheimer's disease	家族性阿尔茨海默病
FBS	fetal bovine serum	胎牛血清
FDA	Food and Drugs Administration	食品药品监督管理局
FGF	fibroblast growth factor	成纤维细胞生长因子
FGF10	fibroblast growth factor-10	成纤维细胞生长因子 10
FGF2	fibroblast growth factor-2	成纤维细胞生长因子 2

英文缩写	英文全称	中文全称
FGF9	fibroblast growth factor-9	成纤维细胞生长因子 9
FOXG1	forkhead box protein G1	叉头盒蛋白 G1
FOXJ1	forkhead Box J1	叉头框 J1
FT	fallopian tube	输卵管
FTEC	fallopian tube epithelial cells	输卵管上皮细胞
FTM	fallopian tube medium	输卵管培养基
FTMSC	fallopian tube mesenchymal stromal cells	输卵管间质基质细胞
GA	glycolic acid	乙醇酸
GAGs	glycosaminoglycans	糖胺聚糖
GBM	glioblastoma multiforme	多形性胶质母细胞瘤
gCap	general capillary	普通毛细血管
GCM	goblet cell metaplasia	杯状细胞化生
GelMA	gelatin methacryloyloxy	甲基丙烯酰明胶
GLI1	GLI family zinc finger protein 1	GLI 家族锌指蛋白 1
GMP	good manufacturing practices	生产质量管理规范
GRHL2	grainyhead-like 2	类颗粒头蛋白 2
GSK	glycogen synthase kinase	糖原合成酶激酶
GSK3B	glycogen synthase kinase 3 beta	糖原合酶激酶 3β
h3AC	human 3D alveolar type 2 cell culture	人类 3D 肺泡 2 型细胞培养
HA	hyaluronic acid	透明质酸
hAT2	human AT2	人类 AT2
HCG	human chorionic gonadotropin	人绒毛膜促性腺激素
hESCs	human embryonic stem cells	人类胚胎干细胞
HGF	hepatocyte growth factor	肝细胞生长因子
HGSC	high-grade serous carcinoma	高级别浆液性癌
HH	hedgehog	非洲豚鼠肝细胞
Hif-1α	hypoxia-inducible factor-1 alpha	缺氧诱导因子 1α
hiPSC	human induced pluripotent stem cells	人类诱导多能干细胞
HIV	human immuno-deficiency virus	人类免疫缺陷病毒
HLA	human leukocyte antigen	人类白细胞抗原
HLO	human lung organoids	人肺类器官

英文缩写	英文全称	中文全称
hMO	human midbrain organoids	人中脑类器官
HO-1	heme oxygenase 1	血红素加氧酶-1
HOX	human homeobox	人类同源物
HPIV3	human parainfluenza virus type 3	3 型人类副流感病毒
hPL	human placental lactogen	人胎盘泌乳素
HPS	Hermansky-Pudlak syndrome	赫尔曼斯基-普德拉克综合征
hPSCs	human pluripotent stem cells	人体多能干细胞
HPSIP	HPS-associated interstitial pneumonia	HPS 相关间质性肺炎
HPV	herpes virus	疱疹病毒
HSPC	hematopoietic stem and progenitor cells	造血干细胞和祖细胞
HSV-1	herpes simplex virus type 1	单纯疱疹病毒 1
HTERC	humane telomerase RNA component	端粒酶 RNA 成分
hTERT	human telomerase reverse transcriptase	人端粒酶逆转录酶
HUVEC	human umbilical endothelial vein	人脐内皮静脉
iAT2s	isolated alveolar epithelial type 2 cells	分离的肺泡上皮 2 型细胞
ICM	inner cell mass	胚胎内细胞团
IFIT1	interferon induced protein with tetratricopeptide repeats 1	含有四肽重复的干扰素诱导蛋白 1
IFN-β	interferon beta	干扰素 β
IGF1	insulin-like growth factor 1	胰岛素样生长因子 1
IL-6	interleukin-6	白细胞介素 6
ILDs	interstitial lung diseases	间质性肺疾病
IM	intermediate mesoderm	中级中胚层
IPF	idiopathic pulmonary fibrosis	特发性肺纤维化
iPSCs	induced pluripotent stem cells	诱导多能干细胞
ITS-G	ITS-G media supplement	胰岛素-转铁蛋白-硒
KRT5	keratin 5	角蛋白 5
KRT7	keratin 7	角蛋白 7
LA	lactic acid	乳酸
LADC	lung adenocarcinoma	肺腺癌
LBOs	lung bud organoids	肺芽类器官
LC	Langerhans cells	朗格汉斯细胞

续表

英文缩写	英文全称	中文全称
LCA	Leber's congenital amaurosis	Leber 先天性黑矇
LCO	lung cancer organoid	肺癌类器官
LDL-C	low-density lipoprotein cholesterol	低密度脂蛋白胆固醇
Lgr	leucine-rich repeat-containing G protein-coupled receptor	富含亮氨酸重复序列的 G 蛋白偶联受体
LGR5	Leucine-rich repeat-containing G-protein coupled receptor 5	富含亮氨酸重复序列的 G 蛋白偶联受体 5
LQTS	long QT syndrome	长 QT 综合征
LRRC6	leucine-rich repeat-containing protein 6	富含亮氨酸重复序列的蛋白质 6
LRRK2	leucine-rich repeat kinase 2	富含亮氨酸重复激酶 2
MCACs	multi-ciliated airway cells	多纤毛气道细胞
MCC	mucociliary clearance	黏膜纤毛清除
mDAN	midbrain-specific dopaminergic neurons	中脑特异性多巴胺能神经元
mDAns	midbrain dopaminergic neurons	中脑多巴胺神经元
MEHP	mono(2-ethylhexyl)phthalate	邻苯二甲酸单(2-乙基己基)酯
MERS	Middle East respiratory syndrome	中东呼吸综合征
MFN2	mitofusin 2	癌基因线粒体融合蛋白 2
MSC	mesenchymal stem cell	间充质干细胞
MTB	mycobacterium tuberculosis	结核分枝杆菌
mTORC1	mammalian target of rapamycin complex 1	雷帕霉素复合物 1 的哺乳动物靶标
MUC1	mucin 1	黏液蛋白 1
NB	neuroblastoma	神经母细胞瘤
NDD	neurodevelopmental disorder	神经发育障碍
NE	neuroepithelium	神经上皮
NFAT1	nuclear factor of activated T cells	活化 T 细胞核因子
NPCs	neural progenitor cells	神经祖细胞
NR	neural retina	神经视网膜
NRF2	nuclear factor erythroid 2-related factor 2	核因子红细胞 2 相关因子 2
NRG1	neuregulin 1	神经调节蛋白-1
NSCLC	non-small cell lung cancer	非小细胞肺癌
OCOM	ovarian carcinoma organoid medium	卵巢癌类器官培养基
ONL	outer nuclear layer	外核层

续表

英文缩写	英文全称	中文全称
OSE	ovarian surface epithelium	卵巢表面上皮
P	postnatal day	出生后的天数
P4	progesterone	孕酮
PAECs	pulmonary artery endothelial cells	肺动脉内皮细胞
PC	prostate cancer	前列腺癌
PCD	primary ciliary dyskinesia	原发性纤毛运动障碍
PCL	polycaprolactone	聚己内酯
PCOS	polycystic ovarian syndrome	多囊卵巢综合征
pcw	post-conception weeks	孕周
PD	Parkinson disease	帕金森病
PDGF-BB	platelet-derived growth factor two B subunits	血小板衍生生长因子 2 B 亚单位
PDO	patient-derived organoid	患者来源的类器官
PDXs	patients-derived xenograft	患者来源的异种移植物
PEG	polyethylene glycol	聚乙二醇
PEGDA	poly(ethylene glycol)diacrylate	聚乙二醇二丙烯酸酯
PGE2	prostaglandin E2	前列腺素 E2
PI3K	phosphoinositide 3-kinases	磷酸肌醇 3-激酶类
PID	pelvic inflammatory disease	盆腔炎
PLGA	poly(lactide-co-glycolide)copolymer	聚乳酸-聚羟基乙酸共聚物
PNECs	pulmonary neuroendocrine cells	肺神经内分泌细胞
POI	premature ovarian insufficiency	卵巢早衰
PrEGM	prostate epithelial cell growth medium	前列腺上皮细胞生长培养基
PRL	prolactin	催乳素
pro-SFTPC	pro-surfactant protein C	前表面活性蛋白 C
PS	PRKAG2 cardiac syndrome	PRKAG2 心脏综合征
PSCs	pluripotent stem cells	多能干细胞
PSEN1	presenilin-1	早老蛋白 1
PSEN2	preselinlin-2	早老蛋白 2
PTEN	phosphatase and tensin homolog	磷酸酶和张力蛋白同源物
PVECs	pulmonary vein endothelial cells	肺静脉内皮细胞
PZ	peripheral zone	周围区

续表

英文缩写	英文全称	中文全称
RA	retinoic acid	视黄酸
RNP	ribonucleoprotein	核糖核蛋白
ROCK	Rho associated protein kinase	Rho 相关蛋白激酶
ROR1	receptor tyrosine kinase like orphan receptor 1	受体酪氨酸激酶类孤立受体 1
RP	retinitis pigmentosa	色素性视网膜炎
RPE	retinal pigment epithelium	视网膜色素上皮
RSPO1	R-spondin 1	R-spondin-1
RSV	respiratory syncytial virus	呼吸道合胞病毒
SAG	smoothened agonist	平滑蛋白受体激动剂
SARS	severe acute respiratory syndrome	严重急性呼吸综合征
SARS-CoV-2	severe acute respiratory syndrome coronavirus 2	严重急性呼吸综合征冠状病毒 2
SB	SB-431542	SB-431542
SCBM	basic culture medium for stromal cells	基质细胞基础培养基
SCJ	squamocolumnar junction	鳞状柱状上皮交界处
SCT	syncytiotrophoblast	合体滋养层
SDF1	stromal cell derived factor-1	基质细胞衍生因子-1
SFEBq	serum-free culture of embryoid body-like quick-aggregation	胚状体快速聚集的无血清培养
SFTP	surfactant protein gene mutations in the family	家族性表面活性蛋白基因突变
SFTPC	surfactant protein C	表面活性蛋白 C
sgRNA	small guide RNA	小向导 RNA
SHH	sonic hedgehog	音猬因子
SMA	spinal muscular atrophy	脊髓性肌肉萎缩症
SMAD	Mothers against decapentaplegic	SMAD 因子
SMCs	smooth muscle cells	平滑肌细胞
SNO	sliced neocortical organoid	新皮质类器官切片
SOD1	superoxide dismutase type-1	超氧化物歧化酶 1
SOX17	SRY-box transcription factor 17	SRY 盒转录因子 17
SPINK1	serine peptidase inhibitor Kazal type 1	丝氨酸肽酶抑制剂 Kazal 型
SPOP	speckle type BTB/POZ protein	斑点型 BTB/POZ 蛋白
SSEA3	stage-specific mouse embryonic antigen 3	阶段特异性小鼠胚胎抗原 3

续表

英文缩写	英文全称	中文全称
SSEA4	stage-specific mouse embryonic antigen 4	阶段特异性小鼠胚胎抗原 4
ssODN	single-stranded donor oligonucleotides	单链供体寡核苷酸
STAT3	signal transducer and activator of transcription 3	信号转导子和转录激活子 3
SU	SU5402	SU5402
TE	trophectoderm	滋养外胚层
TGF	transforming growth factor	转化生长因子
TGF-β	transforming growth factor beta	转化生长因子 β
TH	tyrosine hydroxylase	酪氨酸羟化酶
TMPRSS2	transmembrane serine protease 2	跨膜丝氨酸蛋白酶 2
TNF-α	tumor necrosis factor-α	肿瘤坏死因子 α
TP63	tumor protein P63	肿瘤蛋白 P63
TSC1	tuberous sclerosis complex-1	结节性硬化症复合体-1
TSC2	tuberous sclerosis complex-2	结节性硬化症复合体-2
TZ	transformation zone(cervical organoid)	转化区(宫颈类器官)
TZ	transitional zone(prostate organoids)	移行区(前列腺类器官)
UGMS	urogenital sinus	泌尿生殖窦间充质
VEGF-A	vascular endothelial growth factor A	血管内皮生长因子 A
WNT	wingless/integrated	整合型
WNT	wingless and Int-1	Wingless 和 Int-1 抑制剂
WNT	wingless-related integration site	无翅相关整合位点
WT	wild type	野生型
X-CGD	X-linked chronic granulomatous disease	X-连锁慢性肉芽肿病
XLRP	X-linked retinitis pigmentosa	X 连锁视网膜色素变性
Y-27632	ROCK inhibitor	Rho 激酶抑制剂

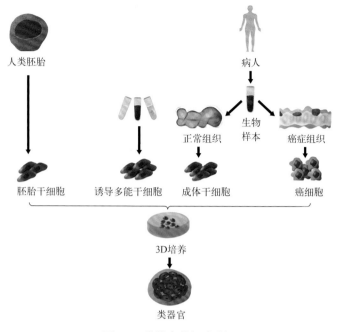

图 1.1　类器官的细胞来源

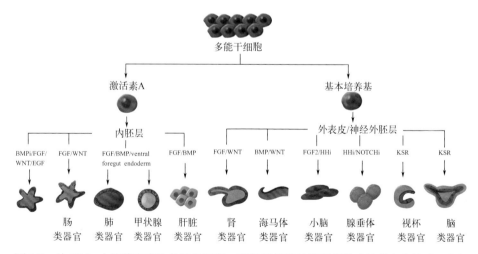

图 1.2　从 PSCs 中培养出来的各种类器官，以及所使用的发育信号（转载自文献［41］）
BMPi—骨形态发生蛋白抑制剂；HHi—hedgehog 信号通路抑制剂；NOTCHi—
NOTCH 信号通路抑制剂；ventral foregut endoderm—腹前肠内胚层；
KSR—成分明确且不含胎牛血清的细胞培养添加物

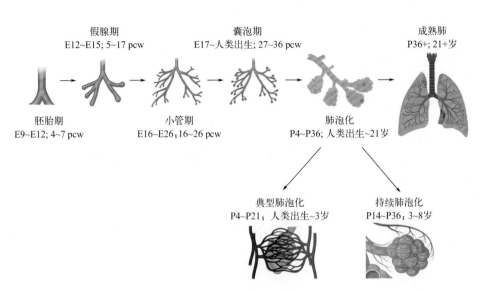

图 2.1　肺发育概述

E= 胚胎期；P= 出生后的天数；pcw= 受孕后周数，简称孕周。
发育阶段按照小鼠肺发育和人类肺发育的顺序排列。经
典肺泡化说明了原始隔膜包含一个双重毛细血管网络

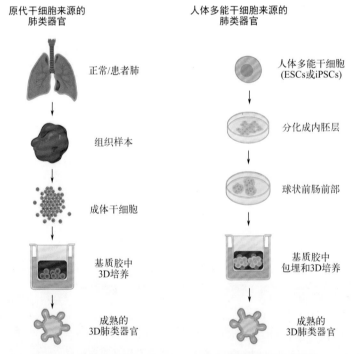

图 2.2　从原代干细胞和 hPSCs 来源肺类器官的生成概览

用于产生肺类器官的原代干细胞来自正常或患病的肺活检组织。组织被处理成单细胞悬液，然后
在基质胶中培养以扩增和形成 3D 器官样培养物。hPSCs 来源的器官是从 ESCs 或 iPSCs 分化
和发育而来的。在通过调节各种信号通路分化为最终内胚层并形成前肠团块后，细胞可以
嵌入基质胶中进一步产生分支并形成 3D 肺类器官

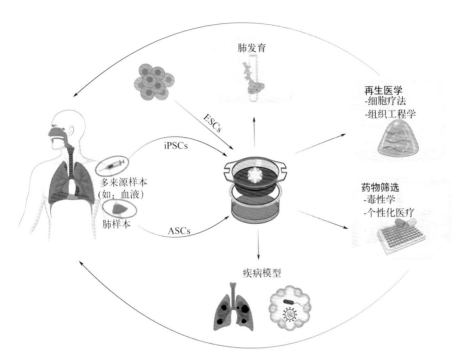

肺发育

再生医学
-细胞疗法
-组织工程学

ESCs

iPSCs

多来源样本
(如；血液)

肺样本

ASCs

药物筛选
-毒性学
-个性化医疗

疾病模型

图 2.3　肺类器官的潜在应用

正如前面提到的，肺类器官可以直接从患者的新鲜活检组织、切除的肺组织、血液样本和皮肤样本中建立。肺活检和切除组织含有 ASCs，而血液和皮肤样本含有 iPSCs，可以重新编程为所需的细胞类型。无论获得的样本类型为何种，都可以将其分化为所需的细胞系。肺类器官还可以由 ESCs 分化而来。肺类器官提供了独特的应用范围，可用于：①基础研究，包括肺发育过程的研究、对外部刺激和应激信号的反应、细胞间相互作用以及干细胞稳态的机制研究；②药物筛选，利用来自患者的器官预测患者对药物的反应；③疾病建模，以了解传染性疾病、遗传性疾病和癌症等肺部疾病的机制；④再生医学，由于其体内具有植入和存活的能力，能够自我组织形成类似体外迷你器官的复杂结构，以及有生成生物工程组织的潜力，使其非常适用于再生医学

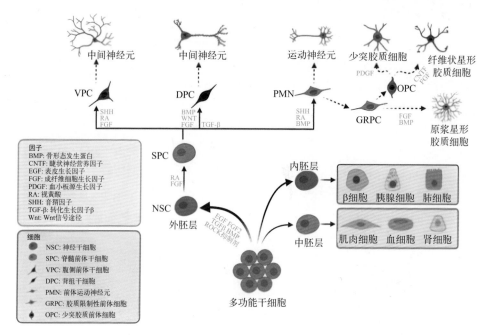

图 4.1　神经命运与区域特异性形态发生因子

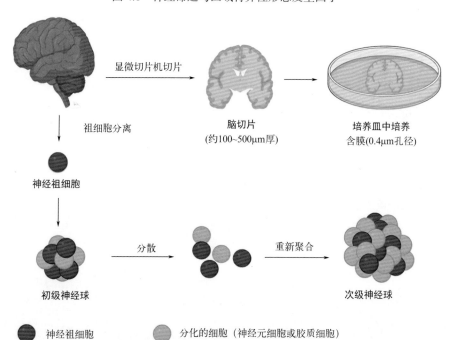

图 5.1　脑细胞和组织的传统培养方法包括体外器官型培养（上）和神经球培养（下）
　　　　对于器官型培养，可以使用振动切片机从相关脑组织制备厚度为 100～500 μm 的脑切片，并
　　　　将其放置在具有 0.4 μm 半透孔的插入物中。对于神经球培养，可以分离不同的脑区，如齿
　　　　状回和脑室下区，以获得神经祖细胞。在扩增神经祖细胞后，它们可以进一步自我更新
　　　　以产生相同的祖细胞或分化产生神经元和神经胶质细胞。神经球的扩增可以通过神经
　　　　球的解离和重新聚集来进行（图片版权归 BioRender 所有）

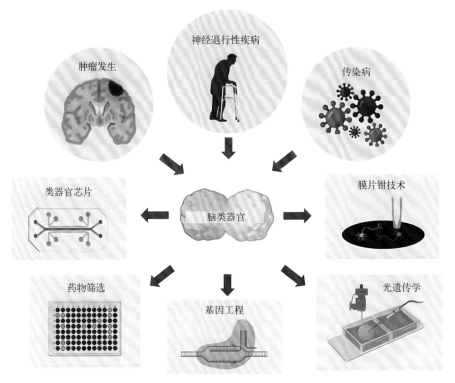

图 5.2　脑类器官彻底改变神经科学、再生医学、传染病和肿瘤发生的研究
脑类器官提供了研究大脑健康和发病机制的工具。此外，脑类器官技术可以与其他
先进技术相结合，如膜片钳技术、光遗传学、基因工程、药物筛选和
类器官芯片（图片版权归 BioRender 所有）

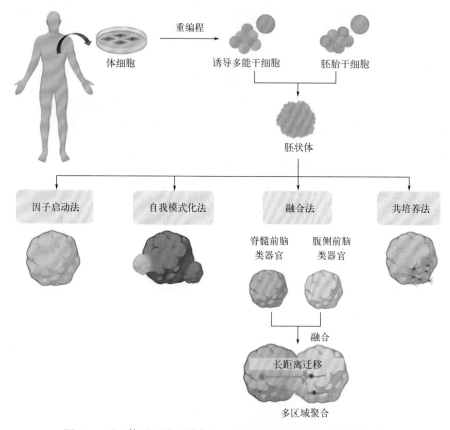

图 5.3　可以使用四种不同方法，通过 EBs 聚集从人体 iPSCs 和
ESCs 中产生出脑类器官

因子启动法提供了一致且可重复的方法；自我模式化法可以提供多样的细胞异质性和广泛的
形态发生；融合法适用于产生至少两个不同的、相互连接但又明确的区室，如背侧和
腹侧前脑区域；共培养法产生的脑类器官，含有来自神经分化的非实用细胞，
如小胶质细胞或脑肿瘤细胞（图片版权归 BioRender 所有）